XIANDAI JIBING HULI YAODIAN YU
LINCHUANG SHIJIAN

现代疾病护理要点与临床实践

■主 编 白玉琴 舒世琼 叶祎烜 王 波 刘 曼 范玲燕

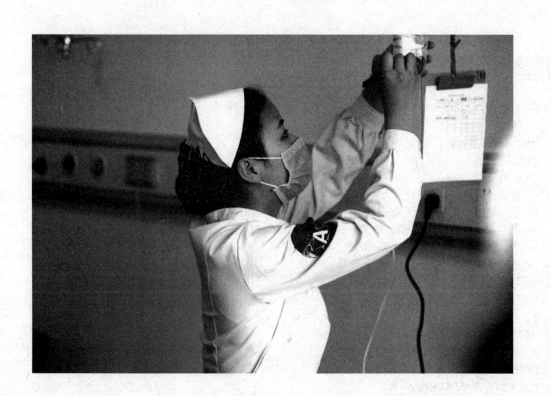

黑龙江科学技术出版社

图书在版编目（CIP）数据

现代疾病护理要点与临床实践 / 白玉琴等主编. --
哈尔滨 : 黑龙江科学技术出版社, 2018.2
ISBN 978-7-5388-9639-8

Ⅰ . ①现… Ⅱ . ①白… Ⅲ . ①护理学 Ⅳ . ①R47

中国版本图书馆CIP数据核字(2018)第062228号

现代疾病护理要点与临床实践
XIANDAI JIBING HULI YAODIAN YU LINCHUANG SHIJIAN

主　　编	白玉琴	舒世琼	叶祎烜	王　波	刘　曼	范玲燕
副 主 编	倪荆为	刘梅讯	张海兰	姜　颖		
	郭兰心	刘一卓	彭文娟	刘　颖		

责任编辑　李欣育
装帧设计　雅卓图书
出　　版　黑龙江科学技术出版社
　　　　　地址：哈尔滨市南岗区公安街70-2号　邮编：150001
　　　　　电话：（0451）53642106　传真：（0451）53642143
　　　　　网址：www.lkcbs.cn　www.lkpub.cn
发　　行　全国新华书店
印　　刷　济南大地图文快印有限公司
开　　本　880 mm×1 230 mm　1/16
印　　张　11
字　　数　341 千字
版　　次　2018年2月第1版
印　　次　2018年2月第1次印刷
书　　号　ISBN 978-7-5388-9639-8
定　　价　88.00元

前　言

现代医疗技术的快速发展带动了护理技术不断提高，各科护理的新理论、新技术和新方法不断运用于临床。同时，随着护理模式的转变和整体护理观的确立，护士的专科知识、技术水平、业务素质和人文素养都面临着巨大的挑战。临床医务人员只有不断学习，才能更好地为患者服务。为此，我们组织编写了此书。

本书在力求内容覆盖面广、信息量大的同时，注重内容的实用性和先进性，首先介绍了护理管理、社区保健以及重症监护方面的内容，然后对临床各科室常见病、多发病的护理加以重点介绍。全书融汇了现代护理学最新科研成果，体现了当代护理学的水平。参与编写的各位作者长期工作在繁忙的医、教、研第一线，在编写过程中付出了艰辛的劳动，在此表示衷心的感谢。

由于参编人数较多，文笔不尽一致，加上编者时间和篇幅有限，书中疏漏在所难免，望广大同仁提出宝贵意见和建议，以便再版时修订，谢谢。

编　者
2018 年 2 月

目 录

第一章

护理安全管理

第一节　护理安全文化的构建

随着社会的进步、经济的发展和法制法规的不断健全，人们的健康、法制、自我保护意识和维权意识不断增强，对护理服务的要求也越来越高，医疗护理纠纷也逐渐增多，护理实践将面临更加复杂的环境。特别是新的《医疗事故处理条例》和《侵权责任法》颁布实施以后，对护理安全管理提出了更高的要求。如何保证护理工作的安全，科学实施护理安全管理，控制护理缺陷和差错事故的发生成为护理管理者面临的重大问题之一。

一、与护理安全文化相关的几个概念

"安全文化"的概念是在 1986 年苏联切尔诺贝利核电站爆炸事故发生后，国际原子能机构在总结事故发生原因时明确提出的。INSAG（国际核安全检查组）认为安全文化是存在于单位和个人中的种种素质和态度的总和，是一种超越一切之上的观念。安全文化是为了人们安全生活和安全生产创造的文化，是安全价值观和安全行为准则的总和，体现为每一个人、每一个单位、每一个群体对安全的态度、思维程度及采取的行为方式。

"医院安全文化"的概念是由 Singer 等于 2003 年首先提出的。医院安全文化就是将文化的所有内涵向以安全为目的的方向推进的一种统一的组织行为，以及医院内所有员工对待医疗安全的共同态度、信仰、价值取向。护理安全文化是医院安全文化的重要组成部分。

护理安全是指在实施护理全过程中患者不发生法律和法定的规章制度允许范围以外的心理、机体结构或功能上的损害、障碍、缺陷或死亡。护理安全管理是护理管理的核心，是护理质量的重要标志之一。

护理安全文化是护理管理中引入的新概念，美国围手术期注册护士协会（AORN）把护理安全文化定义为一个组织具有风险知识、安全第一的工作理念，把差错作为组织改进的机遇，建立差错报告系统及有效的改进机制，即认为如果一个组织缺失护理安全文化，大部分患者的安全将得不到保障。护理安全文化包含 8 个观点、3 种意识。8 个观点为预防为主、安全第一、安全超前、安全是效益、安全是质量、安全也是生产力、风险最小化和安全管理科学化；3 种意识为自我保护意识、风险防范意识、防患于未然的意识，这 8 种观点、3 个意识被认为是护理安全文化的精髓。Mustard 认为建立护理安全文化是评价护理质量和识别、预防差错事故的重要手段。因此护理安全文化的建立是确保护理安全的前提和保证，护理安全文化的构建和完善是护理管理者面临的一个重要课题。

二、护理实践中存在的不安全因素

1. 制度不健全或不详尽　护理规章制度是护理安全的基本保证，规章制度不健全或不详尽，使护士在实际工作中无章可循，遇到问题时不知如何应对，往往会对患者的安全构成威胁，导致护理纠纷的发生。

2. 人力资源不足　充足的护理人员配置是完成护理工作的基本条件，超负荷的工作常使护理人员无法适应多角色的转变，极易出现角色冲突。

3. 护理人员能力与岗位不匹配　护理过失的发生与护士素质和能力有着直接的联系，护士队伍日趋年轻化，工作中缺乏经验，专科知识不扎实，急救操作不熟练，病情观察不仔细，发现问题、处理问题不及时，这些都是造成护理不安全的隐患。

4. 仪器、设备　仪器、设备保养或维修不及时，抢救仪器、设备不能及时到位或没有处于备用状态，极易导致护理安全问题的发生。

5. 沟通渠道不通畅　医务人员彼此之间有效的沟通是患者安全工作的重要前提，医护之间缺乏沟通和协调，如病情变化时未及时通知医生、医嘱开立时间与护士执行时间不一致、医生临时口头医嘱过后漏补、病情记录内容出现差异等，都是导致纠纷的隐患。

三、护理安全文化的构建内涵

人类自从有了"护理"这一活动，护理安全就一直贯穿于护理活动的始终，总结后形成了许多安全防范的方法和措施，逐渐构建了护理安全文化，丰富了现代护理内容。护理安全文化的建设，从现代护理现状看，单单关注护士的护理措施与方法是远远不够的，我们还应该关注患者心目中的安全问题（医疗安全、人身安全、生活安全等等）。

1. 改变护理安全的观念　根据安全促进理论，建立新的安全护理的理念，包括：差错将发生在任何系统和部门，没有人能幸免，通过努力，寻找、发现系统和部门中的薄弱点；在纠正错误之前，首先找出问题发生的根本原因；纠错不是纠正直接的问题而是纠正整个系统，不把一个问题简单地判断为"人的因素"；简化工作流程，避免出错；对差错者提供帮助。

2. 以护理质量文化促进护理质量改进　护理质量文化的内容分为护理质量文化内层（精神层）、中层（制度层）、外层（物质层）3层，共同构成了护理质量文化的完整体系。内层主要体现在质量价值观、质量意识与理念、质量道德观方面；中层包含质量方针、目标、管理体系、质量法律、法规、标准制度；外层包括护士的质量行为、质量宣传教育、开展质量月活动、院容院貌等。3个层次相互作用，其中内层（精神层）是关键的部分，是护理人员质量价值观和道德观、质量管理理念及质量意识与精神的结合。只有建立持续改进、追求卓越的理念，不断对中层进行完善，使其适应"以人为本，以文化为魄"的管理理念，且成为护理人员自觉遵守的行为准则，外层（物质层）才会呈现长久、真实的卓越。

3. 建立共同的安全价值观　构建安全文化体系首先要统一思想，建立共同的安全价值观。护理部利用安全培训班、晨会、安全活动日等深入病房，参加医护人员的安全交流活动，让全体护理人员懂得安全是一切医疗护理工作的基础，它在效率与效益之上，为了安全，必要的牺牲和投入是必需的，也是值得的。安全无小事，护理无小事，因为我们面对的是既神圣又脆弱的生命。共同的安全价值观便于指令性任务的执行，高度的统一行动，在提高工作效率的同时也始终保持着安全意识。

安全文化是安全工作的根本，倡导安全自律遵守。著名经济学家于光远有句名言："国家富强在于经济，经济繁荣在于企业，企业兴旺在于管理，管理优劣在于文化。"营造安全文化氛围，做好护理安全管理工作，首先必须在全体人员中树立护理安全的观念，加强职业道德教育，时刻把患者安危放在首位。建立安全第一的观点，让每位护理人员都明白，在护理的各个环节上都可能存在安全隐患，如果掉以轻心势必危机四伏，给患者带来不可弥补的伤害。树立安全的心理素质、安全的价值观。

护理安全管理是一个系统工程，必须建立起长效管理机制，营造安全文化氛围，使人人达到"我会安全"的理想境界。人的管理重点关键在于管好人、教化人、激励人、塑造人，是所有管理中最重要的环节。管理重点在规范化阶段护士、实习护生、新入院或转科患者、危重患者及疑难病患者的管理。规范化阶段护士、实习护生临床工作经验不足，加之工作环境的刺激性，工作目标的挑战性，学习与工作中的"精神压力""紧迫感"，心理应激耐受力差，难以适应工作环境，正确指导她们把这些看作是适度的心理应激，是促进学习工作的手段，是人正常功能活动的必要条件，把工作看成是一件快乐的事情对待，就能逐渐树立良好的心理素质。新入院或转科的患者由于发病或病情发生变化等，易产生焦虑或猜疑而导致心理应对不良，危重患者及疑难病患者病情变化快、反复，不易察觉，甚至出现突然死亡等严重问题，一旦碰到患者病情变化，规范化阶段护士及实习护生心理准备不足，就会显得惊慌，易给患者及家属带来不安全感，易引起护理纠纷。护士长要经常提醒她们，利用晨会、床头交接班、科务会上反复讲，天天看，怎么做，如何应对，使她们心理逐渐承受，并以以往血的教训警示教人。

4. 建立系统的护理差错分析方法　对护理差错事件进行登记和分析。原因分析包括组织和管理因素、团队因素、工作任务因素、环境因素、个人因素、患者因素等方面。组织和管理因素包括制度、工作流程、组织结构等；团队因素包括交流与合作、沟通等；环境因素包括设备、布局设置等；个人因素包括知识、经验、责任心等；患者因素包括患者的情感状态、理解能力、配合程度等。通过对护理差错事件的原因和性质的系统分析，找出造成护理差错的量化数据，为护理管理者找出关键环节提供理论依据。

5. 实施人性化的处理程序，建立畅通的护理差错报告制度　护理工作的复杂、多样、重复等特点使护理人员难免出现这样或那样的差错。这就需要从已发生的事件及错误中分析存在的问题，制定好预防差错发生的策略。同时实施"无惩罚性护理不良事件上报制度"，改变传统的惩罚性措施，把错误作为一个改进系统、预防不良事件发生的机会，转变过去那种对出现护理安全隐患的个人予以经济处罚、通报批评、延迟晋升等做法，护理差错不纳入当事人及部门领导的绩效考核体系。从过去强调个人行为错误转变为重视对系统内部的分析，这并不是否认问责制，而是因为这样会阻止护理人员对护理安全隐患进行正确的报告，难以实现患者的安全。科室做好自查工作，防范差错事故的发生，出现护理差错时要及时上报，科室或护理部要在例会上对差错事故进行分析，目的是查找原因、吸取教训，避免类似的错误再次发生。护理部定期组织质控小组对上报的差错进行分析讨论，提出解决问题的参考意见，给全院护理人员提供一个分享经验的平台，有效的差错报告体系不仅增加了患者的安全，也为护理管理提供了一个可持续进行的护理质量改进的有效途径。

6. 建立标准化护理工作流程　管理者在制定护理工作流程时，必须有一个指导思想，即简化程序，将所需解决的问题减少到最低程度，在不违反原则的前提下，尽可能使流程简单，既减少差错，又提高工作效率。同时建立、修订护理工作流程时，必须从系统、防御的角度去制定。

7. 护理管理者对安全问题的关注与参与　护理管理者必须树立安全第一的思想，把安全管理作为首要的任务来抓，经常对系统进行重新评估和设计，同时要参与护理安全文化的教育工作，做好护理安全的检查工作。

8. 倡导团队协作精神，加强与合作者及患者的沟通　护理工作连续性强，环环相扣，护理人员之间的监督、协助、互补能有效发现、堵截安全漏洞；同时和医院的其他工作人员，尤其是医护双方加强沟通交流，认真听取不同意见，共同做好安全问题的防范，加强医院内各科室的协作与交流，有效防止差错的发生；提倡医护药检一体化，医护人员间的默契配合和高度信任，临床药师的及时指导，电脑医嘱的 PASS 系统等多方位体现团队协作精神，也更促进了护理安全文化氛围的形成。

9. 患者安全满意度调查　患者对安全的参与更直接有效地满足患者对安全的需求。有文献报道某医院每月进行床边护理满意度调查和出院患者电话回访，其中包含了征求患者对治疗、检查、用药、护理措施等心存疑问的方面，了解患者的需求，让患者参与患者的安全，加强医护患之间的沟通，明确告知患者在治疗护理过程中潜在的危险，在沟通中达成安全共识，使患者放心，家属满意，取得了满意的效果。

通过构建护理安全文化，改变护理安全的观念、促进质量文化的建设、建立健全护理安全管理制度，以及护理风险应急和管理预案、合理调配护理人力资源、加强医护患之间的沟通、开展患者安全满意度调查等，旨在减少护理安全隐患，减少护理差错和纠纷的发生。但护理安全文化的建设是一项长期、持续的工作，是一项系统工程，还需要结合我国具体国情，从多角度、多层面分析护理安全问题，提出针对性预防措施，在护理实践过程中不断总结和发展护理安全文化。

（白玉琴）

第二节　护理安全管理组织架构、职责

一、目的

为了进一步加强护理安全管理，落实各级护理人员职责和各项护理规章制度，加强护理安全反馈管理，及时发现护理安全隐患并制定落实整改措施。

二、目标

（1）建立护理质量安全管理体系。

（2）加强护理安全制度的建设。

（3）及时发现及纠正护理安全隐患。

（4）杜绝严重差错事故的发生，降低护理缺陷发生率，保障患者安全。

三、护理安全小组架构

护理质量管理与持续改进委员会→护理安全小组→科护理安全小组（3～4名）→病区护理安全员（至少1名）。

四、护理安全小组主要职能

（1）制定临床护理安全考核标准。

（2）制定质控计划及考核内容。

（3）督促指导所在科室护理安全相关制度执行情况，及时发现存在问题并适时提出修改建议。

（4）及时发现本科室护理安全工作过程中的存在问题、安全隐患，并针对护理安全存在问题进行原因分析，提出改进意见并落实整改措施。

（5）协调处理护理制度建设方面的有关工作。

（6）定期组织护理缺陷分析，提出改进建议。

（7）定期修订各项护理应急预案并检查落实情况。

五、工作程序

（1）凡护理部下发的护理安全相关的规章制度，由科护士长及病区护士长逐层宣传及落实，护理安全小组协助做好落实工作及落实情况的反馈。

（2）凡需要责任追究的事项（护理质量及服务缺陷、意外事故等）由所在科室病区、科护士长、护理部及相关安全小组成员负责调查核实并提出处理及整改意见，再由护理部病房管理组及护理部主任讨论决定。

（3）安全小组成员根据工作职能开展工作，针对临床护理安全工作实际所收集和提出的意见和建议由病区→科→护理部逐级提出和汇总讨论，最后交由护理质量管理与持续改进委员会和护理部主任会议讨论决定。

六、工作要求

（1）安全小组成员随时发现及收集有关护理安全制度及护理工作过程中的安全隐患，并及时提出相关整改措施。

（2）安全小组成员每月按《护理安全隐患检查标准》对所管辖病区进行检查，以发现病区安全隐患，并与相关护理管理人员共同分析原因，提出整改措施并进行追踪落实。

（3）每半年逐级组织安全小组成员进行有关安全工作研讨并提出护理安全工作的改进措施。

（4）每月对护理缺陷进行讨论分析、定性并提出整改意见。

（白玉琴）

第三节　护理不良事件上报系统的构建与管理

确保住院患者安全是临床护理的基本原则，是护理质量管理的核心。目前患者安全问题已经在全世界范围内引起高度重视。美国等国家的实践证明，医疗差错和不良事件报告系统的建立能促进医疗质量和患者安全，达到医疗信息的共享，最终达到减少医疗错误、确保患者安全的目的。在 2005 年国际医院交流和合作论坛上国内外专家指出，报告系统的建立是最难的，因为有诸多因素阻碍着不良事件的呈报。

中国医院协会在《2007 年度患者安全目标》中明确提出"鼓励主动报告医疗不良事件"，体现了"人皆会犯错，犯错应找原因"的管理理念，所以营造鼓励个人报告护理不良事件并能让护士感到舒适的外部环境十分重要。卫生部 2008 年在《医院管理年活动指南》中也明确要求各卫生机构要鼓励报告医疗不良事件，但是目前还没有建立规范化、制度化的医疗不良事件外部和内部报告系统。

一、与护理不良事件相关的几个概念

护理不良事件是指在护理工作中，不在计划中、未预计到或通常不希望发生的事件。包括患者在住院期间发生的跌倒、用药错误、走失、误吸窒息、烫伤及其他与患者安全相关的非正常的护理意外事件，通常称为护理差错和护理事故。但为准确体现《医疗事故处理条例》的内涵及减少差错或事故这种命名给护理人员造成的心理负担与压力，科学合理对待护理缺陷，所以现以护理不良事件来进行表述。

患者安全是指患者在接受医疗护理过程中避免由于意外而导致的不必要伤害，主要强调降低医疗护理过程中不安全的设计、操作及其行为。

二、护理不良事件分级标准

1. 护理不良事件患者损伤结局分级标准　香港医管局关于不良事件管理办法中不良事件分级标准内容如下：0 级事件指在执行前被制止；Ⅰ级事件指事件发生并已执行，但未造成伤害；Ⅱ级事件指轻微伤害，生命体征无改变，需进行临床观察及轻微处理；Ⅲ级事件指中度伤害，部分生命体征有改变，需进一步临床观察及简单处理；Ⅳ级事件指重度伤害，生命体征明显改变，需提升护理级别及紧急处理；Ⅴ级事件指永久性功能丧失；Ⅵ级事件指死亡。

2. 英国患者安全局（National Patient Safety Agency，NPSA）为患者安全性事件的分级　根据 NPSA 为患者安全性事件的分级定义如下：无表示没有伤害；轻度表示任何需要额外的观察或监护治疗患者安全性事件，以及导致轻度损害；中度表示任何导致适度增加治疗的患者安全性事件，以及结果显著但没有永久性伤害；严重表示任何出现持久性伤害的患者安全事件；死亡表示任何直接导致患者死亡的安全性事件。

三、影响护理不良事件上报的因素分析

1. 护理不良事件上报影响因素的分析　有学者调查结果显示，临床护士护理不良事件上报影响因素中，排序前 5 位的是担心因个人造成的不良事件影响科室分值、害怕其他人受到影响、担心上报其他同事引起的不良事件影响彼此间关系、担心被患者或家属起诉、担心上报后会受处罚。长期以来，护理差错或事故多以强制性的，至少是非自愿性的形式报告。在医院内部，护理人员的职称晋升、年终评比等通常都与不良事件或过失行为挂钩，一旦发生就一票否决，而且会对自身的名誉造成伤害。在实际操作中，护理不良事件的上报缺乏安全、无责的环境。在护理不良事件发生后，更多的护士首先选择告知护士长或者自己认为可相信的同事，这在一定程度上影响了安全且保密的上报环境。同时，目前国内恶

劣的医疗环境，患者对于医院和医务人员的不理解，往往带来严重的过激行为，医疗纠纷的社会处理机制尚不健全，医院对于医疗纠纷的处理一筹莫展，护理人员更加担心不良事件的报告会给医疗纠纷的处理"雪上加霜"，这导致了护理人员更加不愿主动报告医疗不良事件。

2. 人口学资料对护理不良事件上报的影响 学者调查结果显示，大专学历者平均得分高，本科学历者最低。不同学历护士护理不良事件上报影响因素评分比较，差异有统计学意义（$P < 0.01$）。学历高者，对于理论知识掌握相对更全面，对护理安全也有较高的认识。有研究表明，对不良事件的认知程度决定着对一项护理操作是否定义为不良事件的判断能力。护理人员会因为错误的操作没有造成患者的伤害而不上报，他们不认为此类事件是不良事件。而医护人员对于医疗不良事件报告有足够的认知及正确态度是成功报告的关键。中专学历者不良事件上报影响因素平均得分低，可能是因为本院中专护士人数少，一般参加基础护理工作，不良事件发生率较低，从而对是否上报的矛盾也小。不良事件上报影响因素平均得分护师最低，护士最高。10 ~ 19 年工龄者平均得分最低，1 ~ 9 年工龄者次之，20 年及以上者平均得分最高。不同职称和工龄护士的护理不良事件上报影响因素评分比较，差异有统计学意义（均 $P < 0.01$）。其原因可能是工龄长的护士大多未经过系统的理论学习，第一学历普遍较低，对于不良事件的认知多从临床经验中总结得出。同时，在实际临床工作中，工龄长的护士因为其丰富的临床经验多需负责临床带教任务，若实习护生发生不良事件，带教老师仍需要担当一定的责任，这同样关系个人利益，同时存在对实习护生职业发展的影响，在一定程度上影响了不良事件的上报。10 ~ 19 年工龄的平均得分最低，可能是该年龄段护士学历相对提高，经过一定时期的临床工作，具有一定的临床经验，同时科室资深护士对其仍有监督作用，而且该阶段的护士有较多的机会参加各种护理继续教育，对于新理论新知识的掌握较好，对护理安全认识较深，因而对不良事件多能主动告知给护士长或年长护士。1 ~ 9 年工龄的护士多为临床新护士，工作经验不足，发生不良事件的概率较大，但是又害怕上报对自己、对科室有影响，害怕受罚影响其职业生涯发展；另一方面，对不良事件的认识相对不足，从而影响其对护理不良事件的主动上报。

四、提高护理不良事件自愿上报的措施

1. 加强护理人员对不良事件的安全认知和医疗法律意识的培养 有学者认为，给予医护人员对不良事件适当的训练和教育可促进报告行为。医护人员若相信报告不良事件可用来预防错误的再发生，就会相信可以透过资讯从中获益，分享学习，进而促进其报告行为。Kohn 等指出，要促进医护人员的认知水平，就必须了解不良事件报告系统的流程、报告的种类、目的及责任、不良事件的定义和报告后的利益。因此，应给予医护人员对不良事件的训练和教育，加强医护人员的认知水平，培养其正确的态度。

2. 加强护理人员业务素质培训 临床实践表明，护士的素质和能力与护理差错、事故的发生往往有着直接的联系，是维护安全护理最重要的基础。因此，加强护士业务素质培训，提高理论知识水平，对提升护理质量非常重要。护理管理者既要做好护士"三基"培训，又要重视对护士专科理论和专科技能的培训，并加强考核，提高护士业务素质，保证工作质量。同时，对于临床带教老师，要加强带教过程中的护理安全意识，避免不良事件发生。

3. 转变管理模式，实行非惩罚报告体制，创造不良事件上报的无惩罚性环境，营造"安全文化"氛围 其核心是避免以问责为主要手段来管理差错事故。应建立一套规范化、制度化的护理不良事件内部和外部报告系统，明确强制报告和自愿报告的范畴，委托专项研究机构负责对医疗不良事件报告系统的执行情况进行督查。一方面让护理人员按照规范程序进行强制报告，对未报告事件的部门或个人进行处罚；另一方面鼓励自愿上报，加强整个系统的保密性，并对报告数据及时进行分析、评价，查找不良事件发生的根本原因，同时提出的改进建议应该针对系统、流程或制度，而不仅针对个人，营造一种"安全文化"的氛围，把不良事件上报的管理制度提升到文化管理的层次，放弃目前拒绝承认错误、惩罚失败的文化，使医院每位护理人员在正确的安全观念支配下规范自己的行为。

五、护理不良事件上报系统的构建

目前，中国医疗卫生行业中推行已久的是医疗事故报告系统，不良事件报告系统尚处于初步阶段。护理不良事件报告系统有两种形式，即强制性报告系统和自愿报告系统。

强制性报告系统（Mandatory Reporting Systems，MRS）主要定位于严重的、可以预防的医疗差错和可以确定的不良事件，规定必须报告造成死亡或加重病情最严重的医疗差错。通过分析事件的原因，公开信息以最少的代价解决最大的问题。

自愿报告系统（Voluntary Reporting Systems，VRS）是强制性报告系统的补充，鼓励机构或个人自愿报告异常事件，其报告的事件范围较广，主要包括未造成伤害的事件和近似失误，由于不经意或是及时的介入行动，使原本可能导致意外伤害或疾病的事件或情况并未真正发生。医疗事故报告系统的应用，体现了医疗管理者希望在医务人员医疗实践过程将安全提升到最优先地位的一种行为，使患者安全降低至最低值。

护理不良事件报告系统可分为外部报告系统和内部报告系统。内部报告系统主要以个人为报告单位，由医院护理主管部门自行管理的报告系统；外部报告系统主要以医院护理主管部门为报告单位，由卫生行政部门或行业组织管理的报告系统。

1. 建立护理不良事件的管理机构和信息系统 成立质量控制科负责对不良事件的登记、追踪，并联合护理部对不良事件进行通告和处理。此外医院还在内部网站上建立不良事件报告系统，可以通过该系统进行不良事件网络直报，使质控科和护理部能在第一时间得知不良事件的发生并通知护理风险管理委员会采取相应的预防和补救措施。

2. 制作统一的护理不良事件自愿报告系统登记表 借鉴美国等国家的医院异常事件、用药差错和事故报告制度的做法，建立电子版护理不良事件自愿报告系统登记表，采用统一的护理不良事件报告表。记录项目包括：发生日期、时间、地点、患者基本情况、护士基本情况、发生问题的经过、给患者造成的影响、引起护理不良事件的原因、改正措施等。

3. 护理不良事件的报告程序 发生不良事件后，护士长立即调查并分析事件发生的原因、影响因素及管理等各个环节，并制定改进措施。当事人在医院的内网中填写电子版《护理不良事件报告表》，记录事件发生的具体时间、地点、过程、采取的措施和预防措施等内容后直接网络提交，打印一式2份，签名后1份提交护理部，1份科室留存。根据事件严重程度和调查进展情况，一般要求24~48h内将报告表填写完整后提交护理部（患者发生压疮时，按照压疮处理报告制度执行）。事件重大、情况紧急者应在处理的同时口头上报护理部和质控科。针对科室报告的不良事件，护理部每月组织护理风险管理委员会分析原因，每季度公布分析处理结果，并跟踪处理及改进意见的落实情况，落实情况列入科室护理质量考核和护士长任职考评内容。

4. 护理不良事件的报告范围 护理不良事件的发生与护理行为相关，如违反操作规程、相关制度等。护理不良事件的发生造成患者的轻微痛苦但未遗留不良后果，如漏服口服药、做过敏试验后未及时观察结果又重复做；护理不良事件的发生未造成伤害，但根据护理人员的经验认为再次发生同类事件有可能会造成患者伤害，如过敏者管理不到位、标识不全；存在潜在的医疗安全或医疗纠纷事件，如对特殊重点患者未悬挂安全警示标识等。

5. 护理不良事件的报告原则 报告者可以报告自己发生的护理不良事件，也可以报告所见他人发生的护理不良事件。报告系统主要采取匿名的形式，对报告人严格保密，自愿报告者应遵循真实、不得故意编造虚假情况、不得诽谤他人，对报告者采取非处罚性、主动报告的原则。主动报告包括：护士主动向护士长报告、总护士长主动向护理部报告。

6. 建立"患者安全质量管理"网络 建立护理部主任、总护士长、科护士长三级管理体系。有计划地跟踪检查，以保证每一项措施能够落实到位。制定出《护理安全质量检查表》，每月对全院的各护理单元进行检查，督促措施的落实，纠正偏差，以此保证各项护理安全工作的实施。

7. 全体护理人员参与质量安全控制 将科室各项护理质量安全指标分配到个人，内容包括护士仪表、医德医风规范要求、病房管理、特级及一级护理质量、基础护理质量、急救物品、药品、器械管理、消毒隔离管理、护理文书书写管理、用药安全等，结合各岗位工作质量标准，每日进行自查互查。

8. 组织学习培训　组织护士学习各项护理质量安全标准，要求护理人员明确掌握本病区质量安全的内容及标准，发现他人或自己存在的质量与安全隐患、护理缺陷主动报告，不徇私情，不隐瞒。

9. 自愿报告管理方法　成立三级护理不良事件自愿报告管理系统，由病区→护理部→主管院长逐级上报。发生护理不良事件后护理人员应立即报告护士长，并积极采取措施，将损害降至最低。护士长将每月自愿报告的护理不良事件进行分类、统计、汇总，及时上报至护理部，并在每月的质量安全会议上对各种护理不良事件发生原因进行分析，了解管理制度、工作流程是否存在问题，确定事件的真实原因，提出整改措施，护理部根据全院不良事件发生情况，组织专家进行调查研究，提出建议，并及时反馈给一线临床护理人员，对典型病例在全院点评。点评时不公布科室及当事人姓名，点评的目的主要是为预防此类事件的再次发生。主管院长负责对相关工作制度、流程进行审查。

10. 制定护理不良事件自愿报告处理制度　传统的管理模式在不良事件发生后需逐级上报并进行讨论，还要"确定事故性质，提出讨论意见"，最终按照责任的大小给予个人和科室相应的处罚。这种以惩罚为主的传统的管理模式成为护理人员不敢报告不良事件的主要因素。对医疗不良事件进行开创性研究的美国医学专家 Lucian Leape 教授提出，发生差错后担心被惩罚是当今医疗机构内患者安全促进的唯一最大障碍。同时国外的实践也表明在非惩罚性的环境下，员工更乐于指出系统的缺陷，报告各类意外事件和安全方面的隐患。为此，护理管理部门应尽快建立一个非惩罚性的、安全的不良事件报告系统，确保各种不良事件能够迅速、高效地呈报给护理管理部门，便于护理管理人员对事件集中分析，从对系统的纠正方面来揭示需要关注的伤害和伤害发生发展的趋势，为医院护理质量的提高提供最佳指导意见。对自愿报告责任护士免于处罚，自愿报告人员为消除护理安全隐患提出合理化建议的、对保障护理安全有贡献的给予奖励。

11. 制定实施管理办法　如下所述：

（1）自查与他查：根据全院统一的《护理质量检查标准》及《患者安全目标》管理的要求，每日进行自查与他查，对检查中存在的问题，潜在的安全风险做到及时记录，及时纠正。

（2）班后小结：要求每位护士在下班前，对自己的工作进行认真审查，针对自己工作中存在的问题、潜在的风险及时记录，确认并改进后签名，第 2 天上班前阅读，以提醒自己及警示他人。

（3）组织讨论：护士长每月对表中记录的护理质量安全问题进行归类总结，每月在护士业务学习会上组织全科护士进行原因分析讨论，并共同提出改进措施。

（4）考核：护理人员绩效考核实施量化考核制，即与季度之星评选挂钩，根据护士工作质量进行考核评分，对主动报告的不良事件，如果在规定的时间内及时阅读并改进的，不扣个人质量分，并适当加分。若护理不良事件由患者或家属指出，或护士长日查中查出，在当事人个人绩效考核成绩中适当扣分。

总之，患者的护理安全是医院管理的核心内容之一。护理管理者应了解护理不良事件上报影响因素和程度，采取相应的措施，应用科学的管理原则和处理方式，建立更完善的不良事件报告系统，为患者创建安全的就医环境，确保患者就医安全。

（舒世琼）

第四节　护理安全分级

护理安全是指在实施护理的全过程中，患者不发生法律和法定的规章制度允许范围以外的心理、机体结构或功能上的损害、障碍、缺陷或死亡，护理安全是护理管理的重点。

医疗质量与患者安全是全球医疗服务所面临的重大问题，已引起 WHO 和各国的高度重视。护理工作作为医院医疗工作的重要组成部分，护理安全已成为衡量服务质量的重要指标，与患者的身心健康及生命安全息息相关。

在临床中护理工作虽然具有专业性、复杂性及高风险性，但这并不表示"护理安全"和"患者安全"不可掌控。有学者指出，30%～50%的不良事件可以通过预防得以避免。通过对住院患者不安全因素进行预防性评估，用建立护理安全分级的方法帮助医护人员识别高危患者，并采取切实有效的措施，以最大限度减少护理安全隐患，保证患者安全。

一、护理安全分级的由来

分级护理是指根据患者病情的轻、重、缓、急及自理能力评估，给予不同级别的护理。我国的分级护理始于1956年，由护理前辈张开秀和黎秀芳所倡导并一直沿用至今，国内医院的分级护理制度也是由此发展而来的。目前，国内医院的护理级别，一般均由医生根据等级护理制度要求，结合患者病情，以医嘱的形式下达，然后护士根据护理等级所对应的临床护理要求，为患者提供相应的护理服务。

受分级护理制度的启发，认为可以对患者现存的安全隐患进行全面、有效的评估，将安全隐患等级按照低、中、高、危档划分，建立护理安全分级，以预防和保证患者在医疗服务中的安全。

护理安全分级是在护理安全的基础上为实现患者安全而制定的分级制度，通过对患者不安全因素的评估、分级，能够使护士对患者可能出现的安全隐患进行防范，防微杜渐，减少和控制护理缺陷和事故的发生。

护理安全分级与分级护理制度的区别为：等级的下达者为护士，而非医生；等级的下达依据是患者的安全隐患，而非患者病情的轻重缓急。例如，对于深昏迷的患者，其病情危重，属于一级或特级护理，但针对其安全隐患的评估，由于其处于昏迷状态，安全隐患主要为压疮的发生，而跌倒、坠床或拔管的危险因素则较低。《2009年度患者安全目标》由中国医院协会在中华人民共和国卫生部医政司指导下制定，具体内容：严格执行查对制度，提高医务人员对患者身份识别的准确性；提高用药安全；严格执行在特殊情况下医务人员之间有效沟通的程序，做到正确执行医嘱；严格防止手术患者、手术部位及术式发生错误；严格执行手卫生，落实医院感染控制的基本要求；建立临床实验室"危急值"报告制度；防范与减少患者跌倒事件发生；防范与减少患者压疮发生；主动报告医疗安全（不良）事件；鼓励患者参与医疗安全。该文件中患者安全目标的提出也是护理安全分级在临床工作中实施的必要。

二、护理安全分级的制定

1. 重视评估患者自身安全的影响因素　英国著名学者Vincent从制度背景、组织管理因素、临床工作环境、医疗团队因素、医护工作者、任务因素以及患者自身因素7个方面归纳了影响患者安全问题的因素。虽然管理制度、人员、任务等因素是影响患者安全的重要因素，但患者自身因素是患者在特定时间内本身所具有的，不同患者之间存在高度的差异性、多样性和不确定性，且同一因素也可能对患者安全造成多方面的影响。因此，对患者自身影响安全的因素评估对护理临床实践有更直接的指导意义。有调查发现，患者自身存在的危险因素较多，每一种安全问题中患者自身至少存在5项以上的危险因素。因此，重视对患者自身相关安全因素的评估是十分必要的。

2. 筛选常见患者安全问题，为临床护理安全防范提供警示　患者在住院期间可能发生的安全问题多种多样，这无疑增加了护理安全防范工作的难度。有调查结果显示，不同级别医院、不同科室临床常见的安全问题中，排序位居前6位的安全问题基本相同，说明安全问题发生的种类和频率是有规律可循的，常见安全问题的筛出，可为临床护理人员的安全管理及预防工作指明方向，临床护理人员可以针对常见的安全问题，采取针对性强的预防措施，对护理安全防范工作具有指导意义。

3. 筛选患者自身影响因素，为评估患者安全提供依据　目前，临床上使用的有关患者的评估工具不多且涉及问题单一，而现有的护理评估表的评估内容也较少涉及患者安全方面。因此，临床上需要能客观反映患者安全问题的护理评估工具。

有研究表明，不论是护理人员的总体评价结果，还是各级医院、不同科室护理人员的评价结果，剔除在临床工作中已取得较好管理效果或已有明确规章制度可循的护理安全问题，同时结合临床工作经验，排序居前4位的常见安全问题基本均包含周围静脉输液渗出或外渗、跌倒或坠床、意外脱管、压疮。据此，筛选出临床上常见的住院患者安全问题为周围静脉输液渗出或外渗、跌倒或坠床、意外脱管、压疮。

三、护理安全分级的评估

1. 周围静脉输液渗出或外渗的评估　周围静脉输液渗出或外渗患者自身影响因素见表1-1。

表1-1　周围静脉输液渗出或外渗患者自身影响因素

排序	影响因素	得分
1	神经精神情况：躁动、昏迷	1
2	静脉条件：细、弯曲、弹性差、静脉炎等	1
3	输注药液：抗肿瘤药物、高渗药物等	1
4	血管穿刺史：长期反复静脉穿刺	1
5	穿刺部位：近关节处血管、指（趾）间细小静脉等	1
6	皮肤状况：不同程度的水肿	1
7	局部感觉功能障碍	1
8	年龄：大于65岁或小于12岁	1
9	疾病因素：外周血管疾病、糖尿病等	1
10	输液量大、速度快	1
11	输液方式：使用加压、注射泵或输液泵	1

2. 跌倒或坠床高危因素的评估　详见住院患者跌倒危险因素评估表（表1-2）。

表1-2　住院患者跌倒危险因素评估表

项目	危险因素	评分值（分）
年龄	年龄>80岁	5
	年龄65~79岁	4
	年龄<9岁	2
跌倒史	跌倒既往史	5
视、听力、平衡功能	眩晕症	5
	步态不稳	5
	视力下降	2
	听力下降	2
疾病因素	关节疾病	4
	TIA	4
	体位性低血压	4
	出血量>500ml	4
	血红蛋白<6g/L	3
	高血压病	2
	心绞痛	2
	心律失常、心功能不全	2
神经精神情况	老年痴呆	3
	烦躁不安	2
	昏迷	2

项目	危险因素	评分值（分）
肢体情况	肢体残缺	5
	偏瘫	4
	关节变硬、变形、疼痛	4
	肢体肌力下降	4
	移动时需要帮助	4
药物影响	使用镇静药	2
	使用利尿、降压药	2
	使用抗抑郁药	2
	使用降糖药	1
	使用化疗药	1
	使用缓泻剂	1
	使用抗凝药	1
环境因素	路面不良（不平、积水、有障碍物）	3
	光线昏暗	3
	病床未固定、床摇手未放内	3
	病号服不合身	2
其他症状	身体虚弱	2
	尿频、尿急	1
	皮肤感觉异常	1

3. 意外脱管高危因素的评估 首先对患者进行布卢姆斯瑞镇静评分（Bloomsbury Sedation Score）和格拉斯哥昏迷量表（GCS）评分，使用风险分层工具来确定患者意外脱管的风险程度。C 区域患者故意拔管风险高，B 区域患者处在高敏感区，而 A 区域患者不存在故意拔管的风险。

根据导管的位置、作用及意外脱管后相对的危害性大小，将导管分 I 类、Ⅱ 类、Ⅲ 类，并将每类导管细分了若干类型。

同一导管对于不同病种，其分类可能不同。如食管癌术后患者，胃管属于 I 类导管，一旦拔除严重影响术后恢复；而对于一般慢性疾病，只需胃管鼻饲肠内营养的患者，胃管就属于 Ⅲ 类导管。

导管的具体分类需临床各科室针对各自收治的主要病种，加以设置和具体细化。如心脏外科患者其常见导管 I 类包括气管插管、气管切开套管、胸腔、心包及纵隔引流管、心脏临时起搏器、IABP 置管、ECMO 置管等；Ⅱ 类包括中心静脉导管、PICC 导管、有创血压监测导管等；Ⅲ 类包括尿管、氧气管、胃及十二指肠营养管、外周静脉导管、鼻温监测管等。

最后根据患者的风险分层和导管类型确定患者意外脱管的安全等级。危险度 1 级（低度危险）指风险度分层位于 A 层，有 Ⅱ 类、Ⅲ 类导管的患者；危险度 2 级（中度危险）指风险分层位于 A 层的 I 类导管患者，以及风险度位于 B 层的 Ⅲ 类导管的患者；危险度 3 级（高度危险）指风险分层位于 C 层的各类导管患者及位于 B 层的 I 类、Ⅱ 类导管患者。评估时间为患者新入院或转科时；患者意识或病情变化时；患者留置（拔除）导管时。

四、护理安全等级卡片及安全标识的制定

1. 护理安全等级卡片 护理安全等级卡片长 15cm，宽 10cm，分为上下两部分，上部分宽 4cm，纵向将卡片上部均分为 3 个色块，即绿色、橙色和紫色，分别代表危险度的 1、2、3 级；下部分宽 6cm 为白色底板，用以注明患者的一般信息，包括姓名、性别、年龄、住院号、入院诊断及日期等。此卡片将

悬挂于患者床头醒目位置，便于识别，分级护理卡片挂于床尾。

2. 护理安全标识　将4种安全问题分别制成相应的标识，标识为等边三角形，边长3cm，黄底，内画黑色图案，图案均能明显代表此4种意外情况。经评估筛选出有安全隐患的患者，根据各项安全问题的等级不同，分别将其标识贴于等级卡片的相应位置。如患者经评估其意外脱管危险度为3级，跌倒或坠床和压疮危险度为2级，将代表意外脱管的标识贴于等级卡的紫色区域，将代表跌倒或坠床和压疮的2张标识贴于橙色区域。

五、护理安全分级的临床应用建议

对评定出的高危患者，护理人员应给予足够的重视，加强巡视、观察并根据其自身特点为其制定相应的护理措施。护士在为患者制定护理措施时，不应只注意危险度级别，还应关注危险度级别较高的原因。同一危险度级别，因患者自身情况不同，其护理措施也会不同。如同为跌倒、坠床危险度3级的患者，在评估中其主要问题为意识障碍、躁动的，护理人员就应给患者加设床挡，进行适当约束，必要时遵医嘱给予镇静剂。而对于肢体功能障碍的患者，护理人员就应将患者安置在宽敞、空间较大的病房，将患者的日常生活活用品放置在随手可取的位置，为患者提供助步器，如患者如厕可提供便器等，最大限度地预防不良事件的发生。在为患者制定护理措施时，应结合患者的自身特点，提供切实有效的个性化护理。

在临床上应用护理安全分级，可使患者和家属明白其目前的状态、危险度级别及需要家属配合的内容，以减少和避免意外发生后所引起的纠纷，也让患者了解自身的身体状况，预知自己的危险性，提高自我管理能力，及时寻找和接受援助。将护理安全等级卡片贴于患者床头作为警示标志，也便于医护人员、部分患者、家属辨识并知道该患者存在的主要安全问题，必要时给予协助、保护并采取相应的护理干预。

（舒世琼）

第五节　患者参与患者安全

患者和居民参与能够反映一个国家对医疗质量的重视程度，对医疗质量管理的发展也具有明确的指示作用。患者参与对于推动患者安全运动具有十分重要的意义，美国国家患者安全目标联合会将患者参与其照护过程作为保障患者安全的策略，中国医院协会也将鼓励患者参与医疗安全作为保障患者安全的目标之一。在卫生部颁发的2011年版医院评审标准实施细则中将患者参与列为保证患者安全的一项重要内容。在当前我国医药卫生体制五项改革公立医院改革中，提高患者满意度是公立医院改革的重要内容。而患者满意度的提高与患者参与安全管理有高度正相关关系。尽管患者参与在医院管理中的重要作用已得到医院管理人员的广泛认可，但长期以来患者更多是医疗服务的被动接受者，其在医院质量与安全管理中的重要作用没有得到足够的重视。

一、患者参与在医院管理中的重要性

患者参与可以表现到医院工作中的各个环节，对医院管理、诊疗过程、环境、安全以及院感等多方面都会产生重要影响。患者参与其参与者可以包括除外医院现职员工外的所有人员，而鉴于中国文化的特点，患者参与也包括了患者家属这一重要部分。在患者参与管理中安全管理是最重要的内容。

1. 患者参与医院安全管理　医院设置患者安全管理委员会是实现患者参与医院管理的主要途径。通过邀请患者或家属等来参加医疗安全相关组织，能够实现3方面作用。首先，患者参与医院规章制度的制定，从患者角度提出的建议使制度更好地代表了患者的利益；其次，患者提供对医院各部门的监督和评价有助于质量的改进与提高；最后，患者还可以参与医疗纠纷的解决。因为患者安全委员会的委员是来自患者，他们会站在患者的角度，用患者习惯的语言沟通，较易为患者及家属所接受。他们互相沟通后再进行院方的协调，会收到更好的效果。此外，目前较为管理者接受的患者满意度调查也是患者参与的重要形式。

2. 患者参与诊疗过程　患者参与的重要作用在医院诊疗过程中的各个方面都得到了证实。患者配合医生详细如实描述症状及病情，能够有助于医生的正确诊断。患者参与用药安全中，通过告知住院患者药物使用管理方法，并在给药过程中，鼓励患者说出他们所观察到的药物类型、剂量、给药方式及服药反应的改变，能够为加强住院患者用药安全发挥重要作用。而患者掌握所用药物安全方面的信息，会加强其服药依从性，一定程度上减少药物滥用，降低医药比例。而通过执行患者参与的术前核对，不仅增加了医患双方的沟通，更减少了手术部位错误的发生。有研究表明，在研究药品的不良反应时，由患者自我报告得出的药物不良反应的发生率要远远高于医生的观察数据。例如，在关于治疗肿瘤药物的不良反应中，采用患者自我报告方法，药物不良反应虚弱、食欲下降、恶心呕吐、腹泻、便秘等症状的发生率分别明显高于医生研究观察到的结果。同样，患者参与给药过程的查对更是解决查对错误的有效方法。另外，患者参与在降低医院感染率方面也得到了学术界的一致认可。不良事件的报告由患者参与后上报率会有所增加，同时患者参与更好地保证了患者的知情权利。

3. 患者参与患者安全　患者参与患者安全是世界患者安全联盟倡导的 6 个行动纲领之一，旨在代表患者的心声，建立患者和患者安全倡导者、医疗服务消费者与提供者共同参与的国际网络。强调患者积极参与一切相关工作，在推动患者安全运动中发挥重要作用。2004 年 10 月，WHO 启动世界患者安全联盟。基于改善全球患者安全的核心原则，联盟正式提出"患者参与患者安全"（Patients for Patient Safety，PPS）等 6 个行动计划。患者参与患者安全自提出后即得到了医院管理者的普遍认可。中国医师协会提出的 2007 年度患者安全目标中，第八个重点目标就是鼓励患者参与医疗安全。

二、患者参与的有效实施方法

尽管患者参与对医院的质量与安全具有重要意义，且多数患者对参与临床决策持积极态度，但目前的研究表明患者参与并不乐观。在一项调查研究中，95% 的患者希望了解与疾病相关的医学信息，其中有 60% 的患者希望从医生处了解疾病治疗的信息，而仅有 46.2% 的患者达到目的，因此要采取有效方法来保证患者的参与。

1. 构建医院安全文化氛围　医院的安全文化氛围是实现患者参与的保障。构建医院的安全文化最重要的是工作人员将保证患者安全作为工作的第一目标，要求医院职工每个人都要参与到患者安全中去，其中领导者的态度极其重要。领导通过建立相关规章制度及自身的榜样作用来保证员工和患者最大程度的参与。构建安全文化要求医务人员改变追求完美、不犯错误的观点，代之的是注重以安全为目标的系统设计，创造一个使人不容易犯错误的环境。现代的观点也认为，人是有缺点的，是人就会犯错误，不论他们受到多好的训练，医务人员也不例外。只有医务人员接受自己可能犯错误的事实，才能真正执行预防错误发生的系统设计，也才能报告自己的错误以警示其他同业人员。构建安全文化要注重实现医院安全文化的 3 个支柱，即信任、改进和报告。建立一个相互信任的环境，包括管理人员与一线工作人员之间，医生与护士及各个专业之间，医务人员与患者之间的相互信任；建立相互信任的关系后，还需要医院提供医院各专业的平等发展、平等对话的机会，如医生、患者、护士、相关检验、功能科的技术人员、药剂师等之间平等，才能保证各专业人员都能够从专业角度对存在的问题提出改进方法。也只有实现了信任和改进，才能够实现报告的通畅性，才能把保证患者安全的质量管理真正落到实处。

2. 注重健康团队的工作模式　尽管患者参与被认为是防止医疗差错事故发生的重要方法，但在临床上实施患者参与并不是一个简单的事情，需要整个健康团队成员的努力。随着医学的发展，医院分工越来越精细。疾病的康复需要医生、护士、营养、康复、检验人员、病理、药剂、影像、功能科、外送等多个部门的有效服务和患者的主动配合才能实现。疾病的诊断与治疗不仅需要专业的精深知识也需要知识的广博。这样复杂的系统中，健康团队的工作模式不仅需要各专业具有很强合作意识，还需要有专业来提供联络、组织的功能，而这个专业需要广博的知识和密切接触患者的特点，也许护理专业将是这个功能的最佳实现者。

3. 重视健康教育，促进患者在医疗护理过程中的角色转变　患者较低的健康知识水平是患者参与的主要障碍，因此重视患者及其家属的健康教育是保证患者参与的必备条件，同时还可以通过健康教育来促进患者或家属转变其在治疗过程的角色，因此健康教育的内容应主要包括以下两个部分：通过讲解疾病知识、治疗、护理的相关知识等，使患者及家属掌握健康知识从而得到参与的能力，同时也提高了其自身管理健康的能力及全民的健康素养；通过灌输"患者安全是每一个人的责任"，拉近公众的期待或认知与医疗服务提供者间的认知差距，使患者或家属从认为诊断和治疗是医务人员的事，自己只是消极接受者的角色转变为主动参与诊断治疗，是疾病治疗过程中的重要一员的角色。将患者参与医疗活动过程中的责任进行宣教，如患者要提供准确的信息、完整填写健康史和调查问卷、监督医护人员工作、遵从医嘱并提问等来保证患者有效地参与。

4. 医护人员转变观念，支持患者参与　研究表明患者参与的意愿很高，相反医生对患者参与持有否定的态度，因此医务人员应转变观念支持患者的参与。医务人员要本着永远把患者安全、患者权益放在第一位的观点才能够真正欢迎患者的参与与监督。同时，鉴于治疗中患者家属的重要性，患者参与一部分是代表了患者家属的参与。医生认为存在的困难是与患者沟通缺乏时间，另外由于治疗中的个体差异使治疗结果存在不确定性而难以沟通。

5. 转变对待不良事件的态度及处理方法　不良事件上报对提高医院安全的效果得到了专家的一致认可。不良事件上报不仅有助于通过深入分析不良事件的产生原因来避免其发生，还对其他可能发生相似事件的工作人员提出预警。但目前不良事件的报告率要远远低于发生率，其原因不仅与医务人员、科室管理人员对不良事件上报的观念没有转变有关，也与分析不良事件时主要从责任人角度来分析以及处理时主要以采取惩罚责任人的处理方法有关，而没有从系统上来找原因。在不良事件发生后，系统的原因不可忽视。口服药的机器摆药系统就是一个案例，通过使用计算机系统来摆药而将护士手工摆药的错误发生率降为零。此外，医院计算机系统的使用也大大减少了护士手抄医嘱的错误。因此，管理部门在不良事件的发生后能够从系统上找原因，更便于整个组织的进步；而各个部门担负自己的责任，更便于错误根源的解决。只有转变对待不良事件的态度，才能使医务人员真正欢迎患者参与到自己工作每一个环节。不过，不良事件的分析与处理也要避免从一个极端走向另一个极端，个人在错误中的责任也一定要重视，惩罚也仍是纠正错误习惯的一个重要手段。另外，患者、家属等对待不良事件的态度也是决定患者参与的因素之一。现在医疗行业医患的不信任关系、暴力事件及触目惊心的医闹等问题使医护人员很难真诚地欢迎患者参与。

患者参与是保证医院质量与安全的重要方法，是我国医院第二评审周期中医院评审的一项重要内容。在今年医药体制改革步入深水区、公立医院改革进一步深入的形式下，患者参与医疗安全管理不仅仅是提高医疗质量，也是有效维护患者合法权益、营造和谐医院的有效举措。但在实际工作中，患者参与仍然没有被医务人员广泛认可和采纳，需要管理者采取多种方法保证患者参与到各项工作中，以实现其重要作用。

（叶祎烜）

第二章

护理质量管理

第一节　概述

一、护理质量管理的概念

（一）质量概念

质量通常有两种含义，一是指物体的物理质量，二是指产品、工作或服务的优劣程度。现在讲的护理质量用的是后者。从后者的定义可以看出，质量不仅指产品的质量，也包括服务质量。服务包括技术性服务，也包括社会性服务。在医疗护理服务中，既有技术服务质量，也有社会服务质量。质量概念产生于人们的社会生产或社会服务中，质量具有以下特性：

1. 可比较性　可比较性是指质量是可分析比较和区别鉴定的。同一服务项目有的深受用户满意，有的导致用户意见很大。同一规格、型号的产品有的加工精细，有的粗糙，有的使用寿命长，有的寿命短，这种差别是比较的结果。人们可运用比较与鉴别的方法来选择质量好的产品和服务。因而，人们对产品或服务质量预定的标准，便于他们进行对比、鉴定。有的产品或服务可以进行定量分析，有的产品或服务只能进行定性分析，我们由此分别称之为计量和计数质量管理。在医院管理中，对生化的质量控制、药品质量控制是计量质量管理，而更多的是定性分析和计数判定的质量管理。

2. 客观规定性　质量有它自身的形成规律，人们是不能强加其上的。客观标准必须符合客观实际，离开客观实际需要的质量标准是无用的。质量受客观因素制约，在经济和技术发达的国家或地区所生产的产品及所提供的服务质量要比经济技术不发达的国家或地区好。同一经济技术水平的行业和部门人员素质高，管理科学严格，其产品质量或服务质量较好，相反就差。由此可见质量的客观规定性。

（二）护理质量管理

质量管理是对确定和达到质量所必需的全部职能和活动的管理。其中包括质量方针的制定，所有产品、服务方面的质量保证和质量控制的组织和实施。

所谓护理质量，是指护理工作为患者提供护理技术和生活服务效果的程度，即护理效果的好坏反映护理质量的优劣。护理质量是护理工作"本性"的集中体现。护理质量反映在护理服务的作用和效果方面。它是通过护理服务的计划和实施过程中的作用、效果的取得经信息反馈形成的，是衡量护理人员素质、护理领导管理水平、护理业务技术水平和工作效果的重要标志。有关专家认为，医院护理质量包括以下几个方面：①是否树立了护理观念，即从患者整体需要去认识患者的健康问题，独立主动地组织护理活动，满足患者的需要。②患者是否达到了接受检诊、治疗、手术和自我康复的最佳状态。③护理诊断是否全面、准确，是否随时监护病情变化及心理状态的波动和变化。④能否及时、全面、正确地完成护理程序、基础护理和专科护理，且形成了完整的护理文件。⑤护理工作能否在诊断、治疗、手术、生活服务、环境管理及卫生管理方面发挥协同作用。

护理质量管理按工作所处的阶段不同，可分为基础质量管理、环节质量管理和终末质量管理。

1. 基础质量管理　基础质量管理包括人员、医疗护理技术、物质、仪器设备、时间的管理。

（1）人员：人员素质及行为表现是影响医疗护理质量的决定因素。人员的思想状况、行为表现、业务水平等都会对基础医疗质量产生重要影响，而医务人员的业务水平和服务质量则起着至关重要的作用。

（2）医疗护理技术：包括医学和护理学理论、医学和护理学实践经验、操作方法和技巧。医、护、技、生物医学和后勤支持系统等高度分工和密切协作，各部门既要自成技术体系，又要互相支持配合，才能保障高水平的医疗护理质量。

（3）物质：医院所需物质包括药品、医疗器械、消毒物品、试剂、消耗材料及生活物质等。

（4）仪器设备：现代医院的仪器设备对提高医疗护理质量起着重要作用。包括直接影响质量的诊断检测仪器、治疗仪器、现代化的操作工具、监护设备等。

（5）时间：时间就是生命，时间因素对医疗护理质量有十分重要的影响。它不仅要求各部门通力合作，更主要的是体现高效率，各部门都要争分夺秒，为患者提供及时的服务。

2. 环节质量管理　环节质量管理是保证医疗护理质量的主要措施之一，是各种质量要素通过组织管理所形成的各项工作能力。环节质量管理包括对各种服务项目、工作程序或工序质量进行管理。

3. 终末质量管理　终末质量管理是对医疗护理质量形成后的最终评价，是对整个医院的总体质量的管理。每一单项护理工作的最后质量，可以通过某种质量评价方法形成终末医疗质量的指标体系来评价。终末质量管理虽然是对医疗质量形成后的评价，但它可将信息反馈于临床，对下一循环的医疗活动具有指导意义。

二、护理质量管理的意义

护理质量管理是护理工作必不可少的重要保证。护理工作质量的优劣直接关系到服务对象的生命安危，因此护理质量保证是护理工作开展的前提。提高护理工作质量是护理管理的核心问题，通过实施质量管理、质量控制，可以有效地保证和提高护理质量。另外，护理质量是医院综合质量的重要组成部分，实施护理质量管理是促进医疗护理专业发展、提高科学管理的有效举措。随着现代医学科学的发展，护理工作现代化也势在必行，现代医学模式要求护理工作能提供全面的、整体的、高质量的护理，以满足患者身心各方面的需求，这就不仅要求护理人员全面掌握知识，提高专业水平，而且要有现代化的质量管理。建立质量管理体系是现代化管理的重要标志，所以，护理质量管理不仅对开展护理工作具有重要意义，而且对于促进护理学科的发展和提高人员的素质也具有深远意义。

三、护理质量管理的特点

护理质量管理的特点包括下述几个方面。

（一）护理质量管理的广泛性和综合性

护理质量管理具有有效服务工作质量、技术质量、心理护理质量、生活服务质量及环境管理、生活管理、协调管理等各类管理质量的综合性，其质量管理的范围是相当广泛的。因此，不应使护理质量管理局限在临床护理质量管理的范围内，更不应该仅是执行医嘱的技术质量管理。这一特点，充分反映了护理质量管理在医院服务质量管理方面的主体地位。

（二）护理质量管理的程序性和连续性

护理质量是医疗质量和整个医院工作质量中的一个大环节的质量。在这个大环节中，又有若干工作程序质量。例如，中心供应室的工作质量就是一道完整的工作程序质量，临床诊断、治疗等医嘱执行的技术质量，也是这些诊断、治疗工作质量的工作程序质量。工作程序质量管理的特点，就是在质量管理中承上启下，其基本要求就是对每一道工作程序的质量进行质量把关。不论护理部门各道工作程序之间或是护理部门与其他部门之间，都有工作程序的连续性，都必须加强连续的、全过程的质量管理。

（三）护理质量管理的协同性与独立性

护理工作既与各级医师的诊断、治疗、手术、抢救等医疗工作密不可分，又与各医技科室、后勤服务部门的工作有着密切联系。大量的护理质量问题，都从它与其他部门的协调服务和协同操作中表现出来，因此，护理质量管理必须加强与其他部门协同管理。另外，护理质量不只是协同性的质量，更有其相对的独立性，因此护理质量必须形成一个独立的质量管理系统。

（叶祎烜）

第二节　护理质量管理的基本方法

一、质量管理的基本工作

进行质量管理工作必须具备的一些基本条件、手段和制度，是质量管理的基础。护理质量管理也不例外。

首先，要重视质量教育，使全体人员树立"质量第一"的思想。质量管理教育包括两个方面：一是技术培训，二是质量管理的普及宣传和思想教育。通过教育要达到以下目的：①克服对质量管理认识的片面性，进一步理解质量管理的意义，树立质量管理人人有责的思想。②使每个护理人员掌握有关的质量标准、管理方法和质量管理的工具，如会看图表等。③使全体人员弄清质量管理的基本概念、方法及步骤。

除进行质量管理教育外，还要建立健全质量责任制，即将质量管理的责任明确落实到各项具体工作中，使每个护理人员都明白自己在质量管理中所负的责任、权力、具体任务和工作关系，在其位，任其责，形成质量管理的体系，并与奖惩制度联系起来。

二、质量管理的工作循环

全面质量管理保证体系运转的基本方式是以 PDCA（计划—实施—检查—处理）的科学程序进行循环管理的。它是20世纪50年代由美国质量管理专家戴明根据信息反馈原理提出的全面质量管理方法，故又称戴明循环。

（一）PDCA 循环的步骤

PDCA 循环包括质量保证系统活动必须经历的四个阶段八个步骤，其主要内容是：

1. 计划阶段（plan）　计划阶段包括制定质量方针、目标、措施和管理项目等计划活动，在这阶段主要是明确计划的目的性、必要性。这一阶段分为四个步骤：①调查分析质量现状，找出存在的问题。②分析影响质量的各种因素，查出产生质量问题的原因。③找出影响质量的主要因素。④针对主要原因，拟定对策、计划和措施，包括实施方案、预计效果、时间进度、负责部门、执行者和完成方法等内容。

2. 执行阶段（do）　执行阶段是管理循环的第五个步骤。它是按照拟定的质量目标、计划、措施具体组织实施和执行，即脚踏实地按计划规定的内容去执行的过程。

3. 检查阶段（check）　第三阶段即检查阶段，是管理循环的第六个步骤。它是把执行结果与预定的目标对比，检查拟定计划目标的执行情况。在检查阶段，应对每一项阶段性实施结果进行全面检查、衡量和考查所取得的效果，注意发现新的问题，总结成功的经验，找出失败的教训，并分析原因，以指导下一阶段的工作。

4. 处理阶段（action）　处理阶段包括第七、第八两个步骤。第七步为总结经验教训，将成功的经验加以肯定，形成标准，以便巩固和坚持，将失败的教训进行总结和整理，记录在案，以防再次发生类似事件。第八步是将不成功和遗留的问题转入下一循环中去解决。

PDCA 循环不停地运转，原有的质量问题解决了又会产生新的问题，问题不断产生而又不断解决，如此循环不止，这就是管理不断前进的过程。

（二）PDCA 循环的特点

（1）大环套小环，互相促进：整个医院是一个大的 PDCA 循环，那么护理部就是一个中心 PDCA 循环,各护理单位如病房、门诊、急诊室、手术室等又是小的 PDCA 循环。大环套小环,直至把任务落实到每一个人;反过来小环保大环,从而推动质量管理不断提高。

(2)阶梯式运行,每转动一周就提高一步:PDCA 四个阶段周而复始地运转,而每转一周都有新的内容与目标,并不是停留在一个水平上的简单重复,而是阶梯式上升,每循环一圈就要使质量水平和管理水平提高一步。PDCA 循环的关键在于"处理这个阶段",就是总结经验,肯定成绩,纠正失误,找出差距,避免在下一循环中重犯错误。

(三)护理质量的循环管理

护理质量管理既是一个独立的质量管理系统,又是医院质量管理工作中的一个重要组成部分,因此,它是在护理系统内不同层次上的循环管理,也是医院管理大循环中的一个小循环。所以,护理质量循环管理应结合医院质量管理工作,使之能够纳入医院同步惯性运行的循环管理体系中。

我国大多数医院在护理管理中实施计划管理,即各层次管理部门有年计划、季计划、月安排、周重点,并对是否按计划达标有相应的检查制度及制约措施。

各护理单元及部门按计划有目的地实施,护理各层管理人员按计划有目的地检查达标程度,所获结果经反馈后及时修订偏差,使护理活动按要求正向运转。具体实行时可分为几个阶段:①预查:以科室为单位按计划、按质量标准和项目对存在的问题进行检查,为总查房做好准备。②总查房:护理副院长、护理部主任对各科进行检查,现场评价,下达指令。③自查:总查房后,科室根据上级指令、目标与计划和上月质量管理情况逐项分析检查,找出主要影响因素,制定下月的对策、计划、措施。④科室质量计划的实施:科室质量计划落实到组或个人,进行 PDCA 循环管理。这种动态的、循环的管理办法,就是全面管理在护理质量管理中的具体实施,对护理质量的保证起了重要作用。

(王 波)

第三节 医院分级管理与护理标准类别

一、医院分级管理与医院评审的概念

(一)医院分级管理

医院分级管理是根据医院的不同功能、不同任务、不同规模和不同的技术水平、设施条件、医疗服务质量及科学管理水平等,将医院分为不同级别和等次,对不同级别和等次的医院实行标准有别、要求不同的标准化管理和目标管理。

(二)医院评审

根据医院分级管理标准,按照规定的程序和办法,对医院工作和医疗服务质量进行院外评审。经过评审的医院,达标者由审批机关发给合格证书,作为其执业的重要依据;对存在问题较多的医院令其限期改正并改期重新评审;对连续三年不申请评审或不符合评审标准的医院,一律列为"等外医院",由卫生行政部门加强管理,并根据情况予以整顿乃至停业。

二、医院分级管理和评审的作用

医院分级管理和评审的作用有:

(1)促进医院医德、医风建设。

(2)医院分级管理和评审制度具有宏观控制和行业管理的功能。

(3)促进医院基础质量的提高。

(4)争取改革的宽松环境,为逐步整顿医疗收费标准提供科学依据。

(5)有利于医院总体水平的提高。

(6)有利于调动各方面的积极性,共同发展和支持医疗事业,体现了大卫生观点。

（7）有利于三级医疗网的巩固和发展。

（8）有利于充分利用有限的卫生资源。

（9）有利于实施初级卫生保健。

三、医院分级管理办法

（一）医院分级和分等

我国医院分级同国际上三级医院的划分方法一致，由基层向上，逐级称为一级、二级、三级。直接为一定范围社区服务的医院是一级医院，如城市的街道医院、农村的乡中心卫生院；为多个社区服务的医院是二级医院，如农村的县医院、直辖市的区级医院；面向全省、全国服务的医院是三级医院，如省医院等。各级医院分为甲、乙、丙三等，三级医院增设特等，共三级十等。医院分等以后，可以通过竞争促使医院综合水平提高而达到较好的等次，体现应有的价值。

（二）医院评审委员会

医院评审委员会是在同级卫生行政部门领导下，独立从事医院评审的专业性组织。可分为部级、省级、地（市）级三级评审会。

部级由卫生部组织，负责评审三级特等医院，制定与修订医院分级管理标准及实施方案，并对地方各级评审结果进行必要的抽查复核。

省级由省、自治区、直辖市卫生厅（局）组织，负责评审二、三级医院。

地（市）级由地（市）卫生局组织，负责评审一级医院。

评审委员会聘请医院管理、医学教育、临床、医技、护理和财务等有关方面有经验的专家若干人，要求其成员作风正派，清廉公道，不徇私情，身体健康，能亲自参加评审。

四、标准及标准化管理

（一）标准

标准是对需要协调统一的技术或其他事物所做的统一规定。标准是衡量事物的准则，要求从业人员共同遵守的原则或规范。标准是以科学技术和实践经验为基础，经有关方面协商同意，由公认的机构批准，以特定的形式发布的规定。因此，标准具有以下特点：①明确的目的性。②严格的科学性。③特定的对象和领域。④需运用科学的方法制定并组织实施。

（二）护理质量标准

护理质量标准是护理质量管理的基础，是护理实践的依据，是衡量整个工作单位及个人工作数量、质量的标尺和砝码。护理质量标准应是以工作项目管理要求或管理对象而分别确定的。

（三）标准化

标准化是制定和贯彻执行标准的有组织的活动过程。这种过程不是一次完结，而是不断循环螺旋式上升的，每完成一次循环，标准化水平就提高一步。标准是标准化的核心。标准化的效果有的可在短期或局部范围内体现，多数要在长期或整体范围内才能体现，已确定的标准需要经常深化，经常扩张。

（四）标准化管理

标准化管理是一种管理手段或方法。即以标准化原理为指导，把标准化贯穿于管理的全过程，是以增进系统整体效能为宗旨、以提高工作质量与工作效率为根本目的的一种科学管理方法。标准化管理具有以下特征：①一切活动依据标准。②一切评价以事实为准绳。

五、综合医院分级管理标准及护理标准（卫生部试行草案）

（一）综合医院分级管理标准

1. 范围　我国当前制定的综合医院分级管理标准（专科医院标准另行制定）的范围包括两个方面：

一是医疗质量，尤其是基础质量，二是医疗质量的保证体系。

"标准"涉及管理、卫生人员的资历和能力、患者与卫技人员的培训和教育、规章制度、医院感染的控制、监督和评价、建筑和基础设施、安全管理、医疗活动记录（病案、报告、会议记录）和统计指标等十个方面的内容。以上内容分别在各级医院的基本条件和分等标准中做了明确规定。

2. 医院分级管理标准体系及其指标系列 医院分级管理标准体系由一、二、三级综合医院的基本标准和分等标准所构成。每部分既含定性标准，又含定量标准。

（1）基本标准：基本标准是评价医院级别的标准，是最基本的要求，达不到基本标准的医院不予参加评定等次。基本标准与等次标准两者分别进行考核评定。基本标准系列由以下七个方面组成：①医院规模。②医院功能与任务。③医院管理。④医院质量。⑤医院思想政治工作和医德医风建设。⑥医院安全。⑦医院环境。

（2）分等标准：各级综合医院均被划分为甲、乙、丙三等，三级医院增设特等的标准。评审委员会依据分等标准评定医院等次，同时也将会促进医院的发展建设。分等标准中，根据一级医院的特殊性，与二、三级医院的评审范围有所不同。分等标准归类包括：①各项管理标准。②各类人员标准；③物资设备标准。④工作质量、效率标准。⑤经济效果标准。⑥卫生学管理标准。⑦信息处理标准。⑧生活服务标准。⑨医德标准。⑩技术标准。

在评审中，采取千分制计算方法评定。合格医院按所得总分评定等次。分等标准考核，甲等须达900分以上（含900分）；乙等须达750分至899分（含750分）；丙等在749分以下。三级特等医院除达到三级甲等医院的标准外，还须达到特等医院所必备的条件。

各级医院统计指标的系列项目有所区别，一级医院共39项，二级医院共41项，三级医院共50项。其中含反映护理方面的统计指标7~10项，例如五种护理表格书写合格率、护理技术操作合格率、基础护理合格率、特护和一级护理合格率、陪护率、急救物品完好率、常规器械消毒合格率、开展责任制护理百分率、一人一针一管执行率，以及昏迷和瘫痪患者压疮发生率等。

（二）护理管理标准及评审办法

护理管理标准是评审各级医院护理工作的依据，是目前全国统一执行的护理评价标准。护理管理标准以加强护理队伍建设和提高基础护理质量为重点。

1. 护理管理标准体系 护理管理标准体系中的基本标准包括五部分内容：①护理管理体制：含组织领导体制、所配备的护理干部的数量及资格、护理人员编制的结构及比例等。②规章制度：含贯彻执行1982年卫生部颁发的医院工作制度与医院工作人员职责有关护理工作的规定，结合医院实际，认真制定和严格执行相应的制度，包括护理人员职责、疾病护理常规和护理技术操作规程、各级护理人员继续教育制度等，并要求认真执行。③医德医风：即贯彻执行综合医院分级管理标准中相应级别医院医德医风建设的要求，结合护士素质，包括仪表端庄，言行规范，患者对护理工作、服务态度的满意度达到的百分率要求。④质量管理：包括设有护理质量管理人员；有明确的质量管理目标和切实可行的达标措施；有质量标准和质控办法，定期检查、考核和评价；严格执行消毒隔离及消毒灭菌效果监测的制定；有安全管理制度及措施，防止护理差错、事故的发生。⑤护理单位管理：包括对病房、门诊（注射室、换药室）、急诊室、手术室、供应室等管理应达到布局合理，清洁与污染物品严格区分放置，基本设备齐全、适用；环境整洁、安静、舒适、安全、工作有序。

2. 分等标准 分等标准包括护理管理标准、护理技术水平及护理质量评价指标三部分。①护理管理标准：包括护理管理目标、年计划达标率的要求；设有护理工作年计划、季安排、月重点及年工作总结；有护理人员培训、进修计划，年培训率达标要求；有护理人员考核制度和技术档案，年考核合格率要求；有护理质量考评制度，定期组织考评；有护理业务学习制度，条件具备的组织护理查房；有护理工作例会制度；有护理差错、事故登记报告制度，定期分析讨论；对护理资料进行登记、统计；三级医院要求对资料动态分析与评价，并达到信息计算机管理。②技术水平：包括护理人员三基（基本知识、理论、技能）平均达标分数；掌握各科常见病、多发病的护理理论、护理常规、急救技术、抢救程序、抢救药品和抢救仪器的使用，有不同要求；掌握消毒灭菌知识、消毒隔离原则及技术操作；不同级别医院分别承担初、中、高等护理专业的临床教学任务；二、三级医院分别承担下级医院的护理业务指导、护理人员的进修、培训和讲学任务；开展护理科学研究工作、学术交流，发表论文、开展护理新业务、新技术的能力与数量要求，对不同级别医院均应达到相应标准；二、三级医院应能熟练掌握危、急、重症的监护，达到与医疗水平相适应的护理专科技术水平。③护理质量评价指标：参考以下护理质量指标及计算方法。

3. 护理质量指标及计算方法　医院分级管理中护理标准要求的质量指标共计十七项，各级医院的质量标准原则相同，指标要求有所差别。例如五种护理表格书写合格率，一级医院≥85％，二级医院≥90％，三级医院≥95％。五种护理表格包括体温单、交班本、医嘱本、医嘱单、特护记录单，其标准是：①字迹端正，清晰，无错别字，眉栏填齐，卷面清洁，内容可靠、及时。②护理记录病情描述要点突出，简明通顺，层次分明，运用医学术语。③体温绘制点圆线直，不间断、不漏项。④医嘱抄写正确、及时，拉丁文或英文字书写规整，用药剂量、时间、途径准确，签全名。

十七项护理质量标准中，责任制护理开展病房数与陪护率对一级医院不设具体规定指标。

4. 三级特等医院标准　三级特等医院其护理管理总体水平除达到三级甲等医院标准外，要求全院护理人员中取得大专以上学历或相当大专知识水平证书者不低于15％；医院护理管理或重点专科护理在国内具有学科带头作用；有独立开展国际护理学术交流的能力。

5. 护理管理标准评审办法　评审中采取标准得分与分等标准得分分别计算方法，各按100分计算。两项得分之和除以2，计入医院总分。基本标准得分必须≥85分才可进入相应等次，＜85分时在医院总分达到相应等次的基础上下降一等。

基本标准与分等标准内各项具体分值见表2-1。

表2-1　护理管理标准评分要求

项目	比重%	分值
一、基本标准		
（一）护理管理体系	25	25
（二）规章制度	20	20
（三）医德医风	20	20
（四）质量管理	15	15
（五）护理单位管理	20	20
小计	100	100
二、分等标准		
（一）管理标准	25	25
（二）技术水平	25	25
（三）护理质量评价指标	50	50
小计	100	100
合计	200	200

（王　波）

第三章

社区保健

一、社区的概念及其构成要素

（一）社区的概念

社区一词是伴随西方现代社会学的引入，在世界各国根据其具体应用，从不同角度、不同层面解释社区的内涵。德国的学者汤尼斯早在 19 世纪提出：社区是以家庭为基础的历史共同体，是血缘共同体和地缘共同体的结合。美国学者戈派格认为：社区是以地域为基础的实体，由正式和非正式的组织、机构或群体等社会系统组成，彼此依赖，行使社会功能，以满足社区各类人群的需要。WHO 认为：社区是由共同地域、共同价值或利益体系所决定的社会群体，其成员之间相互认识、相互沟通及影响，在一定的社会结构及范围内产生及表现其社会规范、社会利益、价值观念及社会体系，并完成其功能。著名的社会学家费孝通先生根据我国的具体情况，将社区定义为："社区是由若干社会群体（家庭、氏族）或社会组织（机关、团体）聚集在某一地域里所形成的一个生活上相互关联的大集体"。

社区是一个小社会，是社会的基本单位，社区人群具有共同的文化特征、共同的信念及价值体系、共同的资源结构、共同的行为及道德规范、共同的问题、共同的需要、共同的利益及共同的社会意识。具体指在一定地域发生各种社会关系和社会活动，有特定的生活方式，并且具有成员归属感的人群所组成的一个相对独立的社会实体。随着社会的发展与进步，社区的定义和概念被不断赋予新的内涵。

（二）社区的构成要素

社区由若干家庭、机关和团体组成，长期在同一地区居住和生活的社区人群，在社会、经济、文化等方面有着一定的内在联系，在健康问题上有相似或共同的影响因素。社区一般由五个要素构成。

1. 一定的地域范围　居民赖以生产和生活活动的有一定地界的地理区域范围。社区规模可大可小，可按行政区划分，也可按地理范围划分，地域面积尚无一致的标准。WHO 提出社区的面积一般为 5 ~ 50km^2 为宜。

2. 一定数量的人口　人口是社区的主体，人口要素包括社区人口的数量、结构（如性别、年龄、职业、文化水平、宗教信仰等）和分布等。WHO 认为，一个有代表性的社区，其人口数为 10 万 ~ 30 万。

3. 共同的文化背景和生活方式　同一社区的人群由于共同的利益、问题和需求把他们联系在一起，产生共同的社会意识、行为规范、生活方式、文化习俗以及社会归属感等，这对于社区生活具有牢固的内聚力和制约力。一般而言，社区具有基于血缘纽带的家庭成员感，具有特有的文化背景和行为准则，并能够用以维持人际关系和社区协调。

4. 一定的生活服务设施　社区内有多种公共服务设施，如学校、医疗机构、商业网点、娱乐场所、交通、通讯等，可用来满足社区生活和活动需要。合理的服务结构能提高社区的卫生保健质量，方便居民生活，美化环境，促进身心健康。

5. 相应的生活制度和管理机构　我国社区基层管理机构主要为街道（乡镇）办事处、居委会和派出所以及各种社会团体，由这些机构建立一定的生活和管理制度，负责管理户籍、治安、环境卫生等，还可通过居民文明公约等非组织形式规范人们的日常行为。

二、社区保健的概念、目的及其意义

（一）社区保健的概念

社区保健是社区建设的重要组成部分，是在政府领导、社区参与、上级卫生机构指导下，以基层卫生机构建设为主体、全科医生为骨干，合理使用社区资源和适宜技术，以人群健康为中心、家庭为单位、社区为范围、需求为导向，以妇女、儿童、慢性患者、残疾人等为重点，以解决社区主要卫生问题，满足基本医疗卫生服务需求为目的，融预防、医疗、保健、康复、健康教育及计划生育技术服务为一体的有效、经济、连续的基层卫生服务模式。

（二）社区保健的目的

社区保健的目的在于改善社区居民的健康状况，提高社区居民的健康水平和生活质量。特别要注意的是，社区保健提供以社区居民需求为导向的服务，是为所有社区居民提供的保健服务，不是局限于某些个人或某种疾病。作为社区卫生工作者，应同时关注求医与未求医者、患者与健康者，以达到公平维护社区居民健康的目的。

（三）社区保健的意义

1. 满足人民群众对医疗卫生保健服务的需求，是提高全民健康水平的根本保证　社区保健服务覆盖面广，方便群众，能使广大人民群众获得基本卫生保健服务，有利于满足群众日益增长的多样化卫生需求。社区保健强调预防为主、防治结合，有利于将预防保健工作落实到社区、家庭和个人，提高人群健康水平。

2. 深化卫生体制改革，为建立新型卫生服务体系打下坚实基础　社区保健可以将居民的大多数健康问题解决在基层。积极发展社区卫生保健，符合我国国情，它有利于调整卫生服务的结构、功能和布局，形成以社区卫生保健机构为基础、大中型医院为医疗中心，以预防保健、健康教育机构为补充的医疗卫生服务新格局。

3. 降低医疗费用，合理利用卫生资源的有效途径　近些年，我国医疗卫生服务费用呈上升趋势，给国家、集体和个人均带来严重负担。人口老龄化、疾病谱改变、人民生活水平及医疗科技水平的提高均是医疗卫生服务费用上升不可避免的因素。我国人口多，经济还不发达，有些疾病通过社区卫生机构解决，不仅可以减少不必要的费用增长，而且可以使现有卫生资源的利用达到效率最大化。

另外，社区保健还是建立城镇职工基本医疗保险和农村新型合作医疗制度的迫切要求，符合"低水平、广覆盖"原则，也是加强社会主义精神文明建设，密切党群关系、干群关系，维护社会稳定的重要途径。

三、社区保健的特点

1. 广泛性　社区保健的对象是社区的全体居民，包括各类人群，即高危人群、健康人群、亚健康人群和患病人群等。同时强调对老年人、妇女、儿童、慢性患者及残疾人等重点人群的保健服务。

2. 可及性　社区保健以社区居民的需求为导向，满足各方面的卫生需求，包括服务时间、地点、技术、内容、价格以及是否方便等，从而真正达到促进和维护社区居民健康的目的。

3. 综合性　社区保健是集预防、治疗、保健、康复、健康教育、计划生育技术为一体的全方位服务，并涉及生物、心理和社会各个方面。

4. 连续性　社区保健服务于人的整个一生，覆盖生命的各个周期以及疾病发生、发展的全过程，针对不同人群的生理、社会心理特点及个别具体情况，有计划、有组织、有系统地进行卫生保健服务，是长期的、连续性的服务过程，不会因某一健康问题的解决而结束。

5. 协调性　社区保健机构必须得到政府和相关部门的支持，社区内个人、家庭、社会团体密切合作，才能提供优质、全面、价廉、方便的保健服务。

（刘　曼）

第四章

重症监护

第一节　心电监护

心电监护是指长时间显示和（或）记录患者的心电变化，及时发现和诊断心律失常的一种方法。它可以连续、动态地反映患者的心电变化，具有可干预性、自律性与实时性等特点。

一、心电监护的临床意义

心电监护可以及时准确地反映心律失常的性质，为早期诊断和早期治疗提供依据。另外，心电监护是监测心律（率）、心肌供血、电解质紊乱、心脏压塞和药物反应的重要参考指标，是ICU中重要的监护项目之一。因此，ICU的医护人员应掌握心电监护技能，识别各类型的心律失常并了解其临床意义。

二、多功能心电监护仪操作程序

（1）检查、确认监护仪所要求的电压范围，有稳压器的应先将其打开，接通交流电源线，并接地线。

（2）打开监护仪开关，将心电导联线、无创血压计、血氧饱和度导线与监护仪连接。

（3）选择电极片粘贴部位并清洁局部皮肤。

（4）连接各导联线：RA右上臂、LA左上臂、LL左下肢、RL右下肢。

（5）连接无创血压计袖带于患者上臂；将血氧饱和度探头夹于患者手指端。

（6）选择心电监护导联：调节QRS波振幅，设置心率报警界限。

（7）选择测压方式：根据病情选择测压时间，设置血压报警界限。

（8）调节血氧饱和度图形，设置血氧饱和度报警界限。

（9）开始监护。

三、电极片安置部位及方法

1. 安置部位　ICU危重患者，其中一个特点就是身上插管多，特别是开胸术后患者，胸部不仅要插胸腔引流管而且还要打胸带，因此，电极片的安放位置受到限制。ICU多功能心电监护仪一般为3只电极、4只电极和5只电极3种。3只电极分别将电极片安放在左、右臂和左腿；第4只电极片安放在右腿，作为地线；第5只电极片安放在胸前，用于诊断心肌缺血。

2. 安置方法　心电监护多采用一次性贴附电极片，该电极片由塑膜或泡沫圆盘涂上粘贴剂而成。粘贴前先将局部皮肤清洁，然后再将电极片薄膜撕去，将带粘贴剂面贴附于皮肤上，向外的金属小扣则与电极导联线相扣接。

四、心电导联线的连接方法

1. 字母标记　RA连接右上臂、LA连接左上臂、LL连接左下肢、RL连接右下肢。

2. 颜色标记

（1）3只电极连接法：白色连接右上臂，黑色连接左上臂，红色连接左下肢。

欧洲产监护仪电极颜色标记：红色连接右上臂，黄色连接左上臂，绿色连接左下肢。

（2）5只电极连接法：白色连接右上臂，黑色连接左上臂，红色连接左下肢，绿色连接右下肢，棕色连接胸前区任意部位。

欧洲产监护仪电极颜色标记：红色连接右上臂，黄色连接左上臂，绿色连接左下肢，黑色连接右下肢，白色连接任意部位。

五、正常心电图波形

正常心电图波形图，如图4-1。

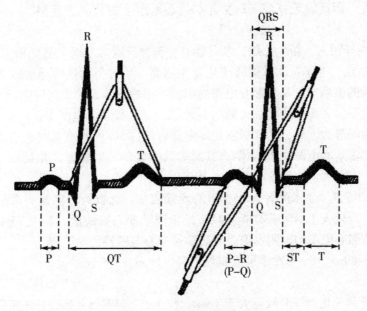

图4-1 心电图的测量方法

1. P波 代表左、右心房的激动。正常P波时间0.06~0.11s，平均0.09s，高度为0.22~0.25mV，形态为钝圆形。

2. QRS波 代表心室肌的除极过程。正常成人QRS波群时间为0.06~0.10s，很少到0.11s。

正常Q波比较狭小，宽度不大于0.03s，深度不超过同一导线R波的1/4。从异常Q波出现的导联，常可帮助心肌梗死的定位。

3. T波 代表心室肌的复极过程。正常情况下T波上升支较缓慢，到达顶峰后下降比较迅速，因而上下支不对称。

T波电轴常和QRS波电轴一致，即QRS主波向上，T波直立；QRS主波向下时，T波也倒置。在R波为主的导联中，T波高度不大于0.8mV，但也不应低于同导联R波的1/10。

4. U波 U波出现在T波之后0.02~0.04s间，正常高度0.05~0.2mV，宽度0.12s，方向大多与T波一致。U波增高最常见的原因是血钾过低，出现倒置或双相的U波常见于冠心病或高血压心脏病伴心力衰竭。

5. P-R间期 代表自心房肌开始除极到心室肌开始除极的时间。正常时间为0.12~0.20s，与心率有一定关系，心率越快，P-R间期越短。

6. ST段 指QRS波终点和T波起始间的距离。正常ST段接近等电位线，因而呈一水平线。常受心率影响，心率越快，ST段越短。

正常人ST段抬高较为常见，肢体导线可上抬0.1mV，但ST段压低不应大于0.05mV。如果出现下斜型或水平型以及背上曲抬高均属异常。

7. Q - T 间期　指 QRS 波群起始到 T 波终点的一段时间，代表心室肌除极与复极过程的总时间，与心率有密切关系。Q - T 间期延长最常见于心肌炎、慢性心肌缺血、电解质紊乱。血钙过低时的 Q - T 间期延长突出，表现在 S - T 段的延长。血钾过低所致 Q - T 间期延长，表现在 T 波的展宽。

六、不同人群心电图的特点

1. 小儿心电图特点　为了正确估价小儿心电图，需充分认识其特点。小儿的生长发育过程迅速，其心电图变化也较大。总的趋势可概括为自起初的右室占优势型转变为左室占优势型的过程，其具体特点可归纳如下：

（1）小儿心率较成人快，至 10 岁后，即可大致保持为成人的心率水平（60～100 次/min），小儿的 P - R 间期较成人短，7 岁以后趋于恒定（0.10～0.11s），小儿的 Q - T 较成人略长。3 个月以内婴儿的 QRS 波初始向量常向左，因而缺乏 Q 波。新生儿期的心电图主要是"悬垂型"，心电轴 > +90°，以后与成人大致相同。

（2）小儿 T 波的变异较大，新生儿期，肢导联及左胸前导联常出现 T 波低平、倒置。

2. 老年人心电图特点　老年人动脉粥样硬化发生率高，生理与病理的界线难以划分，老年人高血压病、冠心病、肺心病的患病率以及异常心电图的出现率可达青年人的 3 倍以上，不论有无心脏病，在老年人中，心电图完全正常者不足受检总人数的 1/5～2/5。在异常心电图中，以早搏（期前收缩）、房颤以及束支及其分支阻滞最为常见，Ⅰ度房室传导阻滞者约占 5%。动态长时程心电图的研究提示，对心律失常的检出率要比常规心电图高 3～4 倍；其次多见的是 ST - T 改变，占 15%～40%。左心室高电压、左心室肥厚或右心室肥大者占异常心电图的 10% 左右。

3. 心肌缺血心电图特点　手术患者约 15% 有心血管疾病，尤以冠心病最为常见。冠心病患者以及有冠心病危险因素者，行较大手术时，27%～41% 发生围术期心肌缺血。其中 75% 的人没有症状，临床诊断很困难，主要依靠心电图的监测发现。心肌缺血的心电图特征如下：

（1）在 J 点后 60～80μs，S - T 段水平或斜坡下降 >1mm。

（2）持续时间 >1min。

（3）与其他心律异常变化间隔时间应大于 1min，仅 J 点下降和 S - T 段上升部分压低，提示有心肌缺血的可能。

七、心电监护中常见的心律失常

1. 窦性心动过速和窦性心动过缓

（1）共同点：P 波有规律的发生；P - R 间期≥0.12s；每个 P 波后均存在 QRS 波群。

（2）不同点：窦性心动过速，心率超过正常范围（成人 >100 次/min，小儿随年龄而异），而窦性心动过缓，心率则低于正常范围（成人 <60 次/min，小儿随年龄而异）。

2. 房性早搏

（1）提前出现与窦性 P 波有差别的 P 波。

（2）P′- R 间期可正常或大于 0.20s（伴Ⅰ度房室传导阻滞）。

（3）P 波后存在室上性 QRS 波群。如存在束支阻滞，则 QRS 呈束支阻滞图形。如 P 波发生较早，传入心室时，可能有部分心室肌尚处于相对不应期，而引起心室内差异性传导。如心室肌处于绝对不应期，则不能激动心室，P 波后无 QRS - T 波群出现。

（4）房性早搏后常有不完全代偿间歇。

（5）如为多源性房性早搏，则异位 P 波形态各不相同。

3. 阵发性房性心动过速

（1）心房率多为 160～220 次/min，P 波形态不同于窦性 P 波，有的 P 波可能埋在前一个 T 波中。

（2）PP′- R 间期一般在 0.10～0.12s 之间。

（3）QRS 间期可能正常；如存在束支传导阻滞或室内差异性传导，QRS 波可增宽；当心房率 >200

次/min 时，可呈 2 : 1 房室传导。

4. 心房扑动和心房颤动

1）心房扑动的心电图特点

（1）P 波消失，代之以锯齿状的大"F"波，间距均齐、规则，频率为 250～350 次/min。

（2）QRS 波群形态与窦性相同，可伴室内差异性传导。

（3）心室率取决于房室传导比例，大多为 2 : 1，其次为 4 : 1，有时呈不规则房室传导。

2）心房颤动的心电图特点

（1）窦性 P 波消失，代之以大小不等、形态不一的小"f"波，R－R 间距绝对不齐，频率为 350～450 次/min 或更快，能通过房室结激动心室者常在 200 次/min 以下。

（2）QRS 波群形态与窦性相同，可伴有室内差异传导。

5. 室性早搏

（1）提早出现的 QRS－T 波群形态宽大、粗钝或呈切迹，QRS 时限≥0.12s，T 波与 QRS 主波方向相反。

（2）QRS 波前无波。

（3）室性早搏后有完全代偿间歇，早搏前后，两个正常窦性 P 波间距等于正常 P－P 间歇的 2 倍。

（4）在 1 个或 2 个窦性激动后，有规律地出现室性早搏，称为二联律或三联律。

（5）同一导联上有 2 个或 2 个以上形态不同的室性早搏，表明起源于心室内不同的兴奋灶，称为多源性早搏。

6. 室性心动过速

（1）室性早搏连续发生在 3 个以上，称为室性心动过速。QRS 波群宽度≥0.12s，T 波与 QRS 主波方向相反，心室率一般为 100～250 次/min。

（2）P 波频率较 QRS 波慢，期间无固定关系，形成房室脱节。一旦 P 波能下传，可出现心室夺获或出现融合波，此为室性心动过速特有的心电图表现。

（3）如心室律不规则又无 P 波，应检查有无 F 波或 f 波，以除外房扑、房颤伴室内差异性传导，或预激综合征。

7. 心室扑动和心室颤动

1）心室扑动的心电图特点

（1）出现连续而均匀的扑动波，QRS 与 ST－T 无法区分，呈正弦波形。

（2）心室扑动频率在 180～250 次/min 之间。

2）心室颤动的心电图特点

（1）QRS－T 波群完全消失，代之以波形不同、大小各异、频率极不匀齐的颤动波。

（2）心室颤动波频率常在 250～500 次/min 之间。

（3）颤动波电压 >0.5mV 者为粗颤，<0.5mV 为细颤。

8. 房室传导阻滞

1）Ⅰ度房室传导阻滞：仅表现为 P－R 间期延长，>0.20s，但每一次心房激动都能下传到心室。

2）Ⅱ度Ⅰ型房室传导阻滞：P－R 间期逐渐延长，R－R 间期逐渐缩短，终于出现 QRS 漏搏，其后又恢复最初的 P－R 间期。

3）Ⅱ度Ⅱ型房室传导阻滞：QRS 波有规律或不定时地漏搏，能下传的 P－R 间期固定不变。如果房室间的传导关系呈 2 : 1、3 : 1，心室律是整齐的。

4）Ⅲ度（完全性）房室传导阻滞

（1）P 波频率明显高于 QRS 波频率。

（2）P－P 间期和 R－R 间期各自匀齐或大致匀齐，期间无固定关系。

（3）QRS 波形不定，心室节奏点越低，QRS 波越宽。

八、心电监护要点

（1）定时观察和记录心率及心律。

（2）观察是否有 P 波以及 P 波的形态、高度和宽度。

（3）测量 P–R 间期、R–R 间期、Q–T 间期。

（4）观察 QRS 波形是否正常，有无"漏搏"。

（5）观察 T 波是否正常。

（6）注意有无异常波形出现。

（7）一旦出现异常波形及时描记，分析原因并报告值班医师处理。

九、使用注意事项

（1）电源电压与机器电压一致，插头牢固，接稳压电源是保证各项监护指标准确及保护仪器的最佳保障。

（2）严密观察监护仪各项指标，发现异常及时处理。

（3）带有起搏器的患者要严密监护，区别正常心率与起搏心率，防止心搏停止后误把起搏心率按正常心率计数。

（4）为了防止电击危险，必须保证监护仪接地线。

（5）在清洁或消毒监护仪前必须拔掉电源，对监护仪不能进行高温、高压、气体熏蒸或液体浸泡。

（6）若出现严重电流干扰，可能因电极脱落、导线断裂或电极导电糊干涸、脱落等引起。

（7）若出现严重肌电干扰，多因电极位置放置不当所致。电极不宜放在胸壁肌肉较多的部位以免发生干扰。电极片贴附应避开手术切口。

（8）基线漂移，常由于患者活动或电极固定不牢。

（9）心电图振幅低，常因正负电极距离过近或两个电极放在心肌梗死部位的体表投影区。

（10）避免强电磁干扰对监护仪的影响。

（刘　曼）

第二节　呼吸系统的监护

一、呼吸功能的监护

正常呼吸功能是维持机体内外环境稳定的重要生理活动之一，而呼吸系统的监测是判定呼吸功能状况、预防并发症和推测预后的必要手段，是临床危重患者治疗和监护的依据。

1. 一般监护指标

（1）潮气量：一次吸入或呼出的气量，正常成人为 500ml 左右，小儿为 8～12ml/kg。

（2）每分通气量：潮气量×呼吸频率，大于 12L 为过度通气，小于 3L 为通气不足。

（3）每分钟肺泡通气量（有效通气量）：（潮气量–无效腔量）×呼吸频率。

（4）功能残气量：在生理上起着稳定肺泡气体分压的缓冲作用，减少了呼吸间歇对肺泡内气体交换的影响，即防止每次吸气后新鲜空气进入肺泡所引起的肺泡气体浓度过大变化。

2. 临床监护指标　患者的体征是临床监护的主要内容。

（1）意识状态：清醒、蒙胧、浅昏迷或深昏迷。

（2）呼吸状态：注意是否有自主呼吸以及患者呼吸频率、深浅度，是否有口唇、甲床发绀等。

（3）肺部听诊：正常时双肺呼吸音清晰；呼吸音减弱常见于疼痛、肺不张、肺瘀血、肺炎、气胸、气管插管不合适等；湿性啰音见于肺部感染；干性啰音见于气道狭窄、哮喘等，要及时报告医师并处理。

（4）咳嗽反射：应注意记录咳嗽反射的程度，如消失、微弱、尚可、较强、强等。

（5）观察记录痰的性状和量：粉红色泡沫状痰为肺水肿引起，大量稀薄血水样痰应考虑为呼吸窘迫综合征，黄绿色黏稠痰为感染时的分泌物，血丝或血块痰多为创伤所致。

3. 动脉血气监测

1）动脉血 pH

（1）概念：表示血浆中所含氢离子的浓度。由于氢离子浓度太小，约 4×10^{-8}/L，故一直沿用 pH（即氢离子浓度的负对数）来表示。

（2）正常值：健康人动脉血 pH 为 7.35～7.45。

（3）临床意义：pH <7.35 为酸中毒；pH >7.45 为碱中毒。

2）动脉血二氧化碳分压（$PaCO_2$）

（1）概念：物理溶解于血浆（血液）中的二氧化碳气体产生的压力。它反映动脉血液中 CO_2 的浓度。

（2）正常值：4.7～6.0kPa（35～45mmHg）。

（3）临床意义：$PaCO_2$ 下降为呼吸性碱中毒；$PaCO_2$ 升高为呼吸性酸中毒。

3）动脉血氧分压（PaO_2）

（1）概念：指血液中物理溶解的氧分子所产生的压力。

（2）正常值：12.6～13.3kPa（95～100mmHg）。

轻度缺氧：PaO_2 >6.67kPa（>50mmHg）。

中度缺氧：PaO_2 4.0～6.67kPa（30～50mmHg）。

重度缺氧：PaO_2 <4.0kPa（<30mmHg）。

（3）临床意义：低氧血症见于肺部疾病导致分流、通气血流比例失调、通气不足以及弥散障碍，高氧血症见于吸氧治疗和过度通气。

4. 脉搏血氧饱和度监测

1）原理：脉搏血氧饱和度仪的发光二极管所产生的两个波长的光线可以透过波动的血管床被光学感受器接收。

2）准确性：当氧饱和度高于80%时，脉搏血氧饱和度的准确性为（4%～5%）；当氧饱和度低于80%时，测定准确性进一步降低。

3）局限性

（1）SpO_2：不能很好地反映高氧血症。另外，氧饱和度也不是低通气的敏感指标。

（2）仪器和探头间的差异：不同厂家间有所差异，不同探头发光二极管的输出也存在差别。因此，患者应固定使用同一仪器以及探头。

（3）异常血红蛋白血症：氧血红蛋白会使测定结果偏高，高铁血红蛋白使测量值总是接近85%，而胎儿血红蛋白则不会影响测量结果。

（4）内源性和外源性染料：染料如亚甲蓝能够影响测量准确性，指甲油也有影响，而高胆红素血症对测量没有影响。

（5）皮肤色素：皮肤色素较深会影响测量结果。

（6）血流灌注：心排血量下降或严重的外周血管收缩，测量结果不可靠。

（7）贫血：重度贫血会使测量准确性下降。

（8）周围光线过强：周围光线过强会影响测量结果。

（9）脉搏异常：静脉波动和大的动脉波的重搏切迹会影响测量准确性。

二、无创正压通气

无创正压通气（NPPV）是指无需建立人工气道的正压通气，常通过鼻罩/面罩等方法连接患者。NPPV 可以减少急性呼吸衰竭的气管插管或气管切开以及相应的并发症，改善预后。

1. 呼吸机的选择　要求能提供双相的压力控制/压力支持，其提供的吸气压力可达到 2.94kPa，能够提供满足患者吸气需求的高流量气体（60～100L/min），具备一些基本的报警功能；若用于 I 型呼吸衰竭，要求能提供较高的吸氧浓度（＞50%）和更高的流速需求。

2. 连接方式　无创通气以口/鼻面罩与患者相连。面罩种类包括：全脸面罩、口罩、鼻罩等，应根据不同患者选择合适的面罩。

3. 适应证　①呼吸窘迫伴呼吸困难，辅助肌群参与呼吸，腹部反常运动。②pH＜7.35 且 $PaCO_2$＞3.99kPa。③呼吸频率＞25 次/min。

4. 相对禁忌证　①呼吸停止。②心血管状态不稳定。③患者依从性差。④面部、胃、食管手术。⑤颅面部创伤或烧伤。⑥误吸风险高。⑦需要大剂量镇静者。⑧极度肥胖。⑨呼吸道大量分泌物。

5. 通气模式与参数调节

1）通气模式

（1）持续气道正压（CPAP）：在自主呼吸条件下，整个呼吸周期气道保持正压。患者完成全部的呼吸功。

（2）双水平正压通气（BiPAP）：BiPAP 有两种工作方式，即自主呼吸通气模式（S 模式，相当于 PSV + PEEP）和后备控制通气模式（T 模式，相当于 PCV + PEEP）。BiPAP 的参数设置包括吸气压（IPAP）、呼气压（EPAP）及后备控制通气频率。当自主呼吸间隔时间低于设定值（由后备频率决定）时，即处于 S 模式；自主呼吸间隔时间超过设定值时，即由 S 模式转向 T 模式，即启动时间切换的背景通气 PCV。在急性心源性肺水肿（ACPE）患者首选 CPAP，如果存在高碳酸血症或呼吸困难不缓解可考虑换用 BiPAP。

2）参数调节

（1）BiPAP 参数调节原则：IPAP/EPAP 均从较低水平开始，待患者耐受后再逐渐上调，直到达到满意的通气和氧合水平，或调至患者可能耐受的最高水平。

（2）参数设置常用参考值

IPAP/潮气量：10～25cmH_2O/（7～15ml/kg）。

EPAP：3～5cmH_2O（ I 型呼吸衰竭时用 4～12cmH_2O）。

后备频率（T 模式）：10～20 次/min。

吸气时间：0.8～1.2s。

6. 护理要点

（1）保证安全而有效的通气治疗：做好解释以充分取得患者的配合，确保连接质量，设置适当的参数，监测动脉血气及 SpO_2。

（2）保证足够的氧气和通气：做好各项监测，包括动脉血气、SpO_2、呼吸频率和状态、患者是否耐受呼吸机等。

（3）减少患者焦虑：做好解释工作，指导患者使用呼吸机。

（4）减轻患者不适：包括面部压迫、磨损、眼睛不适、胃肠胀气等。

（5）密切观察并发症的发生：如误吸、呼吸衰竭、意识水平下降等。

三、机械正压通气

机械通气最早是作为肺脏通气功能的支持治疗手段，经过多年来医学理论的发展及呼吸机技术的进步，已经成为涉及气体交换、呼吸做功、肺损伤、胸腔内器官压力及容积环境、循环功能等，可产生多方面影响的重要干预措施。并主要通过提高氧输送、肺脏保护、改善内环境等途径成为治疗多器官功能不全综合征的重要治疗手段。

1. 机械通气的生理与临床目标　合理的机械通气首先必须明确机械通气的目标。明确有创机械通气的生理和临床目标，既有助于解决指征问题，以免延误治疗，又能使机械通气治疗实现个体化，获得最佳疗效。

（1）改善或维持动脉氧合：改善低氧血症，提高氧输送是机械通气最重要的生理目标。吸入氧浓度适当的条件下，动脉血氧饱和度 >90%，或动脉氧分压 >7.98kPa 是保证氧输送的前提。

（2）支持肺泡通气：使肺泡通气量达到正常水平，将动脉二氧化碳分压水平维持在基本正常的范围内，是基本生理目标之一。根据病情需要，可保持二氧化碳分压低于或高于正常范围。

（3）维持或增加肺容积：通过应用控制性肺膨胀、间歇性高水平呼气末正压、俯卧位通气等肺泡复张手段，可明显增加呼气末肺泡容积（功能残气量），改善呼吸窘迫和低氧血症。

（4）减少呼吸功：机械通气替代患者呼吸肌做功，降低呼吸肌氧耗，有助于改善其他重要器官和组织的氧供。

（5）机械通气的临床目标：①纠正低氧血症。②纠正急性呼吸性酸中毒。③缓解缺氧和二氧化碳潴留引起的呼吸窘迫。④防止或改善肺不张。⑤防止或改善呼吸肌疲劳。⑥保证镇静和肌松剂使用的安全性。⑦减少全身和心肌氧耗。⑧降低颅内压。⑨促进胸壁的稳定，维持通气和肺膨胀。

2. 应遵循的原则

（1）个体化原则：不同疾病和不同病程，机械通气的设置应有所不同。

（2）氧输送原则：机械通气的根本目的是保证全身氧输送，改善组织缺氧。

（3）肺保护原则：机械通气不当可引起呼吸机相关性肺损伤等严重并发症。

（4）动态监测原则：机械通气过程中，应动态监测潮气量、气道压力、呼吸频率、每分通气量、PEEP 及内源性 PEEP 等呼吸生理参数。

（5）多器官功能障碍（MODS）防治原则：机械通气不当不但可加重肺损伤，而且可引起或加重肺外的 MODS。

3. 机械通气的分类

1）根据吸气向呼气的切换方式不同：可分为"定容"型通气和"定压"型通气。

（1）定容型通气：呼吸机以预设通气容量来管理通气，即呼吸机送气达预设容量后停止送气，依靠肺、胸廓的弹性回缩力被动呼气。

常见的定容通气模式有容量控制通气（VCV）、容量辅助 - 控制通气（V - ACV）、间歇指令通气（IMV）和同步间歇指令通气（SIMV）等，也可将它们统称为容量预置型通气（VPV）。VPV 能够保证潮气量的恒定，从而保障每分通气量；VPV 的吸气流速波形为恒流波形，即方波，不能和患者的吸气需要相配合，尤其是存在自主吸气的患者，这种人 - 机的不协调增加镇静剂和肌松剂的需要，并消耗很高的吸气功，从而诱发呼吸肌疲劳和呼吸困难；当肺顺应性较差或气道阻力增加时，产生过高的气道压，易致呼吸机相关性肺损伤（VILI）。

（2）定压型通气：以气道压力来管理通气，当吸气达预设压力水平时，吸气停止，转换为呼气，故定压型通气时，气道压力是设定的独立参数，而通气容量（和流速）是从属变化的，与呼吸系统顺应性和气道阻力相关。

常见的定压型通气模式有压力控制通气（PCV）、压力辅助控制通气（P - ACV）、压力控制 - 同步间歇指令通气（PC - SIMV）、压力支持通气（PSV）等，将它们统称为压力预置型通气（PPV）。PPV 时潮气量随肺顺应性和气道阻力而改变；气道压力一般不会超过预置水平，利于限制过高的肺泡压和预防 VILI；易于人 - 机同步，减少使用镇静剂和肌松剂，易保留自主呼吸；流速多为减速波，肺泡在吸气早期即充盈，利于肺内气体交换。

2）根据开始吸气的机制：分为控制通气和辅助通气。

（1）控制通气（CV）：呼吸机完全代替患者的自主呼吸，呼吸频率、潮气量、吸呼比、吸气流速完全由呼吸机控制，呼吸机提供全部的呼吸功。

CV 适用于严重呼吸抑制或伴呼吸暂停的患者，如麻醉、中枢神经系统功能障碍、神经肌肉疾病、药物过量等情况。对患者呼吸力学进行监测时，如静态肺顺应性、内源性 PEEP、呼吸功能的监测，也需在 CV 时进行，所测得的数值才准确可靠。

如潮气量、呼吸频率等参数设置不当，可造成通气不足或过度通气；应用镇静剂或肌松剂可能导致低心排、低血压、分泌物廓清障碍等；长时间应用 CV 将导致呼吸肌萎缩或呼吸机依赖。

（2）辅助通气（AV）：依靠患者的吸气努力触发或开启呼吸机吸气活瓣实现通气，当存在自主呼吸时，气道内轻微的压力降低或少量气流触发呼吸机，按预设的潮气量（定容）或吸气压力（定压）将气体输送给患者，呼吸功由患者和呼吸机共同完成。

AV 适用于呼吸中枢驱动稳定的患者，患者的自主呼吸易与呼吸机同步，通气时可减少或避免应用镇静剂，保留自主呼吸可避免呼吸肌萎缩，有利于改善机械通气对血流动力学的不利影响，有利于撤机过程。

4. 机械通气常见模式

1）辅助控制通气（ACV）：是辅助通气（AV）和控制通气（CV）两种通气模式的结合，当患者自主呼吸频率低于预置频率或无力使气道压力降低或产生少量气流触发呼吸机送气时，呼吸机即以预置的潮气量及通气频率进行正压通气，即 CV；当患者的吸气用力可触发呼吸机时，通气以高于预置频率的任何频率进行，即 AV。结果：触发时为辅助通气，无触发时为控制通气。参数设置如下：

（1）容量切换：触发敏感度、潮气量、通气频率、吸气流速/流速波形。

（2）压力切换：触发敏感度、压力水平、吸气时间、通气频率。

2）同步间歇指令通气（SIMV）：是自主呼吸与控制通气相结合的呼吸模式，在触发窗内患者可触发和自主呼吸同步的指令正压通气，在两次指令通气周期之间允许患者自主呼吸，指令呼吸可以以预设容量（容量控制 SIMV）或预设压力（压力控制 SIMV）的形式来进行。

参数设置：潮气量、流速/吸气时间、控制频率、触发敏感度，当压力控制 SIMV 时需设置压力水平及吸气时间。

3）压力支持通气（PSV）：属于部分通气支持模式，是患者触发、压力目标、流量切换的一种机械通气模式，即患者触发通气并控制呼吸频率及潮气量，当气道压力达预设的压力支持水平时，且吸气流速降低至低于阈值水平时，由吸气相切换到呼气相。

参数设置：压力、触发敏感度，有些呼吸机有压力上升速度、呼气敏感度（ESENS）。

4）持续气道正压（CPAP）：是在自主呼吸条件下，整个呼吸周期以内（吸气及呼气期间）气道均保持正压，患者完成全部的呼吸功，是呼气末正压（PEEP）在自主呼吸条件下的特殊技术。

参数设置：仅需设定 CPAP 水平。

5）双水平气道正压通气（BIPAP）：是指自主呼吸时，交替给予两种不同水平的气道正压，高压力水平（Phigh）和低压力水平（Plow）之间定时切换，且其高压时间、低压时间、高压水平、低压水平各自独立可调，利用从 Phigh 切换至 Plow 时功能残气量（FRC）的减少，增加呼出气量，改善肺泡通气。

参数设置：高压力水平（Phigh）、低压力水平（Plow）即 PEEP、高压时间（Tinsp）、呼吸频率、触发敏感度。

5. 机械通气参数的调整

（1）潮气量的设定：在容量控制通气模式下，潮气量的选择应确保足够的气体交换及患者的舒适性，通常依据体重选择 $6 \sim 8ml/kg$，并结合呼吸系统的顺应性、阻力进行调整；依据肺机械参数，维持气道压最低时的 VT，其压力最高应低于 3.43kPa，可避免气压伤及呼吸机相关性肺损伤（VILI）；在压力控制通气模式下，潮气量是由选定的目标压力、呼吸系统的阻力及患者的自主呼吸方式决定的；依据 P－V 曲线将 VT 设定于 P－V 曲线陡直段。

依据肺机械参数，以维持气道压最低时的 VT，其压力最高应低于 3.43kPa，最终应以血气分析进行调整。

（2）呼吸频率的设定：呼吸频率的选择根据通气模式、无效腔/潮气量比、代谢率、目标 $PaCO_2$ 水平及自主呼吸强度等决定，原则上成人通常设定为 $12 \sim 20$ 次/min，急/慢性限制性肺疾病时也可根据每分通气量和目标 $PaCO_2$ 水平超过 20 次/min。

（3）流速调节：理想的峰流速应能满足患者吸气峰流速的需要，成人常用的流速可设置在 40 ～

60L/min 之间，根据每分通气量和呼吸系统的阻力和肺的顺应性调整，控制通气时由于吸气时间的限制，峰流速可低于 40L/min，压力控制型通气模式下流速由选择的压力水平、气道阻力及患者的吸气努力决定。流速波形在临床常用恒流（方波）或减速波。

（4）吸气时间/吸呼比（I：E）的设置：I：E 的选择是基于患者的血流动力学、氧合状态及自主呼吸水平，适当的设置能保持良好的人－机同步性，根据血流动力学、氧合、自主呼吸选择吸气时间或吸呼比，自主呼吸患者通常设置吸气时间为 0.8~1.2s 或吸呼比为 1：（1.5~2.0）。

（5）触发灵敏度调节：一般情况下，压力触发常为 -0.0049~-0.147kPa，流速触发常为 2~5L/min，合适的触发灵敏度设置将明显使患者更舒适，促进人机协调。

（6）吸入氧浓度（FiO_2）：机械通气初始阶段，可给高 FiO_2（100%）以迅速纠正严重缺氧，后依据目标 PaO_2、PEEP 水平、MAP 水平和血流动力学状态，酌情降低设定 FiO_2 至 50% 以下，并设法维持 $SaO_2 > 90\%$，若不能达上述目标，即可加用 PEEP、增加平均气道压，应用镇静剂或肌松剂；若适当 PEEP 和 MAP 可以使 $SaO_2 > 90\%$，应保持最低的 FiO_2。

（7）PEEP 的设定：设置 PEEP 的作用是使萎陷的肺泡复张，增加平均气道压，改善氧合，减少回心血量，减少左室后负荷。克服 PEEP 引起呼吸功的增加。虽然 PEEP 设置的上限没有共识，但下限通常在 P－V 曲线的低拐点（LIP）或 LIP 之上 0.196kPa。

6. 机械通气过程中的监测与管理

（1）进行常规呼吸功能监测：①观察胸廓运动情况。②听诊肺部判断呼吸音情况。③观察口唇、肢端颜色，判断有无缺氧现象。④观察甲床按压后恢复时间，判定血流灌注时间，一般在 0.5s 恢复。⑤观察精神症状及神经状况。⑥观察有无颈外静脉曲张情况，可判断胸内压高低和右心功能状态。

（2）呼吸功能的监测：潮气量、呼吸频率、每分通气量、吸呼比值、气道平均压、血气分析、血氧饱和度。

7. 机械通气的并发症　机械通气是重要的生命支持手段之一，但机械通气也会带来一些并发症，甚至是致命的并发症。合理应用机械通气将有助于减少甚至避免并发症的产生。

1）人工气道相关的并发症：人工气道是将导管直接插入或经上呼吸道插入气管所建立的气体通道。临床上常用的人工气道是气管插管和气管切开。

（1）导管异位：插管过深或固定不佳，均可使导管进入支气管。因右主支气管与气管所成角度较小，插管过深进入右主支气管，可造成左侧肺不张及同侧气胸。

（2）气道损伤：困难插管和急诊插管容易损伤声门和声带，长期气管插管可以导致声带功能异常，气道松弛。气囊充气过多、压力太高，压迫气管，气管黏膜缺血坏死，形成溃疡，可造成出血。

（3）人工气道梗阻：人工气道梗阻是人工气道最为严重的临床急症，常威胁患者生命。导致气道梗阻的常见原因包括：导管扭曲、气囊疝出而嵌顿导管远端开口、痰栓或异物阻塞管道、管道坍陷、管道远端开口嵌顿于隆突、气管侧壁或支气管。

（4）气道出血：人工气道的患者出现气道出血，特别是大量鲜红色血液从气道涌出时，往往威胁患者生命，需要紧急处理。气道出血的常见原因包括：气道抽吸、气道腐蚀等。

（5）气管切开的常见并发症：根据并发症出现的时间，可分为早期、后期并发症。

早期并发症：指气管切开一般 24h 内出现的并发症。主要包括：①出血：是最常见的早期并发症。②气胸：是胸腔顶部胸膜受损的表现，胸膜腔顶部胸膜位置较高者易出现，多见于儿童、肺气肿等慢性阻塞性肺疾病患者等。③空气栓塞：是较为少见的并发症，与气管切开时损伤胸膜静脉有关。④皮下气肿和纵隔气肿：是气管切开后较常见的并发症。皮下气肿和纵隔气肿本身并不会危及生命，但有可能伴发张力性气胸，需密切观察。

后期并发症：指气管切开 24~48h 后出现的并发症，发生率高达 40%。主要包括：①切口感染。②气管切开后期出血。③气道梗阻。④吞咽困难。⑤气管食管瘘。⑥气管软化。

2）正压通气相关的并发症

（1）呼吸机相关肺损伤：指机械通气对正常肺组织的损伤或使已损伤的肺组织损伤加重，包括气压伤、容积伤、萎陷伤和生物伤。

（2）呼吸机相关肺炎：是指机械通气 48h 后发生的院内获得性肺炎。气管内插管或气管切开导致声门的关闭功能丧失，机械通气患者胃肠内容物反流误吸是发生院内获得性肺炎的主要原因。

（3）氧中毒：即长时间地吸入高浓度氧导致的肺损伤。当患者病情严重必须吸高浓度氧时，应避免长时间吸入，应少于 24h，浓度尽量不超过 60%。

（4）呼吸机相关的膈肌功能不全：特指在长时间机械通气过程中膈肌收缩能力下降。保留自主呼吸可以保护膈肌功能。机械通气患者使用肌松剂和大剂量糖皮质激素可以导致明显肌病的发生。机械通气患者应尽量避免使用肌松剂和糖皮质激素，以免加重膈肌功能不全。

3）机械通气对肺外器官功能的影响

（1）对心血管系统的影响：①低血压与休克：机械通气使胸腔内压升高，导致静脉回流减少，心脏前负荷降低，其综合效应是心排出量降低，血压降低。②心律失常：机械通气期间，可发生多种类型心律失常，其中以室性和房性早搏多见。

（2）对其他脏器功能的影响：①肾功能不全：机械通气引起患者胸腔内压力升高，静脉回流减少，导致抗利尿激素释放增加，机体水钠潴留；同时机械通气导致静脉回流减少，使心脏前负荷降低，导致心排血量降低，使肾脏血流灌注减少。可能导致肾脏功能不全。②消化系统功能不全：机械通气患者常出现腹胀、卧床、应用镇静剂、肌松剂等原因可引起肠道蠕动功能降低和便秘，咽喉部刺激和腹胀可引起呕吐，肠道缺血和应激等因素可导致消化道溃疡和出血。另外，PEEP 的应用可导致肝脏血液回流障碍和胆汁排泄障碍，可出现高胆红素血症和转氨酶轻度升高。③精神障碍：极为常见，表现为紧张、焦虑、恐惧，主要与睡眠差、疼痛、恐惧、交流困难有关，也与对呼吸机治疗的恐惧、对治疗的无知及呼吸道造成的强烈刺激有关。

4）与镇静剂及肌松剂相关的并发症：镇静剂的应用可导致血管扩张和心排血量降低，导致血压降低、心率加快。镇静不足不能达到镇静目的，镇静过度抑制了咳嗽反射，使气道分泌物易发生潴留而导致肺不张和肺部感染。

8. 撤离呼吸机的指征

（1）导致机械通气的病因好转或被去除。

（2）氧合指标：PaO_2/FiO_2 为 150～200；PEEP 为 0.49～0.78kPa；$FiO_2 \leq 0.40$；对于 COPD 患者：$pH > 7.30$，$FiO_2 < 0.35$，$PaO_2 > 6.65kPa$。

（3）血流动力学稳定：无心肌缺血动态变化，临床上无明显低血压，不需要血管活性药物治疗或只需要小剂量药物，如多巴胺 $<5\mu g/$（$kg \cdot min$）。

（4）有自主呼吸能力，存在咳嗽和吞咽反射。

9. 撤离呼吸机的方法

1）直接撤机：适用于机械通气前肺功能良好，因手术等突发因素或急性疾病行机械通气的患者。

（1）降低呼吸机辅助条件：包括 PEEP、PSV 水平直至达到撤机标准；降低 FiO_2 至 0.40 以下。

（2）呼吸机参数降至以上水平后，患者通气及氧合指标满意（$PaO_2 > 7.98kPa$，$SaO_2 > 93\%$），可考虑撤除呼吸机。

2）分次或间断撤机

（1）根据临床状况及血气分析指标逐渐降低 FiO_2。

（2）采用 SIMV 通气方式在呼吸较弱期间给予辅助，随着自主呼吸增强，辅助呼吸次数逐渐减少直到自主呼吸完全恢复。当 SIMV 频率降至 5 次/min，如果患者呼吸平稳、血气大致正常、能较好地维持通气和氧合，可考虑撤机。

（3）采用 PSV 通气方式：开始可逐渐增加 PSV 的压力支持水平，利于肺的充分膨胀。以后再逐渐降低压力支持水平至撤机水平后，可考虑脱机。

（4）采用 CPAP 通气方式：方法与 PSV 通气模式基本相同，逐渐降低压力支持水平，如自主呼吸频率过快，应寻找原因，必要时更换通气模式。

（5）间断脱机：每日分次脱机，并根据病情逐渐延长脱机时间和增加脱机次数，直至完全脱机。

10. 呼吸机使用的注意事项

（1）呼吸机安装完毕后调试各参数，开机顺序为：压缩空气→氧气→主机。中心供氧和供气情况下，先连接氧气、空气，再开主机。进行试机后处于待用状态，并请第二人查对。

（2）使用前重新检查呼吸机性能、调试参数及运转情况，用检测膜肺试行通气，确保准确无误后连接患者。

（3）定期听双肺呼吸音，检查通气效果。

（4）检查呼吸机监测指标和管道有无故障并排除。

（5）机械通气 30min 后查血气分析，根据结果调整各项参数。

（6）密切注意相关脏器功能状态，记录血压、心率、呼吸、尿量等。

11. 机械通气过程中异常情况的处理

（1）漏气：因导管气囊充气不足、缓慢逸气、破裂和呼吸机管道连接松脱所致。

1）临床所见：呼吸机容量监控报警装置发出声光报警指示潮气量下降，胸廓活动幅度减小，气道压力明显下降。

2）处理：应排除气囊漏气的可能，如属气囊内气体的缓慢逸散，应注意经常充气。气囊破裂应更换气管导管。寻找呼吸机本身常见漏气原因，雾化罐水槽是否旋紧；呼吸机管道系统连接有无松脱等。如找不到漏气原因，考虑呼吸机机械装置失灵所致，应断离呼吸机，暂由手控呼吸囊给氧并更换呼吸机。

（2）通气停止：呼吸机与气管导管接头处及本身管道的完全脱开或扭曲致通气完全停止；气源或电源的突然中断及呼吸机管道接错所致致命性危险。

预防：应用呼吸机前，应对呼吸机的运转功能及管道连接进行全面检查，确认一切正常方可使用，并注意应用中的监护。

（3）报警失灵：在机械通气中，如呼吸机报警失灵或关闭后就有可能忽视一些可能发生的问题。因而强调注意临床观察，不能完全依赖报警装置。

12. 呼吸机相关性肺炎与呼吸机集束干预策略

（1）呼吸机相关性肺炎（VAP）是患者使用呼吸机 48h 后出现的一种院内感染式的肺炎。有研究显示，接受呼吸机给氧的患者出现 VAP 的发病率是 22.8%，而使用呼吸机的患者比未使用呼吸机的患者出现肺炎的风险高 3~10 倍，还有研究显示，VAP 可使患者住院天数增加、住院成本增加及病死率增高。

（2）呼吸机集束干预策略是指为预防 VAP 的发生，执行的一系列有循证的治疗及护理措施。在临床工作中一定要对患者持续地执行集束干预策略中的每一项措施，不能间断执行或选择其中的某一项或两项来执行。

呼吸机集束干预策略包括以下措施：

1）抬高床头：为防止患者因床头过低产生误吸，应将床头抬高 30°~40°，同时可改善患者的通气功能，有利于呼吸；已脱机患者，抬高床头可更易用力作自主式呼吸。但患者患有颈椎骨折情况除外。另外，抬高床头后，应将床尾稍抬高，防止患者身体下滑使背部皮肤受损。

2）镇静休假：指每天暂时停止使用镇静药物及试行脱机和拔管，也称"每天唤醒"。这样可减低 VAP 产生的机会。执行"镇静休假"计划时，应注意观察患者有无疼痛、躁动、焦虑等不适症状，防止出现呼吸机对抗及意外拔管。

3）预防消化性溃疡：危重患者若出现消化性溃疡及其他相关并发症，如消化道出血、消化道缺血坏死、消化道感染等，不但延长患者使用呼吸机天数及住院时间，还会大大增加 VAP 的发生。H_2 受体抑制剂能有效减少消化性溃疡。

4）预防中心静脉栓塞：危重患者一般采用加压弹性袜子或下肢间歇充气加压泵，增加下肢静脉内血液回流，以预防中心静脉栓塞。

四、氧疗

当组织氧供不足或其利用氧气发生障碍而致使机体发生代谢功能和形态异常时，称为缺氧。缺氧有许多类型，但低氧血症是其主要类型之一。氧疗是通过吸入氧气提高肺泡氧分压，进而提高动脉氧分压，达到纠正缺氧的一种方法。

1. 低氧血症的定义　低氧血症是血液中氧分不足的一种状态。动脉血氧分压（PaO_2）低于9.98kPa。可分为轻、中、重度。低氧血症可引起广泛的组织细胞损伤。

轻度低氧血症：$6.65kPa < PaO_2 < 9.98kPa$。

中度低氧血症：$3.99kPa < PaO_2 < 6.65kPa$。

重度低氧血症：$PaO_2 < 3.99kPa$。

2. 引起低氧血症的原因

1）吸入氧分压低：主要见于高原居住或工作、高空飞行、潜水者等。

2）肺部疾病

（1）肺泡通气不足：主要见于慢性阻塞性肺疾病、重症肌无力等。

（2）通气/血流比例失调：见于动静脉分流、肺不张、肺栓塞、急性呼吸窘迫综合征等。

（3）弥散障碍：见于急性肺水肿、肺间质纤维化。

（4）氧气运输障碍：氧供降低，见于低血压、贫血、氧合降低等。

（5）组织氧合降低：正常组织摄氧率为25%。摄氧率降低见于：脓毒症、碱中毒、CO中毒。

3. 缺氧的类型

（1）乏氧性缺氧：各种原因所致动脉血氧分压降低引起的缺氧。

（2）贫血型缺氧：因血红蛋白减少或变性导致氧运输发生障碍，组织器官不能得到氧供引起的缺氧。

（3）循环瘀滞型缺氧：循环功能障碍，使得全身或局部的血流缓慢或瘀滞，造成组织或器官氧供减少。

（4）组织中毒型缺氧：中毒引起组织和细胞利用氧的能力下降或障碍引起的缺氧。

4. 氧气疗法

（1）适应证：①吸入氧分压低，如高原反应。②肺泡通气不足，如慢性阻塞性肺疾病患者、重症肌无力患者呼吸功能障碍。③通气/血流比例失调，如肺不张、肺栓塞。④弥散障碍，如急性肺水肿、肺间质纤维化。⑤氧供降低，如低血压、贫血、氧合不足等。⑥组织氧合降低，如脓毒血症、碱中毒、CO中毒等。

（2）临床应用：①轻度缺氧：给予鼻塞或鼻导管吸氧，$2 \sim 4L/min$，也可面罩吸氧，$<4L/min$。②中度缺氧：无$PaCO_2$升高，给予面罩吸氧$4 \sim 10L/min$。③中度缺氧并$PaCO_2$升高，采取持续低流量的方式吸氧，可使用Venturi面罩。必要时采用间歇正压给氧和适当的辅助通气治疗。④严重缺氧：使用呼吸机。

（3）不良反应：①呼吸抑制：尤其长时间、高浓度给氧可引起呼吸中枢抑制，加重COPD患者CO_2潴留。②氧中毒：长时间、高浓度给氧可引起氧中毒，发生肺毛细血管充血、肺泡膜增厚、肺不张、肺纤维化等病理改变。

五、人工气道管理

人工气道是指为保证气道通畅而在生理气道与空气或其他气源之间建立的有效连接。做好人工气道的管理是关系到危重症患者重要脏器功能保障和救治能得到顺利转归的重要环节。

1. 人工气道的作用

（1）为防止误吸提供相对的保护。

（2）维持气体交换所需的通畅气道。

（3）提供肺与呼吸机连接的途径。

（4）建立清除分泌物的通道。

2．适应证　①上呼吸道梗阻。②气道保护性机制受损。③气道分泌物潴留。④实施机械通气。

3．类型　①上人工气道：包括口咽通气道和鼻咽通气道。②下人工气道：包括气管插管和气管切开，常用的人工气道为下人工气道。

4．人工气道对患者的影响

（1）破坏了呼吸道的正常防御机制。

（2）抑制正常咳嗽反射。

（3）语言交流障碍。

（4）自尊、自我形象受损。

5．气管插管过程中的配合与监测

（1）患者取仰卧位，头部靠近床头，如床头栏可移动，撤掉床头栏，便于医师插管操作。如床头栏不能撤掉，将患者摆成对角线体位，即：头在床头右上角，脚朝向床尾左下角，对清醒患者做好解释工作，有义齿的即刻取出。

（2）遵医嘱备咪达唑仑注射液，在近心端血管，最好是中心静脉导管给药，使其快速发挥药效。

（3）必要时备黏膜麻醉剂，如1%丁卡因喷咽、喉部表面麻醉。

（4）备吸引物品，做好插管过程中的吸引准备。

（5）在床旁，备摆放插管等物品的操作台面，如床头桌、移动餐桌等。

（6）适当约束患者。

（7）插管过程中，严密监测患者的呼吸频率、幅度、方式；观察口唇、四肢末梢、皮肤黏膜的颜色；监测血压、ECG、SpO_2。

6．人工气道的固定

1）经口气管插管的固定

（1）使用专用固定器固定气管插管。

（2）带牙垫固定法：先用胶布将牙垫与气管插管进行固定，再使用寸带给予固定。寸带与患者皮肤接触处，应有保护措施，预防皮肤损伤。

（3）去牙垫固定法：用于无牙、有牙但镇静满意或有牙配合良好的患者。以胶布在插管位于切牙处缠绕一圈，再将寸带固定于胶布处，寸带较长的一端绕过患者头部，与另一端打结。此方法可增加患者舒适度。

2）经鼻气管插管的固定：以胶布在插管位于鼻翼处缠绕一圈，再将寸带固定于胶布处，寸带较长的一端绕过患者头部，与另一端打结。

3）气管切开插管的固定：取两根寸带，一长一短，分别系于套管两侧，较长的一根绕过患者头部，与另一根打结。注意应打死结，避免自行松开。

7．人工气道的湿化

1）常用方法

（1）保证充足的液体入量：如果机体液体量不足，即使呼吸道进行湿化，呼吸道内的水分也会进入到失水的组织中去，呼吸道仍处于缺水状态。

（2）加温湿化器：湿化罐内应注入蒸馏水，加热温度以气管插管的气体温度达到37℃为宜，以使吸入气体的湿度达到100%。

（3）湿热交换器：也称人工鼻。可放置在"Y"形管与气管导管之间，为被动湿化。呼气时，随温度的下降，呼出的水分被截留在人工鼻中，吸气时，温度逐渐升高，人工鼻内的水分进入吸入气体中。如患者呼吸道分泌物黏稠或呈血性、体温过低、呼出潮气量过高或过低，不宜使用人工鼻。

2）湿化效果评价

（1）湿化满意：痰液稀薄，容易吸出或咳出；吸痰管壁上留有少量痰液，容易被冲洗干净；听诊呼吸道内无干鸣音或大量痰鸣音。

（2）湿化过度：痰液过度稀薄，需不断吸引；听诊呼吸道内大量痰鸣音；患者频繁咳嗽、人－机对抗。

（3）湿化不足：痰液黏稠，不易吸出或咳出；吸痰管壁上留有较多痰液，不易被冲洗干净；听诊呼吸道内有干鸣音。

8. 气囊的管理

1）气囊压力

（1）理想的气囊压力为2.39kPa。正常成人气管黏膜的动脉灌注压约为3.99kPa，毛细血管静脉端的压力为2.39kPa。当气囊压力大于2.39kPa时，会引起气管黏膜静脉回流受阻而出现瘀血。气囊压力过高，会造成黏膜损伤；压力过低，则不能有效封闭气囊与气管间的间隙。因此，应注意检查气囊压力，保持在合适状态。而且，气囊不需要定时放气。

（2）气囊充气量：在没有气囊测压表时，气囊充气量可采用最小漏气技术和最小闭合技术。

最小漏气技术：即气囊充气后，吸气时允许有少量气体漏出。

方法：将听诊器置于患者气管处，听漏气声。向气囊内缓慢注气直到听不到声音，然后从0.1ml开始抽出气体，直到吸气时能听到少量漏气声为止。

最小闭合技术：即气囊充气后，吸气时恰好无气体漏出。

方法：将听诊器置于患者气管处，边向气管内注气边听漏气声，直到听不到声音，然后抽出0.5ml气体时，又可听到少量气体漏气声，再注气，直到吸气时听不到漏气声为止。该方法可在一定程度上减少气囊对气管壁的损伤，进食时不易发生误吸，不影响潮气量。

2）气囊上分泌物的清除

（1）使用带声门下吸引的气管导管。

（2）将气管插管内痰液吸干净，将吸痰管插入至超过气管插管长度2cm处，一人放气囊另一人吸痰，使得气囊上分泌物被清除，然后及时将气囊充气。

（3）在气囊放气的同时，通过呼吸机或简易呼吸器，经人工气道给予较大的潮气量，在塌陷的气囊周围形成正压，将分泌物吹到口咽部，经口腔和鼻腔进行吸引。

9. 吸痰

（1）吸痰的时机：应强调按需吸痰。吸痰指征：①患者咳嗽或有呼吸窘迫。②听诊或病床旁听到有痰鸣。③呼吸机气道压力升高报警。④氧分压或氧饱和度突然降低。⑤体位变化前后。

（2）吸痰管的选择：吸痰管材质应对气管黏膜损伤小；吸痰管能顺利通过气管导管；合适的长度，较气管导管长至少5cm；粗细合适，吸痰管外径小于气管导管内径的一半；单根独立无菌包装。

（3）操作要点：严格遵守无菌操作原则，冲洗液应为无菌生理盐水；吸痰前应提高氧浓度或吸纯氧；吸痰管进入气管导管时，应不带负压，到达合适位置后，再开启负压；吸痰管在人工气道内的时间不超过15s；吸痰过程中应密切观察患者生命体征。

（4）吸痰的并发症：低氧血症、心律失常、低血压、肺萎陷或肺不张。

（范玲燕）

第三节　循环系统的监护

一、无创血压监测

无创血压监测（NIBP）是通过加压袖带阻断动脉血流，在持续放气时测定袖带压力振荡，或袖带放气时血流继续流经动脉时的压力。

1. 测量技术

1）手动法：尽管手动法测定无创血压耗时较长且个体差异较大，但由于其操作简便，成本低廉，仍得到广泛应用。

（1）听诊法：首先利用袖带加压阻断血管血流，随着袖带压力降低，血管内逐渐形成湍流，而产生 Korotkoff 音，通过听诊可以确定收缩压，而当血流声音消失时的压力即为舒张压。

（2）示波测量法：该方法将袖带与压力表相连，随着袖带逐渐放气，第一个振荡出现时的压力即为收缩压，而振荡消失时的压力即为舒张压。

2）自动无创测量技术：此法由于使用方便而得到广泛应用。多数自动测量血压设备均采用示波测量技术。一般而言，袖带充气至超过前次收缩压 40mmHg（或达到约 170mmHg），此后在逐渐放气的同时用传感器监测袖带内的压力振荡。最大振荡出现时的最低压力与 MAP 有很好的相关性。收缩压和舒张压可通过运算法则确定，但通常分别与最大振荡波形的初始上升和最后下降相对应。

2. 注意事项

（1）袖带宽度适中：袖带宽度应覆盖上臂或大腿长度的 2/3，即袖带宽度相当于肢体直径的 120%。袖带过窄可导致测量值过高，袖带过宽可导致测量值过低。

（2）停止活动：活动可能导致测量时间过长，此时部分仪器甚至无法测量血压。

（3）常规监测时测量周期不应少于 2min，如果设定测量血压过于频繁，可能导致静脉瘀血；某些仪器设有 STAT 模式，可快速反复测量血压，但可能影响肢体灌注并损害外周神经。

（4）心律失常患者有时没有正常的心脏搏动，因此在袖带逐渐放气时可能无法记录实际血压。血压很低或很高，电子测压仪很难感知压力振荡。

（5）在一次血压测量完毕后，将袖带完全放气，需等待 30s，方可进行下一次血压监测。

（6）血压计袖带内垫一次性衬布，每 4h 松开袖带片刻或更换肢体进行血压测量，以减少因持续充气而对肢体血液循环产生的影响，并减轻给患者带来的紧张与不适。

（7）无论电子测压仪还是手动血压计，因长时间使用，精确度会降低，因而每半年由专业技师检测一次准确度。当电子测压仪测量血压异常与患者体征不相符时，要用人工测量法进行核实。

（8）患者转出 ICU 时，血压计袖带放臭氧消毒柜消毒后备用。

二、有创动脉血压监测

有创血压监测（IBPM）是将动脉导管置入动脉内直接测量动脉内血压的方法。IBPM 为持续的动态变化过程，不受人工加压、减压、袖带宽窄及松紧度的影响，准确、直观，可根据动脉波形变化来判断分析心肌的收缩力。患者在应用血管活性药时及早发现动脉压的突然变化，有利于医务人员根据动脉压的瞬间变化及时调整治疗。还可以反复动脉抽血监测血气分析，避免反复动脉穿刺，减轻患者痛苦和护士工作量，也可为临床诊治提供可靠的监测数据。

1. 概念 IBPM 为直接感知血液内的压强，将套管针置于动脉血管内连接延长管、传感器及监护仪，传感器将导管内液体压转换为电信号输入监测仪，最终将其转换成数字和波形，显示于屏幕上。有创压较无创压高 5～20mmHg（1mmHg = 0.133kPa）。一般股动脉收缩压较桡动脉高 10～20mmHg，而舒张压低 15～20mmHg，足背动脉收缩压可能较桡动脉高 10mmHg，而舒张压低 10mmHg。

2. 置管方法 穿刺部位首选桡动脉，因为桡动脉位置表浅、易触及、易定位、易观察，易于护理和固定。其次是股动脉、足背动脉、肱动脉等。以桡动脉为例，操作时，常规消毒铺巾，操作者左手食指、中指触及患者桡动脉搏动，右手持穿刺针，在搏动最强处进针，穿刺针与皮肤呈 30°～40°，若有鲜红色的血液喷至针蒂，表明针芯已进入动脉，此时将穿刺针压低 15°，再向前进针约 2mm，如仍有回血，送入外套管，拔出针芯，有搏动性血液喷出，说明导管位置良好，即可连接测压装置，此为直接法；如果不再有回血表明已经穿透血管，再进少许针，退出针芯，接注射器缓慢回吸后退，当回血通畅时，保持导管与血管方向一致，捻转推进导管，此为穿透法。

3. IBPM 管道的管理

（1）测压管道的连接：在穿刺成功后，应立即连接冲洗装置，调整压力传感器的高度平右心房的水平，一般放在腋中线第四肋间。压力袋内的肝素盐水（配置浓度为 2～4IU/ml），24h 更换 1 次。压力袋外加压至 300mmHg，主要起抑制动脉血反流的作用。

（2）压力换能器的调零：监测取值前实施调零操作（关近端，通大气，归零，关闭大气，打开近端），最好 4h 调零 1 次。测压过程中如对数值有疑问，需随时调零。如监护仪上动脉波形消失，可能是动脉堵塞引起，应用注射器抽吸，如无回血，需立即拔出动脉导管，严禁动脉内注射加压冲洗。

（3）从测压管抽取血标本：从测压管抽取血标本时，应先将管道内液体全部抽出后再取血，以避免因血液稀释而影响检查结果。

（4）严防气体进入血液：在测压、取血、调零或冲洗管道等操作过程中，要严防气体进入血液而造成动脉气栓。

（5）注意事项：定时冲洗管道，保持通畅，防止血液凝固堵塞，确保动脉测压的有效性和预防动脉内血栓形成。

4. 波形的识别与分析　正常动脉压力波形分为升支、降支和重搏波。升支表示心室快速射血进入主动脉，至顶峰为收缩压，正常值为 100～140mmHg（1mmHg = 0.133kPa）；降支表示血液经大动脉流向外周，当心室内压力低于主动脉时，主动脉瓣关闭与大动脉弹性回缩同时形成重搏波。之后动脉内压力继续下降至最低点，为舒张压，正常值为 60～90mmHg。从主动脉到周围动脉，随着动脉管径和血管弹性的降低，动脉压力波形也随之变化，表现为升支逐渐陡峭，波幅逐渐增高。

5. 常见并发症的预防及护理措施

（1）防止血栓形成：实施 IBPM 引发血栓形成的概率为 20%～50%，其主要是由于置管时间过长、导管过粗或质量较差、反复穿刺或血肿形成以及重症休克或低心排血量综合征等因素引起。因此，为防止血栓形成应做到：①避免反复穿刺损伤血管。②发现血凝块应及时抽出，禁止注入，如抽出有困难，立刻拔管。③取血标本后立即将血液冲回血管内。④发现缺血征象如肤色发白、发凉及有疼痛感等异常变化，应及时拔管。⑤动脉置管时间长短与血栓形成相关，一般不宜超过 7 天。⑥防止管道漏液，应把测压管道的各个接头连接紧密。

（2）预防感染：IBPM 诱发的感染通常主要是由于导管直接与血管相通，破坏了皮肤的屏障作用，导管放置时间长，细菌容易通过三通管或压力传感器进入体内。为预防此类感染发生，穿刺过程要求严格执行无菌技术，局部皮肤感染应及时拔管更换测压部位。在留取血标本、测压及冲洗管道等操作时，应严格执行无菌操作原则。每日消毒穿刺点及更换无菌贴膜 1 次。密切观察穿刺部位有无出血，防止细菌从导管入口进入血液而导致逆行感染发生菌血症及败血症。三通管应用无菌巾包好，24h 更换。拔管后要进行常规导管尖端细菌培养。

（3）预防出血和血肿：套管针脱出或部分脱出、拔除导管后压迫时间过短、接头衔接不牢或脱离等，易导致局部出血、渗血或形成血肿。因此在进行各项治疗护理工作时，避免牵拉导管，将动脉置管处暴露，加强巡视。同时因肝素在肝脏代谢，大部分代谢物从肾脏排除，对老年人及肝肾功能不良者尤应注意出血倾向。对于意识不清和烦躁患者给予约束带约束置管侧肢体，固定牢套管针。拔管后，局部按压 5～10min，再用绷带加压包扎，30min 后予以解除。如果出现血肿可局部用 30% 硫酸镁湿敷。

（4）预防动脉空气栓塞：由于冲洗装置排气不彻底、管道系统连接不紧密及更换肝素帽或采集血标本时，空气很容易进入。残留空气不仅能引起空气栓塞，还会影响测压数值，因为气泡常使机械信号减弱或衰减，从而导致一个减幅的类似波和错误的压力读数。因此在实施护理时，要拧紧所有的接头，确保开关无残气；避免增加不必要的开关和延长管；应在取血或调零后，快速冲洗开关处。

三、中心静脉压监测

中心静脉压（CVP）是指腔静脉与右心房交界处的压力，反映右心前负荷的指标。将导管经颈内静脉或锁骨下静脉插入上腔静脉，导管末端再与充满液体的延长管和换能器相连，通过测压装置与多功能监护仪相连，即可由监护仪上获得中心静脉压的波形与数值。CVP 由四种成分组成：①右心室充盈压。②静脉内壁压力，即静脉内血容量。③作用于静脉外壁的压力，即静脉收缩压和张力。④静脉毛细血管压。CVP 是临床观察血流动力学的主要指标之一。

1. 正常值及临床意义　CVP 正常值为 0.49~1.18kPa（2~8mmHg）。CVP 0.20~0.49kPa 常提示右心房充盈欠佳或血容量不足，CVP 1.47~1.96kPa 时，则表示右心功能不良，心脏负荷过重。当患者出现左心功能不全时，CVP 也就失去了参考价值。CVP 结合其他血流动力学参数综合分析，在 ICU 中对患者右心功能和血容量变化的评估有很高的参考价值。因而在输血补液及使用心血管药物治疗时连续观察 CVP 的变化极为重要。临床上根据 CVP 与血压、尿量的关系来分析病情，特别是心脏大手术后患者 CVP 与血压、尿量受各种因素影响而变化。因此，ICU 护士必须具备高度的责任心和丰富的临床经验，根据不同的情况及时配合医师采取相应的急救措施。

1）CVP 与血压、尿量的关系及病情分析

CVP 与血压、尿量的关系见表 4-1。

表 4-1　CVP 与血压、尿量的关系及临床提示和处理原则

CVP	血压	尿量	临床提示	处理原则
↓	↓	↓	血容量不足或血管扩张	充分补液
↓	正常	↓	回心血量不足，周围血管收缩	适当补液
↑	↓	↓	血容量相对过多，心肌收缩无力或输液量过多	给予强心药，纠正酸中毒，舒张血管
↑	正常	↓	右心功能不全，肺循环阻力增加，血管收缩或肾功能不全	舒张血管
正常	↓	↓	右心功能不全，血管收缩，心输出量降低	补液试验
↑	↑	↑	血容量过多，组织间液回流量大	

（1）补液试验：取等渗盐水 250ml，于 5~10min 内经静脉滴入，若血压升高，CVP 不变，提示血容量不足；若血压不变而 CVP 升高 0.29~0.49kPa（0.29~0.49mmHg），则提示心功能不全。

（2）Weil "5-2 法则"：也是补充血容量治疗中的指导方法之一。在输液中如 CVP 值升高超过原基础值 0.49kPa，应暂停输液；如输液后 CVP 值升高低于 0.49kPa，但高于 0.29kPa，则短时间暂停输液，如 CVP 值持续升高 0.29kPa 以上，应进行监护观察；如 CVP 值升高随后降至 0.29kPa 以下，可再开始冲击补液。

2）不同病情对 CVP 的要求不尽相同：例如，某些左心手术或左心功能不全的患者，虽然左房压已超出正常范围，但 CVP 仍可能为正常或低于正常，而有些右心手术患者，CVP 虽然已超出正常范围，但仍存在容量不足。临床上要调节和保持最适合患者病情需要的 CVP。

2. 适应证　①各类大型手术，尤其是心血管、颅脑和胸部大而复杂的手术。②各种类型的休克。③脱水、失血和血容量不足。④右心功能不全。⑤大量静脉输血、输液。

3. CVP 的监测方式

1）经玻璃水柱测定

（1）将 T 形管和三通管分别连接患者的中心静脉导管、有刻度数字的消毒测压管和静脉输液系统，柱内充满输液液体。

（2）测压计垂直地固定在输液架上。

（3）水柱零点通常在第四肋间腋中线部位，平右心房水平，水柱向中心静脉压开放。

（4）至水柱逐渐下降停止，在呼气末时读的水柱对应的刻度数字的数值即为中心静脉压的值。

（5）机械通气患者应关闭 PEEP 后测定或者按 PEEP 每 4cmH$_2$O 约 1mmHg 计算。

2）经换能器测定

（1）留置中心静脉导管成功。

（2）测压装置与导管接头应连接紧密，妥善固定，以防滑脱。

（3）每次测压前要先抽吸测压管有无回血，如回血不畅或无回血应考虑到导管是否已脱出，或导管紧贴静脉壁，或为静脉瓣所堵塞，此时应及时调整导管位置后方可测定。

（4）确保管道通畅：每间隔 2~4h，快速滴注 10~15ml 液体，以确定管道的通畅性，必要时可用肝素溶液冲洗。同时导管连接要紧密牢固，防止因接头松脱而导致出血。

（5）保持测压的准确性：每次测压均应调整零点。使换能器指示点对准腋中线与腋前线之间与第四肋间的交叉点，以此点作为右心房水平，旋转三通管，使换能器与大气相通，校对零点；对好零点后，再次旋转三通管，使中心静脉导管与测压装置相通，待显示器显示的数值稳定后，即为此刻CVP值。

4. CVP 监测的注意事项

（1）判断导管插入上、下腔静脉或右心房无误。

（2）将零点置于第四肋间右心房水平腋中线。

（3）确保静脉内导管和测压管道系统内无凝血、无空气，管道无扭曲等。

（4）测压时确保静脉内导管畅通无阻。

（5）加强管理，严格无菌操作。

5. 影响 CVP 的因素

1）CVP 上升的常见因素

（1）右心泵功能低下，如充血性心力衰竭、心源性休克。

（2）心脏填塞。

（3）肺循环阻力升高，如肺水肿、严重肺不张、肺循环高压。

（4）药物影响，如使用强烈收缩血管的药物，小动脉收缩，回心血量相对增加，致使中心静脉压上升。

（5）胸内压升高时，如气胸、血胸或使用呼吸机正压通气，气管内吸引或剧烈咳嗽时。

（6）电解质紊乱或酸碱平衡失调时，可影响心血管功能。

（7）三尖瓣狭窄或反流时右房扩大，压力上升，即使在血容量不足时，中心静脉压亦高或正常。

（8）补液量过多或过快。

2）CVP 下降的常见因素：①血容量不足。②应用血管扩张剂的影响。

6. CVP 的监测护理

（1）根据病情或医嘱监测中心静脉压，并注意观察变化趋势。

（2）预防感染：导管置入过程中严格遵守无菌操作原则，压力监测系统保持无菌，避免污染。如穿刺部位出现红肿、疼痛情况，应立即拔出导管。

（3）调定零点：导管置入后，连接充满液体的压力延长管及换能器，换能器置于腋中线第四肋间水平。每次测压前应调定零点。患者更换体位后应重新调定零点。

（4）测压通路应尽量避免滴注升压药或其他抢救药物，以免测压时药物输入中断引起病情波动。

（5）穿刺部位护理：密切观察穿刺部位情况，每日用安尔碘消毒一次，特殊情况随时消毒。局部以透明敷贴覆盖以利于观察，并视具体情况随时更换。

（6）接受正压呼吸机辅助呼吸的患者，吸气压 >2.45kPa 时胸内压增高，会影响中心静脉压值。咳嗽、呕吐、躁动、抽搐或用力时均可影响中心静脉压，应在安静 10~15min 后再进行测定。

7. CVP 的并发症及防治

（1）感染：中心静脉置管感染率为 2%~10%，因此在操作过程中应严格遵守无菌技术，加强护理，每天更换敷料，每天用肝素稀释液冲洗导管。

（2）出血和血肿：颈内静脉穿刺时，穿刺点或进针方向偏向内侧时，易穿破颈动脉，进针太深可能穿破椎动脉和锁骨下动脉，在颈部可形成血肿，肝素化后或凝血机制障碍的患者更易发生。因此，穿刺前应熟悉局部解剖，掌握穿刺要点，一旦误穿入动脉，应做局部压迫，对肝素化患者，更应延长局部压迫时间。

（3）其他：包括气胸、血胸、气栓、血栓、神经和淋巴管损伤等。虽然发病率很低，但后果严重。因此，必须加强预防措施，熟悉解剖，认真操作，一旦发现并发症，应立即采取积极治疗措施。

四、有创血流动力学监测

有创血流动力学监测用于心肌梗死、心力衰竭、急性肺水肿、急性肺栓塞，各种原因导致的休克、心跳呼吸骤停、严重多发伤、多器官功能衰竭、严重心脏病围术期等需严密监测循环系统功能变化的患者，提供可靠的血流动力学指标，指导治疗。

1. 用品

（1）Swan–Ganz 导管：目前常用四腔导管，有 3 个腔和 1 根金属线。导管顶端用于测量肺动脉压；近端开口距离顶端 30cm，用于测量 CVP；与气囊相通的腔；气囊附近有一热敏电阻，用于热稀释法测定心排血量。

（2）多功能床旁监护仪。

（3）测压装置：包括换能器、压力延长管、三通管、加压输液袋、2% 肝素盐水等。

2. 肺动脉压力监测

（1）肺动脉压（PAP）：由导管肺动脉压力腔测得。肺动脉收缩压正常情况下与右室收缩压相等，正常值为 1.20～3.72/0.66～1.86kPa。升高见于低氧血症、肺栓塞、肺不张、肺血管疾病等。降低见于低血容量性休克。

（2）肺小动脉楔压（PCWP）：测压管连接于肺动脉压力腔，向气囊内注入 1.2ml 气体，导管顶端进入肺动脉分支，此时测得的压力为 PCWP，正常值为 1.06～1.60kPa。PCWP 可较好地反映左房平均压及左室舒张末压。升高见于左心功能不全、心源性休克、二尖瓣狭窄或关闭不全、胸腔压力增加、使用升压药物等。降低见于血容量不足、应用扩张血管的药物。

（3）右心房压（RAP）：由导管中心静脉压腔测得，正常值为 0.27～1.06kPa。反映循环容量负荷或右心房前负荷变化，比 CVP 更为准确。心包积液及心力衰竭时可造成相对性右室前负荷增加，右室注入道狭窄（如三尖瓣狭窄）时右房压不能完全代表右室前负荷。

（4）右室压（RVP）：在导管进出右室时测得。正常值为 1.20～3.72/0～0.80kPa。舒张末期压力与右房压相等。

（5）心排血量（CO）：利用热稀释法测得。向右房内快速而均匀注入 5～10ml 室温水或冰盐水，导管尖端热敏电阻即可感知注射前后导管尖端外周肺动脉内血流温度之差，此温差与心排血量之间存在着一定的关系，通过多功能监护仪的计算便可直接显示心排血量。此方法所得结果有一定误差，因此，至少应重复 3 次，取平均值。静息状态下正常值为 4～8L/min。CO 降低常见于各种原因引起的心功能不全以及脱水、失血、休克等原因引起的心排血量降低。

3. 与 CO 有关的血流动力学指标

（1）心脏排血指数（CI）：为每分钟心排血量除以体表面积（CO/BSA）。正常值：2.8～4.2 L/（min·m²）。经体表面积化后排除了体重不同对心排血量的影响，更准确地反映了心脏泵血功能。小于 2.5L/（min·m²）提示心功能不全，小于 1.8L/（min·m²）会出现心源性休克。CI 升高见于某些高动力性心力衰竭，如甲状腺功能亢进、贫血等。

（2）心脏每搏排出量（SV）：正常值为 50～110ml。SV 反映心脏每搏泵血能力，影响因素有：心肌收缩力、前负荷、后负荷，一些作用于心肌细胞膜内 β 受体及能改变心肌浆网钙离子释放的药物能明显增加 SV；在一定范围内，增加心脏的前负荷或后负荷亦可适当增加 SV，但在心肌有严重损伤时心肌耗氧量会增加。

（3）肺血管阻力（PVR）：正常值为 15～25（kPa·s）/L。PVR 反映右心室后负荷大小，肺血管及肺实质病变时亦可影响结果。表示为：PVR =（MPAP – PCWP）×8/CO。

（4）全身血管阻力（SVR）：正常值为 90～150（kPa·s）/L。反映左心室后负荷大小。左室衰竭、心源性休克、低血容量性休克、小动脉收缩等使 SVR 升高；贫血、中度低氧血症使 SVR 降低。表示为：SVR =（MAP – CVP）×8/CO。

4. 监测指标的临床意义

1）循环功能的判断：根据血流动力学指标，大体可了解循环灌注状况、心脏泵血功能、循环容量和心脏前负荷、循环阻力或心脏后负荷等。

2）帮助临床鉴别诊断：心源性与非心源性肺水肿的鉴别，在排除影响 PCWP 因素后，可用 PCWP

指标来鉴别，PCWP > 2.4kPa（18mmHg）时心源性可能性大，> 3.3kPa（25mmHg）时则心源性肺水肿可以肯定，< 1.9kPa（14mmHg）则可基本排除心源性肺水肿。急性肺栓塞临床表现类似心源性休克，血流动力学均可表现为 RAP、PVR 升高，MAP、CI 降低，但前者 PCWP 偏低，后者 PCWP 偏高。急性心脏压塞与缩窄性心包炎时均可出现 SV、CI、MAP 下降，RAP 与 PCWP 升高值相似，但后者 RAP 监测波形呈"平方根号"样特征性改变。血流动力学监测对区别不同类型休克亦有鉴别意义。心源性休克常出现 CI 下降、心脏前负荷增加；低血容量休克表现为心脏前负荷下降、CI 降低、SVR 增加；过敏性休克时全身血管扩张而阻力降低、心脏前负荷下降、CI 减少；感染性休克按血流动力学可分为高心排低阻力型和低心排高阻力型休克。

3）指导临床治疗：危重患者血流动力学监测的目的是确定输液量、血管活性药物应用的种类和剂量以及利尿剂的应用，以便维持有效的血液灌注，保证充足的氧供，同时又不过多增加心脏负担和心肌氧耗量，故应根据监测指标综合分析，及时解决主要矛盾。

（1）一般型：CI > 2.5L/（min·m²）、PCWP < 1.20kPa，本组患者无需特殊处理，当心率 > 100 次/min，可考虑应用镇静剂或小剂量 β 受体阻滞剂。

（2）肺瘀血型：CI > 2.5L/（min·m²）、PCWP > 1.20kPa，治疗目标为降低 PCWP，可应用利尿剂、静脉扩张药。

（3）低血容量型：CI < 2.5L/（min·m²）、PCWP < 1.20kPa，治疗目标为适当静脉输液，增加心脏前负荷，提高心排血量。

（4）左心功能不全型：CI < 2.5L/（min·m²）、PCWP > 1.20kPa，治疗目标为提高 CI、降低 PCWP，使用血管扩张剂、利尿剂，必要时加用正性肌力药物。

（5）心源性休克型：CI < 1.8L/（min·m²）、PCWP > 3.99kPa，治疗目标为提高 CI、降低 PCWP，以正性肌力药及血管扩张药为主，同时可采用主动脉内球囊反搏治疗。

（6）右心室梗死型：CI < 2.5L/（min·m²）、CVP 或 RAP 升高，PCWP < CVP（或 RAP），治疗目标是提高 CI，以静脉补液为主，维持 RAP 在 2.39kPa 以下为宜，有利于提高左心室心排量，禁用利尿剂。

4）了解肺换气功能及全身氧动力学状况：根据动脉和混合静脉血血气结果、吸入氧浓度等，可经有关公式计算出肺的换气功能和全身动力学。

5. 监测及管理

（1）根据病情需要，及时测定各项参数，换能器应置于心脏水平，每次测压前应调整零点。通过压力波形确定导管所在部位。

（2）肺动脉导管和右房导管应间断以 2‰肝素液 3ml/h 静脉滴注，防止凝血。

（3）导管固定应牢固，防止移位或脱出。当波形改变时，应及时调整，使之准确。必要时，X 线床旁摄片，以确定导管位置。

（4）严格执行无菌操作原则，测压和测心排血量时应注意预防污染。病情好转后应尽早拔除。

（5）持续监测心律的变化，测量肺小动脉楔压时，充气量不可超过 1.5ml，且应间断、缓慢地充气。气囊过度膨胀或长时间嵌楔，血管收缩时气囊受压，可致导管内血栓形成。应持续监测肺动脉压力波形，定时拍胸片检查导管尖端位置，预防肺栓塞。肺动脉高压的患者，其肺动脉壁脆而薄，气囊充气过度可引起肺出血或肺动脉破裂。

（6）漂浮导管拔除时，应在监测心率的条件下进行。拔管后，施行局部压迫止血。

五、脉搏指示持续心排血量监测

脉搏指示持续心排血量监测（PiCCO），依据质量守恒定律即某特定物质在系统末端流出的量等于该物质流入端的量跟系统流入端与流出端之间减少或增加的量之和，将单次心排血量测定发展为以脉搏的每搏心排血量为基准的连续心排血量监测技术。与其他 CO 监测方法相比，具有微创伤、低危险、简便、精确、连续等优点。可监测胸腔内血容量、血管外肺水含量、每搏输出量变异度等容量指标，从而反映机体心脏前负荷及肺水肿状态。

1. 方法　为患者行中心静脉置管，于股动脉放置一根 PiCCO 专用监测导管，中心静脉导管及温度感知接头与压力模块相连接，动脉导管连接测压管路，与压力及 PiCCO 模块相连接。测量开始，从中心静脉注入一定量的冰生理盐水（2～15℃），经过上腔静脉→右心房→右心室→肺动脉血管外肺水→肺静脉→左心房→左心室→升主动脉→腹主动脉→股动脉→PiCCO 导管接收端。监护仪可将整个热稀释过程描绘成曲线，再对曲线波形进行分析，得出一参数，再结合测得的股动脉压力波形，计算出一系列数值。热稀释测量需进行 3 次，取平均值作为常数，以后只需连续测定主动脉压力波形下的面积，即可得出患者的连续心排血量。

2. 监测参数

（1）经肺温度稀释：心排血量（CO）、胸内血容量（ITBV）、血管外肺水（EVLW）。

（2）动脉脉搏轮廓计算：连续心排血量（CCO）、心搏容积（SV）、心搏容积变量（SVV）、外周血管阻力（SVR）。

3. 适应证　凡需要心血管功能和循环容量状态监测的患者，诸如外科、内科、心脏、严重烧伤以及需要中心静脉和动脉插管监测的患者，均可采用 PiCCO。①休克。②急性呼吸窘迫综合征（ARDS）。③急性心功能不全。④肺动脉高压。⑤心脏及腹部、骨科大手术。⑥严重创伤。⑦脏器移植手术。

4. 禁忌证　有些为相对禁忌证，例如，股动脉插管受限的可考虑腋动脉或其他大动脉，下列情况有些是测定值的变差较大，也列入了其中。①出血性疾病。②主动脉瘤、大动脉炎。③动脉狭窄，肢体有栓塞史。④肺叶切除、肺栓塞、胸内巨大占位性病变。⑤体外循环期间。⑥体温或血压短时间变差过大。⑦严重心律失常。⑧严重气胸、心肺压缩性疾患。⑨心腔肿瘤。⑩心内分流。

六、主动脉内球囊反搏术

主动脉内球囊反搏术（IABP）多用于经药物治疗未见改善的心源性休克或心脏手术后无法脱离体外循环支持的危重患者。它的使用是临时性的，通过一段时间的辅助或使心脏功能改善，或为终末期心脏病患者进行心脏移植术赢得一些准备时间，是临床应用比较广泛和有效的一种机械循环辅助装置。

1. 原理　IABP 是利用"反搏（counterpulsation）"的原理与心脏的心动周期同步运行，使冠状动脉的血流量增加和心脏的后负荷下降的装置。将带有一个气囊的导管植入降主动脉近心端，在心脏收缩期，气囊内气体迅速排空，造成主动脉压力瞬间下降，心脏射血阻力降低，心脏后负荷下降，心脏排血量增加，心肌耗氧量减少。舒张期主动脉瓣关闭同时气囊迅速充盈向主动脉远、近两侧驱血，使主动脉瓣根部舒张压增高，增加了冠状动脉血流和心肌氧供，全身灌注增加。总的效果是：使心肌氧供/氧需比率得到改善，并伴有外周灌注的增加。

2. 适应证　①各种原因引起的心泵衰竭，如急性心肌梗死并发心源性休克、围术期发生的心肌梗死、心脏手术后难以纠正的心源性休克、心脏挫伤、病毒性心肌炎等。②急性心肌梗死后的各种并发症，如急性二尖瓣关闭不全、梗死后室间隔缺损、乳头肌断裂、大室壁瘤等。③内科治疗无效的不稳定型心绞痛。④缺血性室性心动过速。⑤其他：高危患者进行各种导管及介入和手术治疗、心脏移植前后的辅助治疗、人工心脏的过度治疗。

3. 禁忌证　①主动脉瓣反流。②主动脉夹层动脉瘤。③脑出血或不可逆性的脑损害。④心脏病或其他疾病的终末期。⑤严重的凝血机制障碍。

4. 安装使用程序

1）主动脉气囊反搏导管的选择：现在使用中的主动脉气囊反搏导管采用的是硅酮化多聚氨基甲酸乙酯（siliconized polyurethane）材料，具有很好的柔韧性并可将在气囊表面血栓形成的危险减少到最小。在选择导管时应考虑气囊充气时可阻塞主动脉管腔的 90%～95%。目前有多种型号的导管可供选择，主要为 4.5～12.0F，气囊容积为 2.5～50.0ml，临床可以根据患者的体表面积和股动脉的粗细选择气囊的大小。

2）主动脉气囊反搏导管插入技术

（1）主动脉气囊反搏导管的插入方法：①经皮股动脉穿刺是目前使用最广泛的方法：插入前评价患者股动脉和足背动脉搏动、双下肢皮肤颜色、温度等有助于气囊插入后对肢体缺血的迅速识别。采用严格无菌技术在腹股沟韧带下方行股动脉穿刺，送入导引钢丝后拔除穿刺针，沿导引钢丝送扩张器扩张股动脉穿刺口后撤除扩张器，再沿导引钢丝送入鞘管至降主动脉胸段，将主动脉气囊反搏导管插入引导鞘管，使其顶端位于左锁骨下动脉开口以下 1～2cm 气囊的末端在肾动脉开口水平以上，可通过胸部 X 线片观察导管尖端是否位于第二至第三肋间，将鞘管退出至留在体内 2～4cm 后固定，连接压力传感器和床旁反搏机。②经股动脉直视插入：手术暴露股动脉，将一段长 5cm、直径 8～10mm 的人工血管以 45°插至股动脉，将主动脉气囊反搏导管经人工血管插入动脉，同前所述定位后，用带子结扎人工血管固定气囊反搏导管。③经胸骨正中切开插入：当有腹主动脉瘤或严重的外周血管病变而不能经股动脉插入主动脉气囊反搏导管时，可在进行心脏手术时经胸骨正中切开，直接将气囊反搏导管插入升主动脉或主动脉弓，经主动脉弓将气囊推进至降主动脉胸段。

（2）主动脉气囊反搏导管插入前的准备和插入过程中的监护：①主动脉气囊反搏导管插入前的准备：A. 协助医师评价患者情况，包括：双下肢皮肤颜色、温度、动脉搏动、基础感觉和运动能力以及患者插管前的血流动力学状态，并进行全面的神经系统的检查。向患者及家属简单、概括地解释与 IABP 治疗相关的问题，如治疗的目的、反搏的原理、可能出现的并发症、使用中如何配合等，取得患者及家属对操作的理解，消除他们的恐惧，并签署知情同意书。B. 保持静脉通路开放，以备在导管插入过程中出现紧急情况可以快速给药；检查患者正在使用的仪器设备的运行是否正常以及报警设备是否正确，如呼吸机、心电监护仪、输液泵以及负压吸引装置等。护士应常规进行备皮准备，协助医师进行皮肤消毒。插管前提醒医师检查气囊是否存在漏气情况。②主动脉气囊反搏导管插入过程中的监护：主动脉气囊反搏导管插入过程中可能发生的并发症，包括栓塞、动脉内膜剥脱、主动脉穿通、气囊位置放置错误等。监护护士必须密切观察、测量并记录患者的血压、心率、心律、尿量及双下肢温度、颜色、动脉搏动等，对患者出现的每一个临床表现尤其是疼痛有所警觉（如胸前或后背疼痛均提示主动脉内膜剥脱），及早发现和处理并发症。插管后常规立即行床旁 X 线胸片检查，明确主动脉气囊反搏导管的位置。

3）主动脉气囊反搏泵主机的准备

（1）触发方式的选择：触发时生理性的相关信号，它使得放置在主动脉内的气囊进行充气和放气时相连续不断地切换。触发启动点在主机显示屏上的一个时间点上标明，指示气囊充气或排气，并且可以听到主机发出的声音。一般的主动脉内球囊反搏泵常采用心电图 R 波作为触发的识别标志，同时还具备有更精细、复杂的系统使之可以采用其他触发方式，如根据动脉压力波形触发、心室或房室起搏器起搏信号触发等方式。主动脉气囊反搏泵还可以由操作者选择内部强制触发方式，例如当行心肺复苏时，患者的心电和血压均不足以触发反搏而采取的内部强制触发方式。基本的触发方式有以下几种。①心电图触发方式：是最常用的触发方式，心电图 R 波信号反馈到一个微程序处理器，经过整合后将控制信号传递到气体传输系统，驱动气囊充气和排气。外部的电干扰如起搏器发出的起搏信号、电刀干扰等可能严重地干扰触发启动探测的可信性，现在许多主动脉气囊反搏装置已经安装有滤波装置，以保证在这些不利情况下保持适当的触发和时相判定。②压力触发方式：各种原因心电图不能有效触发或心电图信号不清楚时，可选择压力触发方式，触发的信号标志可以从气囊导管中心测压腔获得，要求收缩压 $>6.65kPa$，脉压 $>2.66kPa$。因为不规则的心律可导致动脉压力波形形态发生变化，所以不建议用于不规则的心律。③起搏状态触发方式：当患者正在应用起搏器进行心房起搏、心室起搏或房室顺序起搏时，可以选择利用起搏信号触发模式。在这种触发方式下，高尖的起搏信号成为触发识别的信号，因此既要兼顾主动脉气囊反搏达到最大效益，同时又要让起搏器继续起搏。④内部强制触发方式：主动脉气囊反搏主机还设有一个非同步的触发方式，其用于患者不能产生心脏输出时，如心搏骤停时心脏的电活动和搏动不足以启动主动脉内球囊反搏泵，此时主机强制触发反搏可以固定的频率（自动状态为80 次/分）触发产生冠状动脉的血流灌注。为了防止相反的作用，主机自动监测患者心脏的自主电活动，并在监测到 R 波时排气。一旦患者出现自主的心脏电活动,可将触发模式转换回心电图触发方式。

(2) 时相转换:在反搏过程中,时相转换适当可以使主动脉内气囊在每个心动周期中的充气和排气协调地相互交替发生作用。理想的反搏结果是:产生高的动脉舒张压(理想的 PDA),从而增加冠状动脉的灌注;降低主动脉舒张末压(后负荷),从而减少心肌氧耗,增加心排血量。达到理想的舒张期增量不仅仅依靠充气的时相,而且还取决于气囊的位置、气囊充气的速度、排血量的多少、主动脉的顺应性以及主动脉瓣的情况等。气囊充气起始点在主动脉波形重脉切迹(DN 点)处,产生显著的舒张压增高,舒张末期压力降低,收缩峰压下降。气囊排气时相假设预期在收缩期有一个使心肌氧需求下降的结果,气囊排气刚好在心室射血期前主动脉内血液容积突然锐减,致使主动脉内压力下降,从而有效降低了左心室的后负荷,最终减少心肌对氧的需求。

主动脉内球囊反搏充气/排气时相转换适当地获得安全有效应用的前提,需要监护室医师和护士具有有关心动周期的基础知识和操作上的一些技巧。首先,操作者一定要能够明确舒张期的开始。在主动脉压力波形上表示舒张期开始的标志是重脉切迹,它代表主动脉瓣关闭,气囊充气最好在此点稍前。其次,操作者一定要能够确定收缩期的开始。动脉压力波形向上快速升高表示主动脉瓣开放、心室射血,气囊排气最好发生在此之前。

主动脉瓣内气囊充气/排气时相设置不当会造成以下四种情况。①充气过早:IABP 在主动脉瓣关闭之前充气→主动脉瓣提前关闭→每搏射血量减少(CO 减少)。②充气过迟:PDP 低于理想状态。主动脉舒张压放大效果降低冠状动脉的灌注量减少(疗效欠佳)。③排气过早:APSP = PSP,BAEDP 处成 "U" 形。后负荷未减轻,心肌耗氧未减轻。④排气过迟:BAEDP 大于 PAEDP。左室的后负荷增加→心肌耗氧量增加、CO 减少。

为了能够达到理想的充气/排气时相和简化临床操作,现代的主动脉内球囊反搏仪具有自动控制时相的功能,它可以在心率和心律的变化中自动校正时相对衰竭的心脏进行支持。

5. 监护要点 在接受 IABP 支持治疗患者的整个治疗监护过程中,重症监护室(ICU)护理人员的作用是非常重要的。进行 IABP 支持治疗的患者需要 24h 不间断的监护,他们的病情一般都非常严重,随时可能发生变化,所以监护人员必须做到正确地、安全地处理各种病情变化。监护人员对 IABP 技术掌握的熟练程度、对解剖学和病理生理学知识的理解程度决定了他们在监护过程中可以及时提供极其重要的信息,对医师做出应用 IABP 支持治疗的选择、在整个过程中正确处理病情变化和调整 IABP 支持治疗非常有帮助。

(1) 妥善固定插管:无菌敷料包扎插管部位,并妥善固定,当 IABP 治疗开始以后,监护人员要按照无菌原则对插管部位进行包扎处理,将主动脉气囊反搏导管固定在患者的大腿上,防止脱位。每 24h 更换敷料,必要时随时更换。

(2) 体位和活动:对安装 IABP 的患者,监护人员一定要强调其绝对卧床。插管侧大腿弯曲不应超过 30°,床头抬高也不应超过 30°,以防导管打折或移位。但是护理人员还是应鼓励和协助患者在限制允许的范围内多移动。

(3) 心理护理:患者应用 IABP 支持治疗时对病情和治疗现状感到焦虑,经常会提出有关治疗和预后方面的问题;患者也可以因为在自己体内存在一个治疗装置而感到困惑或不安,还可以为经济、家庭关系等方面的问题而焦虑。护士应耐心解释患者提出的问题,安慰鼓励患者,为患者创造一个安静的、能够充分休息的环境非常重要。在条件允许的情况下可以遵医嘱给予镇静药。

(4) 血流动力学状态的监测:根据需要每 15 ~ 60min 评估并记录患者血流动力学状态及对 IABP 支持治疗的反应。主要观察和记录数据包括:生命体征、中心静脉压、肺动脉压、肺毛细血管楔压(PCWP)、心排血量、液体出入量、血气分析及其他实验室检查。在 IABP 支持治疗开始 15min,各种血流动力学指标可以得到改善。

(5) 主动脉血管并发症的预防:IABP 治疗中最常见的并发症是主动脉血管并发症,发生率在 6% ~ 24% 之间。通常与插入操作有关,主要危险因素有:糖尿病患者、高血压患者、女性患者和外周血管疾病患者。护士应该密切观察患者是否出现血管性并发症的症状和体征,如突然剧烈的疼痛、低血压、心动过速、血红蛋白下降、肢体末梢凉等，并及时向医师报告。

（6）下肢缺血的预防：下肢缺血发生率为5%～19%。监护室护士对应用IABP支持治疗的患者应加强观察其穿刺侧肢体的脉搏、皮肤颜色、感觉、肢体运动、皮肤温度等。在主动脉内气囊导管插入后第一小时内每隔15min观察判断一次，此后每1小时测量、判断一次。当发生插入术后的下肢缺血时，应撤出气囊导管。

（7）预防血栓、出血和血小板减少症：注意要把主动脉气囊反搏泵因故障不工作的时间控制在15min内，1∶3 IABP不超过1h。观察足背动脉情况、下肢温度及颜色变化；观察尿量变化：如尿量减少、尿比重低，应考虑是否肾功能衰竭或肾动脉栓塞。正确执行肝素抗凝治疗及全身凝血酶原激活时间（ACT）监测，维持ACT在180～200s。监测血小板计数、血红蛋白、血细胞比容。如果发生出血，根据需要进行输血，必要时输血小板。

（8）预防感染：按照无菌原则进行伤口更换敷料，注意伤口有无红、肿、热、痛和分泌物。常规预防性使用抗生素。对患者进行细致的生活护理，包括口腔护理、中心静脉插管护理、导尿管护理等。密切监测患者的体温、白细胞计数等，必要时进行血培养。

（9）保持最佳的主动脉内球囊反搏效果：IABP治疗的有效性取决于患者的血流动力学状态和仪器的有关参数的正确选择。监护人员可以通过IABP治疗期间主动脉压力波形的变化来判断辅助治疗效果。另外监护人员还要知道如何判断主机工作状态和常见问题和故障的排除。

（10）其他治疗：在施行IABP期间，应同时执行其他有关治疗，如纠正酸中毒、补足血容量、纠正心律失常、应用血管活性药物维持血管张力和呼吸机治疗等。

6. 主动脉内球囊反搏的撤离

1）IABP撤离的指征：①心排指数＞2.0L/（min·m^2）。②动脉收缩压＞1.97kPa。③左心房和右心房压＜2.66kPa。④心率＜110次/min。⑤尿量＞0.5ml/（kg·h）。⑥无正性肌力药物支持或用量＜5μg/（kg·min）。

2）酌情早期撤离：有主动脉血管内并发症、下肢缺血、气囊导管内形成血栓等并发症时，应酌情早期撤离IABP。

3）撤离步骤

（1）撤离IABP的过程要在医师的指导下逐步地减少主动脉内球囊反搏的辅助比例，从1∶1减少到1∶2最终到1∶4，并逐渐减少抗凝剂的应用，在拔除气囊导管前4h停止用肝素，确认ACT＜180s，这样可减少出血并发症。

（2）给予少量镇静药，剪断固定缝线。

（3）停机后用50ml注射器将气囊内气体抽空，将气囊导管与鞘管一起拔除。

（4）让血液从穿刺口冲出几秒或1～2个心动周期，以清除血管内可能存在的血栓碎片。

（5）局部压迫30min，继以沙袋压迫8h。护士应嘱咐患者平卧6～12h，严密观察穿刺部位出血情况，最初30min观察一次，2～3h后可适当延长观察时间。

（6）在拔除气囊导管后，护士应立即检查远端动脉搏动情况和患者血流动力学状态等，及早发现异常并及时处理。

七、氧代谢监测

生理情况下，机体细胞正常活动有赖于持续不断的氧供给，当细胞内氧的利用发生障碍时，导致机体出现一系列的功能、代谢和形态的改变，甚至危及生命。恰当的氧供给取决于心、肺及血液系统功能的协调。机体的氧代谢主要包括摄取、输送和消耗3个环节。监测氧代谢，可及时发现脏器组织氧代谢的障碍，实施能改善组织的氧输送和氧消耗的有效措施，是提高危重患者治疗水平的关键一环。组织氧合的全身性测定包括全身性氧输送（DO$_2$）、氧消耗（VO$_2$）、氧摄取率（ERO$_2$）、混合静脉血氧饱和度（SvO$_2$）及动脉血乳酸测定值（ABL）。

1. 氧输送　DO$_2$是指每分钟心脏向外周组织输送的氧量。由心脏排血指数（CI）及动脉血氧含量

（CaO_2）所决定。动脉血氧含量由血红蛋白、动脉血氧饱和度及动脉血氧分压决定，即：

$$DO_2 = CI \times CaO_2 \times 10$$

$$CaO_2 = 1.34 \times Hb \times SaO_2 + 0.003 \times PaO_2$$

2. 氧消耗　VO_2 是指每分钟机体实际的耗氧量，在正常情况下，VO_2 反映机体对氧的需求量，但并不代表组织的实际需氧量。VO_2 的决定因素是 DO_2 血红蛋白氧解离曲线的 P50、组织需氧量及细胞的摄氧能力。VO_2 主要有 2 种测定方法：

（1）直接测定单位时间内吸入气和呼出气中氧含量并计算其差值。

（2）通过反向 Fick（reverse – Fick）法计算，即：

$$VO_2 = CI \times (CaO_2 - CvO_2) \times 10$$

$$CvO_2 = 1.34 \times Hb \times SvO_2 + 0.003 \times PvO_2$$

3. 氧摄取率　ERO_2 是指每分钟氧的利用率，即组织从血液中摄取氧的能力，反映组织的内呼吸，与微循环灌注及细胞内线粒体功能有关。即：

$$ERO_2 = VO_2/DO_2$$

正常基础状态 ERO_2 为 0.25 ~ 0.33，即 VO_2 为 DO_2 的 1/4 ~ 1/3。

4. 混合静脉血氧饱和度　SvO_2 反映组织器官摄取氧的状态，正常范围在 60% ~ 80%。全身氧输送降低或氧需求大于氧输送时，SvO_2 降低；组织器官利用氧障碍或微血管分流增加时，SvO_2 升高。肺动脉内的血是理想的混合静脉血标本，通常经 Swan – Ganz 导管抽取肺动脉血。SvO_2 与中心静脉血氧饱和度（$ScvO_2$）有一定相关性，$ScvO_2$ 的值比 SvO_2 的值高 5% ~ 15%。

5. 动脉血乳酸测定　血乳酸和乳酸清除率是近年来评价疾病严重程度及预后的重要指标之一。组织缺氧使动脉血乳酸升高，但仅以血乳酸浓度不能充分反映组织的氧合状态，研究表明，患者乳酸清除率能够更好地反映患者预后。监测乳酸 >2mmol/L 所持续的时间、连续监测血乳酸及乳酸清除率的动态变化，能够更好地指导危重患者的救治。

（范玲燕）

第四节　中枢神经系统的监护

中枢神经系统是人体意识行为的控制系统，其解剖结构和功能十分复杂。因而对于这一系统的临床监测也变得更加困难，因此，ICU 护理人员不仅要有扎实的危重病急救知识和抢救技术，同时还必须具有神经系统的基本知识和技能，并能对一些神经系统阳性体征和监测结果有初步分析及判断的能力。

一、意识状态的观察

意识状态是指人对周围环境和自身状态的认知与觉察能力，是大脑高级神经中枢功能活动的综合表现。意识活动主要包括认知、思维、情感、记忆和定向力五个方面。

凡能影响大脑功能活动的疾病均会引起不同程度的意识改变，称为意识障碍，可表现为兴奋不安、思维紊乱、语言表达能力减退或失常、情感活动异常、无意识动作增加等。

1. 意识障碍病因及发生机制　正常意识状态的维持取决于大脑皮质及皮质下网状结构功能的完整性。受感染或非感染性因素（如肿瘤、外伤、中毒或脑部病变及氧供不足）影响，均可能发生病理损害，引起脑细胞代谢紊乱、功能低下，从而产生意识障碍。

2. 意识障碍的临床表现　意识障碍可根据意识清晰程度、意识障碍范围、意识障碍内容的不同而有不同表现。临床上常见的意识障碍有嗜睡、意识模糊、昏睡、昏迷和谵妄等。

1）嗜睡：是一种轻度的意识障碍。患者呈病理性持续睡眠状态，经刺激可唤醒，醒后能回答问题，能配合体格检查。刺激停止后又复入睡。

2）意识模糊：是一种较嗜睡更重的意识障碍。患者虽能保持简单的精神活动，但对周围事物的刺激判断能力下降，出现定向力障碍，常伴有错觉和幻觉，思维不连贯。

3）昏睡：是一种较严重的意识障碍，需强烈刺激方能唤醒患者，但很快又入睡。醒时回答问题含糊不清或答非所问，昏睡时随意运动明显减少或消失，但生理反射存在。

4）昏迷：患者意识丧失，是一种严重的意识障碍。根据昏迷程度可分为以下三种。

（1）浅昏迷：患者随意运动丧失，对周围事物及声、光刺激无反应，对疼痛刺激有反应，但不能唤醒。吞咽反射、咳嗽反射、角膜反射、瞳孔对光反射存在，眼球能转动。

（2）中度昏迷：对周围刺激无反应，防御反射、角膜反射减弱，瞳孔对光反射迟钝，眼球无转动。

（3）深昏迷：对一切刺激均无反应，全身肌肉松弛，深浅反射、吞咽反射及咳嗽反射均消失。

5）谵妄：是一种以兴奋性增高为主的急性脑功能活动失调状态，其特点为意识模糊，定向力丧失伴有错觉和幻觉，烦躁不安，言语紊乱。可见于急性感染的发热期、颠茄类药物中毒、肝性脑病及中枢神经系统疾病等。

3. 意识障碍的评估方法　判断患者意识状态多采用问诊，通过交谈了解患者的思维、反应、情感、计算、定向力等方面的情况。对较为严重者，应进行痛觉试验、瞳孔反射以及腱反射等检查以确定患者的意识状态。

1）临床评定：根据患者的语言反应、对答是否切题、对疼痛刺激的反应、肢体活动、瞳孔大小及对光反射、角膜反射等可判断患者有无意识障碍及其程度。

2）量表评定：目前比较常用的是格拉斯哥昏迷评分表（GCS）对意识障碍的程度进行观察与测定。主要依据对睁眼、言语刺激的回答及命令动作的情况对意识障碍的程度进行评估（表4-2）。

表4-2　格拉斯哥昏迷评分表（成人用）

检查项目	反应	得分
睁眼反应	自动睁眼	4
	呼唤睁眼	3
	针刺后睁眼	2
	针刺无反应	1
语言反应	切题	5
	不切题	4
	含混不清（言语不清，但字音可辨）	3
	言语模糊不清，字意难辨	2
	任何刺激均毫无言语反应	1
运动反应	遵嘱动作	6
	针刺时有推开动作（定位动作）	5
	针刺时有躲避反应（肢体回缩）	4
	针刺时有肢体屈曲	3
	针刺时有肢体伸直	2
	针刺时毫无反应	1

（1）量表的使用：GCS反映意识障碍等级评分的项目包括睁眼反应、言语反应和运动反应，分别测3个项目并予以计分，再将各个项目分值相加求其总和，即可得到有关成人患者意识障碍水平的客观评分。

（2）评分及意义：被观察总分为3～15分，正常人为15分。为获得反应所需的刺激越大，得分越低。总分低于或等于7分者为昏迷，3分者为深度昏迷。

动态的GCS评分和记录可显示意识障碍演变的连续性，可将3项记录分值分别绘制成横向的3条曲线。如总分值减少，曲线下降，提示患者意识状态恶化，病情趋向严重。总分值增加，意识曲线上升，提示意识情况好转，病情趋于缓和。注意评估患者的反应时，必须以其最佳反应计分。

4. 意识障碍伴随症状

（1）意识障碍伴持续高热：先发热后意识障碍者见于重症感染疾病；先有意识障碍后有发热见于

脑出血、蛛网膜下隙出血等。

（2）意识障碍伴抽搐：见于癫痫持续状态、尿毒症、脑炎。

（3）意识障碍伴高血压：见于高血压脑病、脑出血、子痫。

（4）意识障碍伴心动过缓：见于房室传导阻滞、颅内高压等。

（5）意识障碍伴呼吸缓慢：见于吗啡、巴比妥类药物、有机磷农药中毒。

（6）意识障碍伴瞳孔缩小：见于吗啡类、巴比妥类、有机磷农药中毒。

（7）意识障碍伴瞳孔散大：见于颠茄类、酒精、氰化物中毒及癫痫、低血糖状态。

二、瞳孔监测

1. 正确掌握观察瞳孔的方法　正常成人瞳孔成圆形，直径 2～4mm，双侧对称等大等圆，对光反射灵敏。<2mm 为瞳孔缩小，>5mm 为瞳孔散大。光照一侧瞳孔有无对光反射。

观察时要用聚光集中的电筒，对准两眼中间照射，对比观察瞳孔大小、形状及对光反射，再将光源分别移向双侧瞳孔中央，观察瞳孔的直接和间接对光反射，注意对光反射是否灵敏。

2. 颅脑损伤时的瞳孔变化

（1）一侧瞳孔缩小：小脑幕切迹疝早期可出现，继而瞳孔扩大。

（2）一侧瞳孔缩小伴眼睑下垂：交感神经麻痹所致，见于 Horner 综合征。

（3）双侧瞳孔缩小：常见于脑桥出血或阿片类药物中毒，亦见于脑室或蛛网膜下出血。

（4）双侧瞳孔时大时小、变化不定：对光反射差，常为脑干损伤的特征。

（5）一侧瞳孔扩大：见于中脑受压，如果伤后患者神志清醒，而一侧瞳孔散大，可能为动眼神经损伤。

（6）双侧瞳孔散大：对光反射消失，眼球固定伴深昏迷，则提示临终状态。

（7）眼球震颤：为小脑或脑干损伤。

3. 角膜反射　用棉签的棉花毛由睫毛外缘轻触角膜。正常情况下，眼睑迅速闭合。此反射用来判断昏迷的程度。浅昏迷时，角膜反射存在；中度昏迷，角膜反射减弱；深昏迷角膜反射消失。如一侧角膜反射消失，考虑对侧大脑半球病变或同侧脑桥病变。

三、肢体运动监测

1. 上肢检查　双上肢抬起与肢体成直角位，检查者突然放手，健侧上肢缓慢落下，瘫痪侧迅速落下。

2. 下肢检查　双下肢屈膝 90°，双足平放于床上，检查者突然放手，健侧保持垂直位，患侧不能自动伸直，并倒向外侧。

3. 反射　注意腱反射、腹壁反射和提睾反射是否对称。

4. 肌力　是指肢体做某种运动时肌肉的收缩力。肌力分为五级。

0 级：肌肉完全麻痹，肌肉不能收缩。

Ⅰ级：肌肉轻微收缩，但不能平行移动。

Ⅱ级：肢体能在床上平行移动，但不能对抗地心引力而抬离床面。

Ⅲ级：能对抗地心引力而抬离床面，但不能对抗阻力。

Ⅳ级：能对抗较大的阻力，但比正常者弱。

Ⅴ级：正常肌力。

四、生命体征监测

密切监测患者的生命体征，特别是患者颅内压增高时血压会增高，心率、呼吸会减慢，当颅内压增高到一定程度时患者的血压会下降，脉搏快而弱，出现潮式呼吸，并可发生呼吸停止。生命体征的监护如下。

1. 体温　脑干、丘脑等损伤时，由于体温调节功能受损，会出现持续性高热，达 40℃以上，同时伴有意识障碍，预后不佳。

2. 心率和血压 颅脑损伤后，心率和血压常有短时间的变动。

3. 呼吸 当患者神经系统遭受功能损害时，以呼吸变化最为敏感和多变。

4. 呕吐及局部症状 观察视力、视野、肢体活动、语言、尿量来判断神经功能受损情况。

五、颅内压监测

颅内压是指颅腔内容物（脑组织、脑脊液和血液）对颅腔壁产生的压力，由脑室或脊髓蛛网膜下腔导出的脑脊液（CSF）压表示。

临床通常以侧卧位腰穿测得的压力表示，正常值成人为 $0.68 \sim 1.96kPa$（$7 \sim 20cmH_2O$），儿童 $0.49 \sim 0.98kPa$（$5 \sim 10cmH_2O$）。颅内压的调节除部分依靠颅内的静脉血被排挤到颅外的血液循环外，主要是通过脑脊液量的增减来调节。

1. 临床观察 颅内压增高的基本临床特征是头痛、呕吐、视盘水肿、意识障碍和脑疝等。然而由于不同的发病原因，根据其起病和临床经过可分为急性和慢性颅内压增高。

1）头痛：慢性颅内压增高所致头痛多呈周期性和搏动性，常于夜间或清晨时加重，如无其他体征常易误诊为血管性头痛。如在咳嗽、喷嚏、呵欠时加重，说明颅内压增高严重。急性颅内压增高多由于外伤所致颅内血肿、脑挫伤、严重脑水肿等引起脑室系统的急性梗阻，因此其头痛剧烈，而且不能被缓解，常很快发生意识障碍，甚至脑出血。

2）呕吐：恶心和呕吐常是颅内压增高的征兆，尤其是慢性颅内压增高唯一的临床征象。伴剧烈头痛的喷射状呕吐则是急性颅内压增高的佐证。

3）视神经盘水肿：视神经盘水肿是诊断颅内压增高的准确依据。由于急性颅内压增高病情进展迅速，一般很少发生此种情况。慢性颅内压增高往往有典型的视盘水肿表现，首先是鼻侧边缘模糊不清、视盘颜色淡红、静脉增粗、搏动消失；继而发展为视盘生理凹陷消失，视盘肿胀隆起，其周围有时可见"火焰性"出血。

4）意识障碍：它是急性颅内压增高最重要的症状之一，由中脑与脑桥上部的被盖部受压缺氧或出血，使脑干网状上行激活系统受损所致。慢性颅内压增高不一定有意识障碍，但随着病情进展，可出现情感障碍、兴奋、躁动、失眠、嗜睡等。

5）脑疝：由于颅内压增高，脑组织在向阻力最小的地方移位时，被挤压入硬膜间隙或颅骨生理孔道中，发生嵌顿，称为脑疝。颅内压高达 $2.9 \sim 4.9kPa$ 持续 30min 就可发生脑疝。脑疝发生后，一方面是被嵌入的脑组织发生继发性病理损害（瘀血、水肿、出血、软化等）；另一方面是损害邻近神经组织，阻碍和破坏脑脊液和血液的循环通路和生理调节，使颅内压更为增高，形成恶性循环，以致危及生命。临床常见的脑疝有小脑幕裂孔疝和枕骨大孔疝。

（1）小脑幕裂孔疝：多发生于幕上大脑半球的病变，临床表现为病灶侧瞳孔先缩小后散大、意识障碍、对侧偏瘫和生命体征变化，如心率慢、血压高、呼吸深慢和不规则等。

（2）枕骨大孔疝：主要由于增高的颅内压传导至后颅凹或因后颅凹本身病变而引起。早期临床表现为后枕部疼痛，颈项强直。急性的枕骨大孔疝常表现为突然昏迷、明显的呼吸障碍（呼吸慢、不规则或呼吸骤停），心率加快是其特征。

2. 适应证 ①有颅内出血倾向者。②有脑水肿倾向者。③术前已有颅内压增高者，如梗死性脑积水需行脑室外引流者。

3. 有创颅内压监测 其是将导管或微型压力传感器探头置于颅腔内，导管与传感器的另一端与颅内压（ICP）监护仪连接，将 ICP 压力动态变化转为电信号，显示于示波屏或数字仪上，并用记录器连续描记出压力曲线，以便随时了解 ICP 的一种技术。

1）目的：颅脑创伤后常伴有 ICP 增高，根据 ICP 高低及压力波形，可及时准确地分析患者 ICP 变化，对判断颅内伤情，脑水肿情况和指导治疗、估计预后都有参考价值。

2）实施指征：临床症状和体征可为 ICP 变化提供重要信息，但在危重患者，ICP 升高的一些典型症状和体征，有可能被其他症状所掩盖，而且对体征的判断也受检测者经验和水平的影响，因此是不够准确的。判断 ICP 变化最准确的方法是进行有创的 ICP 监测。实施的指征为：①所有开颅术后的患者。②CT 显示有可以暂不必手术的损伤，但 GCS 评分 <7 分，该类患者有 50% 可发展为颅内高压。③虽然 CT 正常，但 GCS <7 分，并且有下列情况两项以上者：年龄 >40 岁；收缩压 <11.0kPa；有异常的肢体姿态，该类患者发展为颅内高压的可能性为 60%。

3）方法：实施有创 ICP 监测的方法有四种。

（1）脑室内压监护：是颅内压监测的"金标准"，一般选择侧脑室额角穿刺，穿刺点在冠状缝前 2cm，中线旁 2.5cm 交点。颅锥行额角穿刺，置入导管深度 6~7cm，将导管与头皮固定后，导管另一端与颅内压传感器及颅内压监护仪连接。将传感器固定并保持在室间孔水平，应用液压传感器，应定时调整零点，保证数据准确性。脑室内置管可测量整体颅内压（ICP），而且还可外接导管引流脑脊液及脑室内注入药物（如抗生素），然而，如果由于脑肿胀或颅内占位病变使脑室变小或移位，置管变得困难。脑室内置管并发感染的发生率达 11%。置管 5d 后感染概率增加，一般监护时间不宜超过 5d。

近期研究发现，许多患者可能在置管过程中发生脑脊液感染。脑室内导管可能会堵塞，尤其是蛛网膜下隙出血或脑脊液蛋白升高时。如果脑室内导管顶部的引流孔部分阻塞，导管顶部脑脊液引流阻力增加，导管中形成压力差，那么通过导管相连的传感器所得颅内压较实际偏低。尽管通过冲洗可使导管恢复通畅，反复冲洗操作明显增加了感染概率。

（2）脑实质内压监护：是将传感器直接插入脑实质内，连接颅内压监护仪进行颅压监测。

（3）硬脑膜外压监护：是将传感器置于硬膜外进行监测，由于硬脑膜完整并发颅内感染的机会较少，但是如果传感器探头与硬脑膜接触不均匀，可能影响压力测定的准确性。

（4）腰穿测压：在急性 ICP 升高，特别是未做减压术的患者不宜采用，因有诱发脑疝形成的可能。一旦脑疝形成后，脊髓腔内压力将不能准确反映 ICP。

4. 护理措施

（1）妥善固定：防止管道脱出、打折和阻塞。

（2）保持密闭、无菌、通畅：保持测压管通畅，敷料保持干燥，防止颅内感染。

（3）确保监测装置正常：监测过程每 1~2h 检查系统的功能状态。每一次监测前均要校零，零点参照点一般位于外耳道水平。

（4）保持 ICP 监测的准确性：各种操作如翻身、吸痰、躁动、尿潴留等，均可影响 ICP 值。患者平静后测量，确保 ICP 监测的准确性。当 ICP >2.0kPa 即被认为 ICP 增高，在常规治疗的基础上合理使用脱水药效果好。

（5）掌握 ICP 与病情变化的联系：ICP 与意识、瞳孔及生命体征有着连动作用，监测过程中，同时需严密观察神志、瞳孔及生命体征变化，并结合 ICP 数据，进行综合、准确的判断，抓住抢救时机。

（6）监测过程中操作要轻柔：避免晃动患者的头部，同时防止光纤探头位置移动，避免损伤硬膜致硬膜外血肿发生。

（7）监测一般不超过 7d。

5. 颅内压监护时的注意事项

（1）保持患者呼吸道通畅，躁动时应用镇静剂以免影响监护。

（2）监护前调整传感器零点，监护的零点参照点一般位于外耳道水平，患者平卧或头高 10°~15°。

（3）颅内压监护整个操作过程中注意严格执行无菌操作，预防性应用抗生素。

（4）颅内压监护无绝对禁忌证，但存在相对禁忌证，凝血可增加相关性出血的风险，应尽量等到 INR、PT、PTT 等指标纠正至正常范围之后再进行 ICP 监护。通常情况下 PT 应当低于 13.5s，并且 INR 应当小于 1.4s。对于存在高 INR 及 PT，而又需要 ICP 监护或神经外科手术的患者，可给予香豆素中提取的单倍剂量重组凝血因子。对于服用抗血小板药物的患者，应当给予血小板治疗，同时结合凝血时间评估血小板功能。无论是医源性或病理性免疫抑制，均为 ICP 监护的相对禁忌。

（倪荆为）

— 53 —

第五节　肾功能与水、电解质、酸碱平衡的监护

一、肾功能监护

（一）尿液检查

1. 一般性状检查

（1）尿量：正常成人每24h尿量为1000～2000ml，平均为1500ml，每千克体重每小时尿量不少于1ml。大于2 500ml为多尿，见于尿崩症、肾小管疾病。肾功能障碍时，常伴有少尿或无尿，24h的尿量少于400ml为少尿，说明一定程度的肾功能损害。尿量少于100ml为无尿，成为肾衰竭的基础诊断依据。当每小时尿量少于30ml，多为肾灌注不足，间接反映了全身血流量的减少。

（2）尿色：正常尿色主要由尿色素所致，其每日排泄量大体恒定。肾功能障碍时，由于尿少的程度不同，尿色呈黄色、琥珀色甚至深棕色。当患有肾结核、肾肿瘤、急性肾炎、急性膀胱炎等疾病，尿液色可因含一定量的红细胞而呈红色，称为肉眼血尿。当泌尿生殖系统或邻近器官组织有感染性炎症，尿中可含有大量的白细胞，肉眼即见尿浑浊或乳白色称为肉眼脓尿。另外，肝细胞性黄疸、阵发性血红蛋白尿、有色食物及药物（如服用维生素B_2）等均能引起尿色的异常。

（3）尿比重和渗透压的测定：尿比重和渗透压均能反映尿液中溶质含量，而比重受尿液内溶质颗粒性质的影响，如蛋白质、葡萄糖及造影剂等均可使尿比重增高，而渗透压则只与溶质颗粒数目有关，不受颗粒性质的影响。因此，尿渗透压更能切实地反映肾脏的浓缩和稀释功能。

尿渗透压的测定在24h内，最大范围在40～1400mOsm/（kg·H_2O），一般在600～1000mOsm/（kg·H_2O）。

若同时测定尿、血渗透压，计算渗比，即尿渗透压/血渗透压，可以直接反映血浆通过肾脏重吸收形成尿液后，其溶质被浓缩的倍数，参考值为2.5左右，比值越大，浓缩功能越好，比值越小，浓缩功能越差，如尿毒症患者为1.03±0.17。

2. 尿常规检查

（1）显微镜检查：正常人每小时尿中红细胞数不超过10万，离心尿每高倍视野多于3个，即为异常表现。当肾小球有病变、滤过膜通透性增高时，红细胞能通过滤过膜进入尿中；若病变损伤肾小管、肾间质、肾血管以及肾盂、输尿管、膀胱、前列腺和尿道时，均可引起血尿。临床上以尿三杯试验确定血尿发生部位。仅第一杯有血者，血尿来自尿道；仅第三杯有血者，来自膀胱三角区或前列腺；三杯均有血来自肾脏；若见到红细胞管型或伴有重度蛋白尿，亦表明血尿来自肾脏。此外，常用显微镜检查红细胞形态，若呈多种形态畸形，则为肾小球源性血尿，单形态非畸形性红细胞则为非肾小球源性血尿。

正常人24h尿中白细胞数不超过200万，离心尿每高倍视野5～10个即为异常。肾小球肾炎、肾病综合征可致尿内白细胞轻度增多；若发现多量白细胞，则提示有泌尿系感染，如肾盂肾炎、膀胱炎、尿道炎或肾结核。尿三杯试验对了解病变部位有帮助，若白细胞伴有白细胞管型，则可确定病变部位来自肾脏。出现白细胞尿需进一步做清洁中段尿培养，以利诊断和治疗。

正常人尿中无管型或偶有透明管型（每10个高倍视野不超过1个）。管型是蛋白质在肾小管内凝聚而成，它的出现对肾脏疾病诊断有重要意义。

透明管型：当它多量持续出现，特别是和其他管型同时存在，才有意义，提示肾实质病变。

细胞管型：红细胞管型提示肾脏出血；白细胞管型提示肾脏有炎症；上皮细胞管型提示肾小管有病变。

颗粒管型：提示肾小球、肾小管有损伤。

脂肪管型：见于慢性肾炎、肾管型肾炎及类脂质肾病。

肾衰管型：急性肾功能不全早期，此管型可大量出现，随着肾功能改善，肾衰管型可逐渐减少。在慢性肾功能不全时，尿中出现此管型提示预后不良。

蜡样管型：提示肾脏有长期而严重的病变。

（2）蛋白质检查：正常人尿中含有极微量蛋白（24h 尿中少于 150mg，多数仅为 40～70mg），常规定性试验呈阳性或尿中蛋白质含量每日超过 150mg 即为蛋白尿。病理性蛋白尿有三种：①肾小球性蛋白尿是由于肾小球疾病所致，蛋白滤过过多超过肾小管重吸收的阈值。②肾小管性蛋白尿因肾小管重吸收蛋白质功能障碍所致。③溢出性蛋白尿是由于某种中、小分子蛋白质在血液中显著增加，超过肾小管的重吸收能力，如血管内溶血性蛋白尿。病理性蛋白尿见于肾小球肾炎、肾盂肾炎、急性肾衰竭、高血压肾病、妊娠中毒症、狼疮性肾炎及肾中毒、肿瘤等。

（二）肾脏功能试验

1. 内生肌酐清除率 临床常用内生肌酐清除率基本反映肾小球功能。内生肌酐清除率测定前，需要连续低蛋白饮食、忌肉类和避免消耗性运动 3d，从第三天起收集 24h 全部尿液（加防腐剂），同时抽血测定血肌酐含量。

校正内生肌酐清除率正常值为 80～120ml/min，50～80ml/min 为轻度肾功能损害；20～50ml/min 为中度损害；低于 10ml/min 为重度损害。

2. 肾小管功能测定 肾小管浓缩与稀释功能的检查包括尿比重、尿渗透压的测定、莫氏试验等多种方法。

莫氏试验是改良的浓缩稀释试验。正常情况下 24h 尿量为 1000～2000ml，夜间尿量不超过 750ml，昼尿量与夜尿量之比为（3～4）：1，最高比重应在 1.020 以上，最高比重与最低比重之差不少于 0.009。若各次尿比重固定在 1.010～1.012 之间，提示肾功能严重损害，日间最高一次比重低于 1.018 提示肾功能严重损害，日间最高一次比重高于 1.018 提示肾浓缩功能不全。

肾小管酸化功能测定包括血、尿 pH 测定，血二氧化碳分压测定，滤过碳酸氢根排泄分数测定等。

（三）血液生化检查

1. 尿素氮（BUN） 正常值为 2.9～7.1mmol/L。

很多因素能够影响血 BUN 含量，如蛋白质摄入过多、烧伤分解代谢增高、发热时肾血流量下降等，以上因素可导致 BUN 升高；肝功能不全时阻碍氨基酸代谢，水分摄入过多，将致 BUN 下降。

2. 肌酐（Cr） 正常值为 62～133mmol/L。Cr 的影响因素较少，Cr 每日递增 44.2～88.4mmol/L 提示可能发生肾功能衰竭。

（四）正确留取化验标本的措施

尿标本需清洁、新鲜，最好留早晨第一次较浓缩的尿液，取中段尿。标本若不能在 1h 内检查，应放在冰箱内冷藏。

（五）经皮肾穿刺活检术

1. 意义及目的 经皮肾穿刺活检术简称肾穿刺术。其检查意义在于明确肾脏疾病的病理变化和病理类型，并结合临床做出疾病的最终诊断；根据病理变化、病理类型和严重程度制定治疗方案；根据病理变化的发展，判断治疗方案的正确与否，为治疗计划的继续实施或修正提供依据。

2. 适应证 理论上讲，对于大多数肾实质疾病，在没有禁忌证的情况下，均应该行肾穿刺检查。国外最近的观点是对于蛋白尿、镜下血尿、不好解释的肾功能衰竭及有肾脏表现的系统疾病均是肾穿刺的适应证。

3. 禁忌证 孤立肾、明显的出血倾向、重度高血压、精神疾病、体位不良、肾脏感染、肾脏肿瘤、肾脏位置过高或游走肾、慢性肾衰竭和心力衰竭、休克、严重贫血、妊娠、年迈等情况存在时，不宜行肾穿刺检查。

4. 术前准备

（1）向患者及家属解释肾穿刺的必要性，简单介绍肾穿刺的方法和过程，消除患者及家属的疑虑及恐惧心理，征得患者及家属的同意，签署手术知情同意书。

（2）教会患者穿刺时的体位配合：一般为仰卧位并在腹部垫一高度为 10cm 的枕头，确定患者能耐受这种体位。教会患者在这种体位下憋气。最好分别训练吸气末憋气、呼气末憋气和吸气中憋气，以便在穿刺时可以较灵活地调整患者肾脏的高低，一般20s即可。

（3）训练患者床上大小便。

5. 术后观察和护理

（1）术后平车仰卧位回病房，去枕平卧位8h，卧床休息24h，有肉眼血尿时，要适当延长卧床时间，术后1周内不宜剧烈活动。

（2）密切观察血压和心率变化。

（3）在病情允许的情况下，鼓励患者多饮水，增加尿量，减少血块阻塞尿路的发生。

（4）连续检查尿常规三次，观察尿的颜色及变化。

（5）术后常规给予抗生素3d预防感染，如果出现血尿，酌情给予止血药。

（6）取出的肾组织应尽快放置在4%甲醛溶液中，冷存并及时送检。

二、水、电解质及酸碱平衡失调的监护

（一）低钾血症

钾离子是人体细胞内的主要电解质，绝大多数分布在细胞内液间隙。普通成年人的体内钾总量为40~50mmol/kg。通常情况下，钾的摄入量和排泄量保持平衡。每日钾摄入量为1.0~1.5mmol/kg。虽然常用血清钾作为反映体内钾总量的指标，但钾在不同酸碱环境、渗透压水平、胰岛素和儿茶酚胺水平时可以在细胞内外移动而重新分布。

血清钾浓度小于3.5mmol/L为低钾血症。一般认为血清钾浓度每下降1mmol/L代表体内钾总量缺少200~350mmol。

1. 常见病因

（1）细胞内外重新分布：①碱中毒（pH每升高0.1，钾浓度降低0.1~0.7mmol）。②循环中儿茶酚胺浓度增加。③胰岛素水平增加。

（2）肾脏原因：①由于使用利尿剂或渗透性利尿而引起肾脏排钾过多，从而导致体内总钾量减少。②低镁血症。③醛固酮增多症。④肾动脉狭窄。⑤肾小管酸中毒。⑥大剂量青霉素。

（3）急性白血病。

（4）消化道钾丢失过多：①分泌性腹泻、绒毛状腺瘤。②呕吐。

（5）饮食摄入不足。

（6）锂中毒。

（7）体温过低。

2. 临床表现　肌痛、肌痉挛、肌无力、麻痹、横纹肌溶解、尿潴留、肠梗阻和直立性低血压。低钾血症逐渐恶化所导致的心电图表现依次为T波低平、Q-T间期延长、U波出现、ST段压低和QRS间期延长。心律失常亦较为常见，包括房颤、室性早搏、室上性心动过速、交界性心动过速和莫氏Ⅰ型二度房室传导阻滞（即文氏现象）。

3. 临床监护

（1）危重患者由于各种原因极易引起电解质紊乱，因此应密切观察病情，当发现低血钾临床指征时要及时复查血钾以确定诊断。

（2）出现低血钾或可能出现低血钾时，要定时测定血钾，尤其是对接受洋地黄和脱水利尿治疗的患者更为重要。

（3）对于严重低钾血症或不能服用口服制剂的患者宜静脉补钾。补钾速度根据临床表现决定，建议每千克体重每小时最大静脉补钾速度为0.5~0.7mmol/L，同时需要持续监测心电图，并应在补钾过程中密切监测血清钾的水平。

（4）钾盐对外周血管刺激性较大，浓度较高时应从中心静脉输入，护士要密切观察输液部位，防止外渗造成局部坏死。

（5）口服补钾时要在进食好的情况下进行，以防刺激胃肠道造成恶心呕吐、腹部不适及腹泻。

（二）高钾血症

血清钾高于 5.5mmol/L 为高钾血症。

1. 常见病因　①标本溶血。②白细胞增多症。③血小板增多症。④细胞内外重新分布：酸中毒；胰岛素缺乏；药物作用（洋地黄类、β 受体阻滞剂、琥珀酰胆碱）。⑤恶性高热。⑥细胞坏死（横纹肌溶解、溶血、烧伤）。⑦补钾治疗和输血导致的摄入增加。⑧肾脏排泌钾减少：肾功能衰竭；醛固酮减少症；远端肾小管内钠减少。⑨药物：包括肝素、血管紧张素转换酶抑制剂和保钾利尿剂（螺内酯、阿米洛利、氨苯蝶啶）。

2. 临床表现　包括肌无力和心脏传导异常，心电图改变包括房性和室性异位早搏（血清钾浓度在 6 ~ 7mmol/L 之间）、Q - T 间期缩短和 T 波高尖。高钾血症进一步恶化会出现 P 波消失、QRS 波增宽并最终与 T 波融合而导致室颤。

3. 临床监护

（1）补钾时必须稀释到一定浓度才能经静脉输入，不能推入。

（2）见尿补钾，尿量≤20ml/h 持续 2h，立即停止使用钾盐。

（3）当出现高血钾时，可立即停止输入钾盐并报告医师，必要时 30min 后复查，以保证结果准确性。

（4）如果高钾血症患者出现心电图变化，则不论血钾水平如何均应进行紧急处理，尤其血钾超过 6.5mmol/L 者，建议持续心电图监测。

（5）高血钾时可使用葡萄糖酸钙或氯化钙对抗，以稳定细胞膜并降低细胞的兴奋性。

（6）采取紧急措施以使细胞外钾离子向细胞内转移，以恢复细胞的极化状态。措施包括静脉输注碳酸氢钠 + 胰岛素 + 葡萄糖。

（7）降低总体钾的措施包括应用利尿剂，如呋塞米等。

（三）低钠血症

钠离子是人体细胞外液最主要的电解质，血清钠离子浓度的正常范围是 135 ~ 145mmol/L。血清钠浓度异常提示水平衡和钠平衡两方面的异常。钠的代谢由神经体液系统调控，包括肾素 - 血管紧张素 - 醛固酮系统、抗利尿激素、甲状旁腺素和交感神经系统。

血清钠浓度低于 135mmol/L 为低钠血症。常由于胃肠功能紊乱，出汗过多，使用利尿剂等引起。

1. 分类　根据血浆张性不同将低钠血症分类如下：①等张性低钠血症。②高张性低钠血症。③低张性低钠血症：低容量性低张性低钠血症、高容量性低张性低钠血症、等容量性低张性低钠血症。

2. 临床表现　厌食、恶心、呕吐、腹肌痉挛、乏力与虚弱、意识模糊、肌肉抽搐，严重者出现神经系统症状和心脏异常，如偏瘫、癫痫发作、昏迷、心律失常等。

3. 临床监护

（1）准确记录患者体重。

（2）详细记录出入量并能进行认真分析。

（3）及时准确测量血清钠以判断治疗进展情况。

（4）对于症状明显的低钠血症患者需要紧急处理。血清钠的纠正速度很重要，过慢或过快都可能引起神经病变，必须视个体情况而定。对于正常容量的患者通常可用高张盐水（3% NaCl 溶液），而低容量患者使用生理盐水。应控制输液速度，使血清钠在第一个 24h 内每小时增加 1 ~ 2mmol/L 或达到 120mmol/L，然后减慢输液速度使血清钠每小时增加 0.5 ~ 1.0mmol/L。

（5）合理调节饮食，多食含钠类食物，控制水的入量。

（四）高钠血症

高钠血症指血清钠浓度大于 145mmol/L。多为摄入钠过量或水分丢失所致。

1. 分类　①低容量性高钠血症。②等容量性高钠血症。③高容量性高钠血症。

2. 临床表现　包括震颤、易激惹、痉挛状态、癫痫发作、意识不清、烦躁不安、谵妄、嗜睡，进而昏迷。

3. 临床护理

（1）可给低张晶体液，如0.3%或0.45% NaCl溶液以降低血钠。

（2）密切监测神经系统状态。降低血钠速度不宜过快，因快速降低血钠可导致脑组织间液一过性渗透压降低，易造成脑细胞水肿。高钠血症的纠正速度应约为 1mmol/（L·h），完全纠正需 24～48h。

（3）严密监测血钠，定时采血，及时报告医师。

（五）低钙血症

钙离子是体内含量最丰富的电解质，大部分贮存于骨骼内，肠道和肾脏对于维持钙平衡起着非常重要的作用。钙是体内多种酶活动中必不可少的离子，在肌肉收缩、神经活动、凝血功能中起着重要作用。同时，钙对心肌兴奋性、收缩性有着重要的影响。

血清钙低于2.25mmol/L为低钙血症。主要临床表现为手指、足趾、口周麻木，肌肉痉挛，腱反射亢进、抽搐；典型体征包括 Trousseau 征（上肢肌肉痉挛引起腕部和拇指屈曲而手指伸直，可通过阻断上肢血液循环诱发）和 Chvostek 征（轻叩下颌的面神经所在部位可引起同侧面肌收缩）。心电图改变包括 Q-T 间期延长和心脏传导阻滞。治疗可按4mg/kg元素钙输注钙剂，可以10%葡萄糖酸钙或10%氯化钙10ml加等量葡萄糖溶液或生理盐水静脉推注。给予负荷量后继续输液维持，因为负荷量仅能使钙离子升高1～2h。使用地高辛的患者需要监测心电图。为避免形成钙盐沉淀，静脉钙溶液不能与静脉使用的碳酸氢钠溶液混合。氯化钙可损伤外周静脉，如有可能应通过中心静脉给药。

（六）高钙血症

一般高钙血症较少见，血清钙高于2.9mmol/L为高钙血症。临床表现包括胃肠道症状（恶心、呕吐、便秘、腹部绞痛）、关节痛、肌无力、骨痛、嗜睡、神志状态改变，严重时可出现休克和昏迷。高钙血症还可引起高血压和心律失常。心电图异常包括 Q-T 间期缩短、P-R 间期和 QRS 间期延长、T 波低平和房室传导阻滞。由于肾脏不能浓缩尿液，还可出现多尿和脱水。紧急处理措施是输注生理盐水进行水化以恢复容量状态，并通过稀释降低血清钙浓度。容量恢复正常后，应联合应用生理盐水和利尿剂，目标是维持尿量3～5ml/（kg·h）。同时需要密切监测其他电解质水平，必要时给予补充。

（七）代谢性酸中毒

1. 原因　主要有术中组织灌注不足，氧合不佳，血液过度稀释，失血过多，低温及末梢血管收缩等。术后多因血容量不足、心动过缓或过速、心包填塞等引起的低心排血量综合征，或呼吸系统并发症引起的通气换气不足等。酸性代谢产物的堆积可使心功能减弱、心室颤动，易诱发顽固性心室颤动。酸中毒还能使肺和肾的血管阻力增加，并减弱血红蛋白对氧的亲和力，使组织缺氧更加严重。

2. 防治　保证组织灌注和供氧，维护良好的循环功能和呼吸功能，临床出现明显的代谢性酸中毒时，应给予碱性药物（碳酸氢钠）治疗，还应注意纠治贫血、发热、躁动等导致缺氧的因素。应用碳酸氢钠纠正代谢性酸中毒时，需注意以下问题：

（1）用量根据碱缺失的多少而定，计算公式为：所需补充碳酸氢钠摩尔数 = BE 绝对值 × 0.3 × 体重（kg）。

一般先补充计算量的1/3～1/2，监测血气后决定是否需要继续补充，要注意预防矫枉过度而产生碳酸氢钠过量。

（2）补充碳酸氢钠后，代谢性酸中毒得到纠正，血钾往往降低，易诱发室颤。因此，在应用碳酸氢钠时要监测血钾，必要时补充钾盐。

（3）补充碳酸氢钠后发生以下化学变化：

$NaHCO_3 \rightarrow Na^+ + HCO_3^-$

$HCO_3^- + H^+ \rightarrow H_2CO_3 \rightarrow H_2O + CO_2$

可见，HCO_3^- 中和 H^+ 所产生的 CO_2 有赖于良好的通气，将 CO_2 排出体外。

（4）大量碳酸氢钠输入，钠和水潴留会增加循环血容量，加重心脏负担。对严重心功能不全的患者，应警惕心力衰竭加重。

（5）碱性溶液刺激性强，能迅速形成静脉血栓，宜通过导管，经中心静脉输入。

（6）大量补充碳酸氢钠可造成高钠血症，影响中枢神经系统，产生脑水肿而使颅内压升高。尤其是新生儿高钠血症会造成颅内出血，产生严重后果，对需要纠正酸中毒的新生儿，可用其他碱性药物代替碳酸氢钠，如三羟甲基氨基甲烷（THAM）。

（八）代谢性碱中毒

产生原因有碱性药物应用过量，低钠血症时尿内排出 H^+ 增加等。其他如大量应用肾上腺皮质激素，大量呕吐导致低氯性碱中毒等。碱中毒时氧解离曲线左移，氧释放减少，造成组织内缺氧，还可加重低钾血症，易诱发心律失常或发生洋地黄中毒。

代谢性碱中毒应对因实施治疗，如是容量的缺失，应积极补充血容量；如是低钾性碱中毒，则应补充钾盐。

（九）呼吸性酸中毒

产生原因主要是肺部病变所致的通气不足。也可因呼吸机调节不当，通气不足，辅助呼吸方式掌握不正确，或拔除气管插管过早，自主呼吸恢复不完全而致 CO_2 蓄积，结果造成呼吸性酸中毒。治疗以改善通气为主，还应治疗肺部病变，调节呼吸机参数，增加每分通气量。如确系拔管过早，则应考虑重新插入气管插管，以改善呼吸功能。

（十）呼吸性碱中毒

其由低氧血症、机械通气过度引起。当重症代谢性酸中毒时，代偿性过度换气也可造成呼吸性碱中毒。轻症患者通过自身调节可以得到平衡。但重症患者因其直接影响氧的利用，应予以治疗。应用机械通气的患者，可通过调整呼吸机参数，降低通气量和压力，达到治疗目的。

三、连续性血液净化疗法

连续性血液净化（CBP）疗法是指所有以连续、缓慢为特点清除机体过多水分和溶质治疗方式的总称。治疗模式包括：连续性动（静）脉血液滤过；连续性动（静）脉血液透析；连续性动（静）脉血液透析滤过；动静脉缓慢连续性超滤；连续性血液滤过吸附；日间连续性肾脏替代治疗等多项技术。已经从单纯肾脏替代治疗的手段扩展到各种临床危重病例的救治，与机械通气和全胃肠外营养地位同样重要。

1. 特点　血流动力学稳定，可缓慢、等渗地清除水和溶质；更有利于纠正酸碱失衡及电解质紊乱，具有更高的溶质清除率，能更好地控制氮质血症；可以大量清除炎症介质和细胞因子，保护内皮系统功能；延长了血液净化时间；增大体外循环中的血流量；生物相容性好；配备大量置换液；设置精确的液体平衡系统，为危重症患者的救治提供了极其重要的内稳态平衡，能满足大量液体的摄入，有利于营养支持治疗。

2. 适应证

（1）肾脏疾病：①重症急性肾损伤。②慢性肾衰竭。

（2）非肾脏疾病：包括多器官功能障碍综合征、全身炎性反应综合征、急性呼吸窘迫综合征、挤压综合征、乳酸酸中毒、重症急性胰腺炎、充血性心力衰竭、肝功能衰竭、药物或毒物中毒，严重水、电解质和酸碱失调等。

3. 禁忌证　无绝对禁忌证，但存在以下情况时应慎用：①精神障碍不能配合治疗者。②严重的凝血功能障碍患者。③严重的活动性出血患者。④易感染患者。

4. CBP 治疗前的监护

1）环境准备：一般在基础护理后开始血液净化，有条件要对环境进行消毒，严格限制患者家属进入 CBP 治疗场所，患者家属进入时要穿鞋套、戴口罩等。条件允许时配置换液场所有空气净化装置。

2）药品及物品准备：包括抗凝剂的选择，如普通肝素溶液、低分子量肝素。各种无菌溶液及药品，如生理盐水、碳酸氢钠、葡萄糖、灭菌用水、硫酸镁、葡萄糖酸钙、氯化钾等。CBP 物品包括血路管、血滤器、转换接头、注射器、静脉高营养袋、电子秤等。抢救物品包括各类抢救药物、氧气、心电监护仪、呼吸机、吸引器、除颤仪等。

3）血管通路的准备

（1）置管前护理：①置管前向清醒患者及家属详细介绍置管的必要性和重要性，同时说明在穿刺过程中及术后可能出现的并发症，患者若清醒尽量让患者本人签知情同意书。②周围环境要宽敞，便于操作。③减少人员走动，减少污染，严格无菌操作。

（2）置管中护理：①在置管过程中，应密切观察病情变化，及时发现异常及早处理，保证患者安全。②穿刺时要严格执行无菌操作。正确选择穿刺点，严格消毒，尽量做到一次穿刺成功，穿刺不成功，反复穿刺容易引起血肿。

5. CBP 治疗过程中的监护

1）CBP 仪器的操作及监护：护士应熟练掌握 CBP 机器的性能及操作程序，机器所提供的各种参数及报警信息，需护理人员对其进行干预才能最终保证体外循环的连续运转及治疗的顺利进行。如报警无法解除且血泵停止运转，立即停止治疗，手动回血，速请维修人员到场处理。检查管路是否紧密、牢固连接，治疗过程中密切监视机器运转工作情况以及动脉压、静脉压、跨膜压和血流量变化。

2）置换液的配置：CBP 治疗时需使用大量的置换液，如果液体配置不严格，会造成渗透压的改变，或被污染后引起毒血症。护士应严格按医嘱配液，在配液和换液过程中严格无菌操作，置换液必须无菌、无病毒和无致热源。尽量做到个体化治疗。液体现用现配，注意配伍禁忌，避免输液反应。在温度较低的环境中补充大量未经加温的置换液可能导致不良反应，应注意患者的保暖和置换液加温。

3）患者的监护：CBP 治疗期间由专人护理，询问患者自我感觉，密切监测患者呼吸、脉搏、心率、血压、意识等基本生命体征，每小时记录 1 次治疗参数及治疗量。有中心静脉压、有创动脉压监测、心电血压、脉搏氧监护条件者最佳。在使用抗凝剂时，要严密观察患者有无出血倾向，监测凝血功能，观察患者的引流液及管路凝血情况。

4）血管通路的监护和护理

（1）检查导管固定是否牢固，置管口有无渗血、渗液、红肿或脓性分泌物，如果有渗血、渗液、局部红肿等报告医师及时处理。如无特殊情况，采用常规消毒置管部位、更换无菌敷料。

（2）取下导管敷料，铺无菌治疗巾，消毒导管口，取下肝素帽，再次消毒后用注射器回抽导管内封管肝素和可能形成的血凝块。

（3）确认管路通畅后连接血路管，CBP 管路与留置导管连接处用无菌治疗巾覆盖。

（4）做好 CBP 管路的固定。固定血管通路时注意给患者留有活动长度，最好固定在患者身上某个部位或床单上，置管术后避免剧烈活动，以防将导管拔出。

（5）CBP 治疗结束按常规回血后用 20ml 生理盐水冲洗导管动静脉端管腔，再注入相应导管腔容量的肝素封管液于动、静脉导管腔内封管。在注入管腔等量肝素封管液的同时立即夹闭导管，使导管腔内保持正压状态，然后拧紧消毒的肝素帽。导管口用无菌敷料包扎并妥善固定。

（6）严格无菌操作，避免感染；抗凝剂封管液量应视管腔容量而定；肝素帽每次 CBP 治疗时均更换。

（7）CBP 治疗结束决定拔管时用无菌纱布压迫防止血肿发生。

（8）中心静脉置管是血透患者的生命线，应该专管专用，CBP 治疗期间尽量不要用导管输液、采血，注意防止交叉感染及血行感染，延长使用时间。

6. CBP 治疗后的监护

（1）注意观察体温、脉搏、呼吸、血压、脉搏氧以及神志变化。发现异常及时报告医师。注意观察穿刺点局部皮肤有无红、肿、热、痛、渗血及脓性分泌物等。穿刺点敷料应每日更换。

（2）保护固定好管道，防止脱管。

（3）合理膳食，维持足够营养：控制蛋白质摄入量有利于降低血尿素氮、血磷和减轻酸中毒，所以应给予优质低蛋白饮食，以动物蛋白为主。饮食宜清淡，易消化。食物应富含 B 族维生素、维生素 C、叶酸和钙质等以满足机体的需要。

（4）限制水、钠摄入，维持机体平衡：条件允许者每日定时测量体重，准确记录出入量。应严格控制入液量，量出而入。

（5）预防感染：患者抵抗力差，易发生感染。定期消毒穿刺部位，严格执行无菌操作原则。

7. CBP 治疗并发症的监护

（1）症状性低血压：少部分患者发生低血压时无任何症状，但大多数患者有自觉症状，打哈欠、便意感、背后酸疼等往往是低血压前的先兆症状，需细心观察并及早处理。低血压典型症状是恶心、呕吐、出冷汗、肌肉痉挛等。重者可出现面色苍白、呼吸困难等。低血压时应迅速将患者平卧，头低位停止超滤，输入生理盐水 100~200ml，多数患者可缓解。必要时可给予高渗葡萄糖、血浆、代血浆和白蛋白，以提高血浆渗透压。如血压仍不升，立即使用升压药，并采取其他相应的措施。

（2）感染：是最常见的并发症，如果是导管出口处局部感染，及时消毒，更换敷料，可口服抗生素；如导管内感染，一般需要拔除临时导管，并合理使用抗生素，如果是长期导管，可以先给予抗生素治疗，疗效不佳者也应拔除导管。

（3）出血：一旦发现可予以压迫止血，并调整抗凝剂使用量，必要时拔管压迫止血，并叮嘱患者穿刺部位不能剧烈运动，静卧休息。

（倪荆为）

第五章

新生儿重症监护

第一节　新生儿重症监护的特点

一、较强的人员配置

除了训练有素的医护人员对患者直接观察监护外，尚配有各种先进监护装置，用系列电子设备仪器对患儿生命体征、体内生化状态、血氧、二氧化碳等进行持续或系统的监控，并集中了现代化精密治疗仪器以便采取及时相应的治疗措施，对患者全身各脏器功能进行特别的护理，尽快使患者转危为安或防止突然死亡。

医疗工作由各级训练有素的专职医护人员承担，他们技术熟练、职责分明，有独立抢救应急能力，责任心强。此外，还需有各类小儿分科专家如麻醉科、小儿外科、放射科、心血管专家及呼吸治疗师等参与工作。

二、精良的医疗设备

NICU（neonatal intensive care unit，NICU）精密仪器集中，能最有效地利用人力、物力，以便于保养、维修、延长机器使用期限。有 NICU 的三级医院常有较强的生物医学工程（biomedical engineering，BME）人员配备，使各种仪器得到及时、有效的维修和预防性保养（preventive maintenance）。

三、具有对重危新生儿的转运能力

人口稠密地区建立的区域性 NICU，承担重危新生儿的转运、接纳重危患儿；对所属地区 I 级、II 级医院进行业务指导及培训教育，并负责协调所属地区围生期产、儿科及护理会诊工作，保持与高危产妇集中的产科单位密切联系，以便直接参加产房内高危儿的抢救复苏工作，并将其转入 NICU。

四、进行继续教育的能力

NICU 出院患者应与地区协作网建立密切联系，向基层普及新生儿救治技术。对出院患者进行定期随访，及时干预，以减少或减轻伤残的发生和发展。NICU 专业医师又应进行跨学科技术、理论研究，以推动新生儿急诊医学的发展；能开展围生及新生儿理论实践进展的各种形式的继续教育学习班。目前，各地有省级继续教育学习班及国家级继续教育学习班可供选择，此类学习班常将理论授课与实际操作相结合，同时介绍国内外最新进展，它们在很大程度上促进了我国新生儿学科的发展。

（刘梅讯）

第二节　新生儿重症监护的设备和仪器配置

近年来，随着电子技术的发展，NICU 的监护设施种类及功能有了较大的发展，使新生儿的监护更精确可靠，治疗更为有效和合理。NICU 中常用的监护电子设备及抢救治疗设备如下：

一、生命体征监护

1. 心率呼吸监护仪　其是 NICU 最基本的监护设备。通过连接胸前或肢体导联，监护及显示心率、心电波形。根据心电波型尚可粗略观察心律失常类型。通过胸部阻抗随呼吸变化原理监测及显示呼吸次数（需用胸前导联）。该仪器一般可设置心率、呼吸频率过快或过慢报警，并具有呼吸暂停报警功能。所有重危患者都要持续进行心电及呼吸监护。心电监护能发现心动过速、过缓、心搏骤停及心律失常等，但不能将荧光屏上显示的心电波型作为分析心律失常及心肌缺血性损害的标准用；监护仪具有显示屏，可调节每次心跳发出声音的大小和心率高、低报警。通过心电监护可测知心率、察看心电波形，以它和患儿的脉搏比较可分辨出报警是患儿本身心率过缓或过速或由于伪差（artifact）（如导联松脱）所致。胸前导联传感器由 3 个皮肤生物电位电极组成。NICU 多采用左、右胸电极加右腋中线胸腹联合处导联电极。左 - 右胸前或左胸前 - 右腋中线胸腹联合处常是呼吸信号的采集点，两处不宜靠得太近，以免影响呼吸信号质量。心率呼吸监护仪用前需先将导电糊涂在干电极上，打开电源，调好声频讯号至清楚听到心搏，并将心电波形调至合适大小，设置好高、低报警值（常分别设在 160 次/min 和 90 次/min）。应用时电极位置必须正确，导联电极必须粘贴于皮肤使不松脱。当需要了解过去一段时间内心率变化，可按趋向键，此时荧光屏上会显示 2、4、8、24h 等时间内心率快慢变化趋向图形，也有监护仪可储存心律失常波形，供回忆分析。

目前，功能复杂的心肺监护仪常采用多个插件，可监测体温、心率、呼吸、血压、血氧饱和度、呼出气二氧化碳、潮气量、每分通气量、气道阻力、肺顺应性等。

2. 呼吸监护仪　呼吸监护仪一般监护呼吸频率、节律、呼吸幅度、呼吸暂停等。

（1）呼吸运动监护仪：监护呼吸频率及呼吸暂停用，其原理为通过阻抗法监测呼吸运动，与心电监护电极相连，从呼吸时胸腔阻抗的周期性变化测定呼吸间隔并计算出呼吸频率，然后将电讯号传送至示波器分别显示呼吸幅度、节律，并以数字显示瞬间内每分钟呼吸次数。应用时必须设好呼吸暂停报警时间，一般设于 15~20s。

（2）呼吸暂停监护仪：仅用作呼吸暂停发作监护。该仪器的传感器置于新生儿保暖箱的床垫下（床垫厚约5cm左右），感受其呼吸脉冲信号，当呼吸暂停超过所设置的限度时，仪器发出报警。传感器必须置于能感受到患者呼吸的正确位置即患者肩胸部；体重低于1000g者因呼吸运动过弱，监护仪可能测不到信号，可将传感器盖上数层布后再置于褥垫上以感受超低体重儿的微弱呼吸运动。

3. 血压监护　血压监护可采用无创或有创方法进行。传统的听诊法不适合新生儿；触诊法在血压较低时常不能获得满意结果。目前多采用电子血压计，如 Dianamap™ 血压监护仪。它同时监测脉率及血压（包括收缩压、舒张压、平均动脉压）。电子血压计配有特制大小不等袖带，以适合足月儿或早产儿。新生儿袖带宽度应为肩至肘关节长的2/3。压力袖带包绕臂或大腿时，袖带上的箭头要正对脉搏搏动处。根据病情需要可设定时测量，亦可随时按压起始键进行测量。仪器能设收缩压、舒张压、平均动脉压及心率的报警值。测量时血压计上显示的心率数应与心电监护仪上显示的心率数相符，当患者灌注不良处于休克、收缩压与舒张压差小时，只能显示平均动脉压而不显示收缩压及舒张压。当使用不当或患者灌注不良时，仪器可显示相应的提示信息，以便做出调整进行重新测定。

创伤性直接测压法：该测压方法是将测压管直接置于被测量的系统内，如桡动脉。由监护仪中的中心处理系统、示波器及压力传感器及测压管组成。通过测压管，将被测系统（如动脉）的流体静压力传递至压力传感器。常用的石英传感器利用压电原理可将压力信号转化为电信号，输入监护仪的压力监测模块进行处理，最终显示压力波形及收缩压、舒张压、平均压读数。使用时应设定收缩压、舒张压、平均压和心率的报警范围；系统连接后应进行压力零点校正再行测量。通过该方法测定的压力较为可靠，适用于四肢明显水肿、休克等不能进行无创血压测定的新生儿。通过波形的显示可较直观、实时地反映压力的变化趋势，是危重新生儿抢救的重要监测手段之一。新生儿在脐动脉插管的情况下，采用直接测压法比较方便；也可用桡动脉。直接持续测压法的主要缺点是其具有创伤性，增加了出血、感染等机会。为保证血压及中心静脉压测定读数的准确性，应注意将压力传感器置于心脏水平位，传感器与测压装置的穹隆顶盖间无空气泡，导管通路必需通畅无空气泡及血凝块。

4. **体温监测**　可测定皮肤、腋下、直肠及鼓膜温度。鼓膜温度可采用红外线方法进行测定，它能较准确地反映中心体温，是寒冷损伤时体温评估及新生儿缺氧缺血性脑损伤进行亚低温头部选择性降温治疗时的无创伤性监测手段之一。

二、氧合或通气状态的评估

1. **氧浓度分析仪**　可测定吸入氧浓度，读数范围为21%~100%。测量时将探头置于头罩、呼吸机管道内以了解空-氧混合后实际吸入的氧浓度，指导治疗。

2. **经皮氧分压（$TcPO_2$）测定仪和经皮二氧化碳分压（$TcPCO_2$）测定仪**　经皮血氧监护仪传感器由银制阳极、铂制阴极（Clark电极）以及热敏电阻和加热器组成。传感器上须盖有电解质液和透过膜，加热皮肤表面（常为43~44℃），使传感器下毛细血管内血液动脉化，血中氧自皮肤透过后经膜在传感器发生反应产生电流，经处理后显示氧分压数。应用时传感器应放置在患儿体表，既避开大血管，又有良好毛细血管网的部位，如上胸部、腹部。不要贴于活动肢体，以免影响测定结果。该法为无创伤性，能持续监测、指导氧疗。

经皮二氧化碳分压监护仪由pH敏感的玻璃电极及银/氧化银电极组成。利用加热皮肤表面传感器（常为43~44℃），使二氧化碳自皮肤透过后经膜在传感器发生反应，经处理后显示二氧化碳分压数，进行连续监测。

经皮氧及二氧化碳分压监护仪的特点是能直接、实时反映血氧或二氧化碳分压水平，减少动脉血气分析的采血次数，指导氧疗；在新生儿持续肺动脉高压的鉴别诊断时，采用不同部位（上、下肢）的经皮血氧分压差，可评估动脉导管水平的右向左分流。其缺点是检测探头每3~4h需更换位置一次，以免皮肤烫伤；使用前及每次更换探头时，必须进行氧及二氧化碳分压校正。目前已有将经皮氧分压（$TcPO_2$）和经皮二氧化碳分压（$TcPCO_2$）测定制成同一探头，同时相应校正的自动化程度也有提高，便于使用。

3. **脉率及血氧饱和度仪**　该仪器的出现极大地方便了新生儿（尤其是极低体重儿）的监护，使临床取血检查的次数大为减少，同时减少了医源性失血、感染等发生机会。它能同时测定脉率及血氧饱和度，为无创伤性的、能精确反映体内氧合状态的监护仪。传感器由2个发光二极管发出特定波长的光谱，光波通过搏动的毛细血管床后到达感光二极管。由于氧合血红蛋白与还原血红蛋白对每一种波长的光波吸收量不同，根据光波吸收情况经机器内微机处理后算出（SaO_2）。常用传感器有指套式、夹子式及扁平式等种类，可置于新生儿拇指、大踇趾等位置。机器显示脉冲光柱或搏动波形，显示血氧饱和度（SaO_2）值，同时显示脉率数。使用时必须将传感器上光源极与感光极相对，切勿压绕过紧，开机后设好上下限报警值后仪器即显示脉率与SaO_2值。应用该仪器者应正确掌握氧分压、氧饱和度与氧离曲线的关系；各种影响氧离曲线的因素，如胎儿或成人型血红蛋白、血pH、二氧化碳分压等都会影响特定氧分压下的血氧饱和度。在较高血氧分压时，氧离曲线变为平坦，此时的氧分压变化而导致的SaO_2变化较小，故该器仪不适合于高氧分压时的监测；当组织灌注不良时，测得SaO_2值常偏低或仪器不能捕捉到信号；当婴儿肢体过度活动时显示的SaO_2及心率常因干扰而不正确，故观察SaO_2读数应在安静状态下，当心率显示与心电监护仪所显示心率基本一致时取值。新生儿氧疗时，尤其早产儿应将SaO_2维持在85%~95%之间，此时的氧分压值在6.65~9.31kPa之间，可减少早产儿视网膜病（ROP）的发生机会。

三、中心静脉压监测

中心静脉压（CVP）与右心室前负荷、静脉血容量及右心室功能等有关。将导管自脐静脉插入至下腔静脉后，血管导管与传感器相连，再按有创动脉测压步骤操作，即能显示中心静脉压。中心静脉压监测用于休克患者，以便根据 CVP 进行补液指导。

四、创伤性颅内压监测

目的是了解在颅内出血、脑水肿、脑积水、机械通气时颅内压的急性变化及其对治疗的反应，以便临床对其急剧变化做出处理。新生儿及小婴儿在前囟门未闭时可将传感器置于前囟做无创伤性颅内压力监测。测定时，婴儿取平卧位，头应保持与床呈水平位，略加固定，剃去前囟部位头发，将传感器贴于前囟即能测得颅压读数。

五、监护仪的中央工作站

将多个床边监护仪连接于中央监护台，在护士站集中反映各监护床单位的信息，包括心率、呼吸、血压、氧饱和度、体温等，这在成人的 ICU 已有普遍的应用，近年来在部分 NICU 也采用了该技术。但应强调，在新生儿监护室，床边监护、直接观察甚为重要，而中心监护系统的作用不十分有意义。

六、体液及生化监护

如血细胞比容、血糖、血清电解质、血胆红素、渗透压及血气分析等可在 NICU 中完成。

七、其他监护室常用设备

1. 床边 X 线片机　其为呼吸治疗时不可缺少的设备，对了解心、肺及腹部病情，确定气管插管和其他置管的位置，了解相关并发症，评估疗效等都有很好的作用。床边 X 线片机的功率以 200mA 为好，功率太低可因患儿移动而影响摄片质量。

2. 透光灯　其常由光源及光导纤维组成，属于冷光源。主要用于诊断的照明，如在气胸时通过胸部透照可发现光的散射，做出床边的无创性诊断；也可用于桡动脉穿刺的照射，以寻找桡动脉，引导穿刺。

3. 电子磅秤　其用于体重的精确测定，也用于尿布的称重以估计尿量。

4. 食管 pH 监护仪　其用于胃－食管反流、呕吐及呼吸暂停的鉴别诊断。

5. 床边超声诊断仪　NICU 新生儿常因病情危重或人工呼吸机应用，需床边进行超声检查，以明确先天性畸形、颅内出血、胸腹脏器变化等形态学改变；通过多普勒方法还可了解血流动力学改变、脏器血流及肺动脉压力等以指导治疗。由于新生儿的体表较薄，采用超声仪的探头频率宜高，如 5～7MHz，以提高影像的分辨率。

6. 肺力学监护　其常用于呼吸机治疗时的监测。以双向流速压力传感器连接于呼吸机管道近患者端进行持续监测气体流速、气道压力，通过电子计算机显示出肺顺应性、潮气量、气道阻力、每分通气量、无效腔气量，并能描绘出压力容量曲线。通过肺力学监测能更准确指导呼吸机参数的调节，减少肺部并发症的发生。

7. 呼气末二氧化碳监测仪　其常结合人工呼吸应用，以监测患儿的通气状态。

八、新生儿重症监护的常用治疗设备

NICU 配备：具有伺服系统的辐射加温床、保暖箱；静脉输液泵；蓝光治疗设备；氧源、空气源、空气、氧气混合器；塑料头罩；胸腔内闭锁引流器及负压吸引装置；转运床；变温毯；喉镜片（0 号），抢救复苏设备，复苏皮囊（戴面罩），除颤器等。CPAP 装置及人工呼吸机将在相关的章节中介绍。

常用消耗品有：鼻导管，可供不同吸入氧浓度的塑料面罩，气管内插管（新生儿用插管内径为

2.5mm、3mm、3.5mm 及 4mm）；各种插管，周围动、静脉内插入管；脐动、静脉插管（分 3.5Fr、5Fr、8Fr）；喂养管（分 5Fr、8Fr）；吸痰管等。

（刘梅讯）

第三节　新生儿辅助机械通气

辅助机械通气是治疗呼吸衰竭的重要手段。新生儿呼吸系统代偿能力低下，当患呼吸系统疾病时极易发生呼吸衰竭，故在 NICU 中使用机械通气的频率较高。因此，新生儿急救医生应熟练、全面、准确地掌握机械通气相关的肺力学知识、气体交换方式、主要参数的作用、常用的通气模式及其临床应用。目前，有很多新类型呼吸机供新生儿选用，但持续气流、压力限定 – 时间转换型呼吸机（continuous flow，pressure – limited and time – cycled ventilator）仍是新生儿基本而常用的呼吸机类型。持续气流是指呼吸机在吸气相和呼气相均持续向其管道内送气，在吸气相，呼气阀关闭气体送入肺内，过多气体通过泄压阀排入大气；在呼气相，呼气阀开放，气体排入大气。压力限定是预调的呼吸机管道和气道内在吸气相时的最高压力，当压力超过所调定的压力时，气体即通过泄压阀排出，使呼吸机管道和气道内的最高压力等于调定压力。时间转换即根据需要直接调定吸气时间和频率，呼气时间和吸、呼比呼吸机自动计算并直接显示。该类型呼吸机可供调节的参数为吸气峰压、呼气末正压、呼吸频率、吸气时间、吸入气氧分数和气体流速。

一、机械通气相关肺力学

不论自主呼吸还是辅助机械通气，均需口和肺泡间存在一定的压力差，方能克服肺及胸壁弹性（顺应性）和气道阻力，从而完成吸气和呼气。

（一）肺顺应性

肺顺应性（compliance of lungs，CL）是指肺的弹性阻力，常以施加单位压力时肺容积改变的大小来表示，其公式为：

顺应性（L/cmH_2O）＝容量（L）/压力（cmH_2O）

从公式可见，当施给一定压力时，顺应性值越大，容积变化越大。呼吸系统的总顺应性是由胸壁顺应性与肺顺应性构成，但由于新生儿胸壁弹性好，其顺应性常忽略不计，故通常肺顺应性即可代表呼吸系统的总顺应性。正常新生儿肺顺应性为 $0.003 \sim 0.006L/cmH_2O$；呼吸窘迫综合征（respiratory distress syndrome，RDS）时肺顺应性降低，仅为 $0.0005 \sim 0.001L/cmH_2O$，其含义为：在相同的压力下，送入其肺内的潮气量将明显减少，若获得正常的潮气量，则需要更高的压力。

（二）气道阻力

气道阻力（resistance，R）是指气道对气流的阻力。常以单位流速流动的气体所需要的压力来表示，其公式为：

气道阻力 $[cmH_2O/（L·sec）]$ ＝压力（cmH_2O）/流速（$L·sec$）

正常新生儿总气道阻力为 $20 \sim 40cmH_2O/（L·sec）$；气管插管时为 $50 \sim 150cmH_2O/（L·sec）$；胎粪吸入综合征（meconium aspiration syndrome，MAS）为 $100 \sim 140cmH_2O/（L·sec）$ 或更高。

（三）时间常数

时间常数（time constant，TC）是指在一定压力下，送入肺内或呼出一定量气体所需要的时间单位，取决于呼吸系统的顺应性及气道阻力，其计算公式为：

TC（sec）＝CL（L/cmH_2O）×R $[cmH_2O/（L·sec）]$

由公式可见：顺应性越差，气道阻力（包括气管插管和呼吸机管道）越小，送入肺内气体或呼出气体越迅速，所需时间越短，反之亦然。正常足月儿：TC ＝ $0.005L/cmH_2O × 30cmH_2O/（L·sec）$ ＝ $0.15sec$；RDS 患儿：TC ＝ $0.001L/cmH_2O × 30cmH_2O/（L·sec）$ ＝ $0.03sec$；MAS 患儿：TC ＝ $0.003L/$

$cmH_2O \times 120cmH_2O/$（$L \cdot sec$）$=0.36sec$。送入肺内或呼出一定量气体后剩余的潮气量与时间常数有关，其计算公式为：

$$V/Vo = e^{-TC}$$

式中，V：送入肺内或呼出一定量气体后剩余的潮气量；Vo：潮气量；$e=2.7134$。

以呼气时间（time of expiration，TE）为例，当 TE 为一个时间常数（TC=1）时，根据公式 V/Vo=0.37，$V=Vo \times 0.37$，即肺内剩余的气量为潮气量的 37%，也就是说，当 TE 为一个时间常数（TC=1）时，可呼出潮气量的 63%；当 TE 分别为 2、3、4、5 个时间常数时，呼出气量分别为潮气量的 86%、95%、98%、99%。理论上，吸气时间、呼气时间若为 5 个时间常数，近乎全部的潮气量能进入肺内或排出体外，但临床实践中吸、呼气时间达 3~5 个时间常数即可。当吸气时间（time of inspiration，TI）短于 3~5 个时间常数时，调定压力下的潮气量不能全部送入肺内，使实际的吸气峰压（PIP）低于调定的 PIP，称为非调定的 PIP 下降，此时平均气道压力（mean airway pressure，MAP）也随之下降，故也称为非调定的 MAP 下降，其结果导致 PaO_2 降低及 $PaCO_2$ 升高；当 TE 短于 3~5 个时间常数时，即可产生非调定的呼气末正压。

（四）非调定的呼气末正压

当应用高呼吸频率（respirator rate，RR）通气时，TE 短于 3 个 TC，由于呼气时间不够，肺泡内气体不能完全排出，造成气体潴留，使肺泡内呼气末压力高于调定的呼气末正压（positive end-expiration pressure，PEEP），其高出的 PEEP 值称为非调定的呼气末正压（inadvertent positive end-expiration pressure，iPEEP）。此时功能残气量（functional residual capacity，FRC）增加，肺顺应性和潮气量降低，每分通气量及心搏量减少，PaO_2 降低及 $PaCO_2$ 升高。如果调定的 PEEP 较低，iPEEP 则可使萎陷的肺泡在呼气末恢复正常 FRC，改善氧合，这可能是对 RDS 患儿有时增加频率后氧合陡度增加的原因。当然，当产生 iPEEP 时，呼吸系统也将代偿和限制气体进一步潴留，高 FRC 使肺顺应性降低，气体潴留则使小气道开放，气道阻力下降，从而缩短相应肺泡的时间常数，在原有 TE 内，呼出比原来更多的气体，同时高 FRC 使潮气量减少，故呼出潮气量所需的时间也短，从而缓解气体潴留，达到新的平衡。这也可能是调定的 PEEP 越高气体潴留愈少和当存在不特别严重气体潴留时肺泡并未破裂的道理所在。气管插管较细及气道分泌物增多使气道阻力增加，也是引起气体潴留的重要原因。值得注意的是呼吸机经近气道测量的 PEEP 值不能准确反映肺泡内呼气末压力。

如何发现 iPEEP，首先根据疾病的种类或肺功能监测，推断和观察 CL、R 和 TC，结合所调定的 TE 预测其可能性，肺顺应性高或气道阻力大的患儿易引起 iPEEP，可应用长 TE。气体潴留的表现为：桶状胸，胸动幅度小，呼吸音减弱；$PaCO_2$ 升高；循环障碍，如血压下降、代谢性酸中毒、中心静脉压升高等；胸片示呼气末膈肌低位；肺功能及呼气末闭合气管插管测量其食管或气道压力等方法对发现 iPEEP 也有一定帮助。有的呼吸机可通过呼气保持按钮获得 iPEEP。

（五）TC 相关的治疗策略

TC 是针对不同疾病制定机械通气策略的重要理论依据。如上所述，RDS 患儿肺顺应性小而气道阻力尚属正常，1 个 TC 仅为 0.03s，3 个 TC 为 0.09s，即使 5 个 TC 也只有 0.15s，因此，对 RDS 极期患儿进行机械通气时，可采用较高频率通气，而不至于产生 iPEEP；由于 RDS 以缺氧为主，增加 TI 可提高 MAP 即提高 PaO_2，而 RDS 所需 TE 很短，故理论上可应用倒置的吸、呼比即（2:1）~（4:1），长 TI 虽可提高 PaO_2，但容易造成肺气压伤，故临床已极少应用。MAS 患儿气道阻力明显增加，肺顺应性仅略减小，1 个 TC 仅为 0.36s，3 个 TC 则为 1.08s，因此，对 MAS 应用机械通气，宜选择慢频率和长 TE，如果提高频率，则应降低 PEEP，以免造成 iPEEP；还可根据 MAS 病理改变（肺不张、肺气肿和正常肺泡同时存在）进行通气，气肿的肺泡 TC 长为慢肺泡，而正常的肺泡 TC 相对短为快肺泡，如果以正常肺泡为通气目标，可根据正常肺泡的 TC（3~5 个 TC 为 0.45~0.75s）确定 TI 和 TE，采用中等频率，这样既可保证快肺泡有效通气，又可使进出慢肺泡的气体量减少，避免气肿的肺泡破裂，造成气胸；若以气肿肺泡为通气目标，可根据气肿肺泡的 TC 确定 TI 和 TE，采用慢频率、长 TI 和长 TE，这样虽保证气肿肺泡的有效通气，却使正常肺泡过度通气，容易发生气胸。

二、机械通气的气体交换

机械通气的基本目的是促进有效的通气和气体交换，包括 CO_2 的及时排出和 O_2 的充分摄入，使血气结果在正常范围。

（一）CO_2 的排出

CO_2 极易从血液弥散到肺泡内，因此血中 CO_2 的排出主要取决于进出肺内的气体总量，即每分肺泡通气量，其计算公式为：

每分肺泡通气量 =（潮气量 - 无效腔量）× RR

无效腔量是指每次吸入潮气量中分布于气管内，不能进行气体交换的部分气体，因其相对恒定，故增加潮气量或 RR，可增加每分肺泡通气量，促进 CO_2 的排出，降低 $PaCO_2$，潮气量对 CO_2 的影响大于 RR。定容型呼吸机的潮气量可通过旋钮直接设置；定压型呼吸机的潮气量主要取决于肺的顺应性和吸、呼气时肺泡内的压力差。一般情况下，肺顺应性在一段时间内相对恒定，故其潮气量主要取决于吸气峰压（peak inspiration pressure，PIP）与 PEEP 的差值，差值大则潮气量大，反之则小。通气频率也是影响每分肺泡通气量的重要因素之一，在一定范围内，频率的增加可使每分肺泡通气量增加，可使 $PaCO_2$ 下降。此外，患儿在机械通气过程中自主呼吸频率的变化也是影响通气的因素。当 $PaCO_2$ 增高时，可通过增大 PIP 与 PEEP 的差值（即提高 PIP 或降低 PEEP）或调快呼吸机频率来使 $PaCO_2$ 降低，反之亦然。至于上述参数调定哪一个，需结合具体病情和 PaO_2 值而定。

（二）O_2 的摄取

动脉氧合主要取决于 MAP 和吸入气氧分数（fraction of inspired oxygen，FIO_2）。MAP 是一个呼吸周期中施于气道和肺的平均压力，MAP 值等于在这个呼吸周期中压力曲线下的面积除以该周期所用的时间，其公式为：

$$MAP = K \times (PIP \times TI + PEEP \times TE) / (TI + TE)$$

式中，K：常数（正弦波为 0.5，方形波为 1.0）；TI：吸气时间；TE：呼气时间。

MAP 应用范围一般为 $5 \sim 15cmH_2O$（$0.49 \sim 1.47kPa$）。从公式可见，提高 PIP、PEEP 及吸/呼（inspiration/expiration ratio，I/E）中任意一项均可使 MAP 值增大、PaO_2 提高。在考虑增大 MAP 时，应注意下列几个问题：①PIP 的作用大于 PEEP 及 I/E。②当 PEEP 达到 $8cmH_2O$ 时，再提高 PEEP，PaO_2 升高则不明显。③过高的 MAP 可导致肺泡过度膨胀，静脉回流受阻，心排血量减少，氧合降低，并可引起肺气压伤。除增加 MAP 外，提高 FiO_2 也是直接而有效增加 PaO_2 的方法。

总之，影响 $PaCO_2$ 的主要参数是 RR 和 PIP 与 PEEP 的差值；影响 PaO_2 的主要参数是 MAP（PIP、PEEP 和 I/E）及 FiO_2。临床上应根据 PaO_2 和 $PaCO_2$ 的结果，在上述原则指导下综合考虑各参数的具体作用进行个体化调定。

三、呼吸机主要参数及其作用

（一）PIP

PIP 是指吸气相呼吸机管道和气道内的最高压力。提高 PIP 可使肺脏充分扩张，增加潮气量和肺泡通气量，降低 $PaCO_2$；同时改善通气血流比（V/Q），改善氧合，提高 PaO_2。PIP 高低与肺顺应性大小相关，肺部病变越重，顺应性越差，所需的 PIP 越高。但 PIP 过高，可使原已扩张的肺泡过度膨胀，肺泡周围毛细血管血流减少，V/Q 增大，同时血流向压力低的肺泡周围血管转移，引起肺内分流，并影响静脉回流和降低心输血量，反而会使 PaO_2 降低；当 PIP 超过 $2.94kPa$，也增加患肺气压伤和早产儿慢性肺疾病的危险性。因此，原则上以维持 $PaCO_2$ 在正常高限的吸气峰压即可。初调 PIP 时，应以可见胸廓起伏、呼吸音清晰和 $PaCO_2$ 正常为宜。也可根据肺功能监测仪上的压力 - 容量环（P - V 环）调节 PIP，当 PIP 超过某一数值后，P - V 环的斜率由大变小、顺应性由好变差（P - V 环变为扁平）。上段

P-V环斜率由大变小的结合点称为P-V环的上折点。此时肺容量约为肺总量的90%，超过上折点继续增加压力，肺泡将处于过度牵张状态，肺容量增加很少，顺应性差。因此，适宜PIP的确定应以低于P-V环上折点对应的压力值0.10~0.20kPa为宜，应避免PIP超过上折点对应的压力值。

（二）PEEP

PEEP是指呼气相呼吸机的呼气阀不完全开放，使部分气体存留于管道和气道内所产生的压力。适宜PEEP的存在，使缺乏肺表面活性物质的肺泡和终末气道在呼气相不至于萎陷，维持正常FRC，进而改善通气、血流比和肺顺应性，从而使PaO_2升高。因为PEEP的变化可改变吸气相的起始压力，故在PIP固定不变的情况下，提高PEEP则潮气量和肺泡通气量减少，使$PaCO_2$增加。有的呼吸机当调高PEEP后，PIP会相应升高，使其差值保持不变，从而避免$PaCO_2$升高。PEEP > 0.78kPa可降低肺顺应性和潮气量，增加无效腔，阻碍静脉回流，使PaO_2降低，$PaCO_2$升高。调定PEEP宜个体化，因肺泡表面活性物质的含量不同，故所需的PEEP值也不同。适宜PEEP应参考血气结果、呼气末膈肌位置及肺透过度进行综合判断。也可根据P-V环来具体设置，呼气末肺泡萎陷时，下段P-V环斜率小、顺应性差（P-V环呈扁平），当PEEP达到某一压力点后，随着压力增大而顺应性好、肺容量迅速增加（P-V环斜率明显增大），下段P-V环斜率变化的结合点称为P-V环的下折点（拐点），此时原先萎陷的肺泡复张，FRC增加。因此，适宜PEEP的确定应以高于P-V环下折点对应的压力值0.10~0.20kPa为宜，避免PEEP低于下折点对应的压力值。有的呼吸机肺功能监护仪上可显示P-V环的上、下折点。

（三）RR

RR是指呼吸机送气或呼气的频率。频率的变化主要改变每分肺泡通气量，因而影响$PaCO_2$。当潮气量或PIP与PEEP差值不变时，增加RR能增加每分通气量，从而降低$PaCO_2$。一般情况下，频率在一定范围内变化并不改变动脉氧分压。RR < 40次/min多在反比通气（TI > TE）和撤机时使用；当RR为40~60次/min时，较易与新生儿自主呼吸同步；RR > 60次/min时，可在低于原来PIP的情况下，保持原来的每分通气量甚或使其增加，维持气体交换，从而减少由于PIP过高而造成的气压伤；高RR通气，可使$PaCO_2$降低，进而扩张肺血管，是治疗新生儿持续肺动脉高压（persistent pulmonary hypertension of newborn，PPHN）传统而有效的方法。当RR > 100次/min，由于TI过短，可产生非调定的PIP下降；TE过短，则造成iPEEP。因此，在调节RR时需要考虑其他参数，特别是TI和TE。撤离呼吸机前，RR常调到10次或5次，此时只需将吸气时间固定在0.5~0.75s即可，呼气时间可以很长，因呼吸机管道内持续有气流，患儿可在较长的呼气时间中进行自主呼吸，保证气体交换。

（四）TI

TI是指呼吸机呼气阀关闭，使气体进入肺内的时间。该值可被调定。TE和I/E随TI和RR的变化而改变，其中TI、TE及RR的相互关系可用公式表示：

RR = 60/（TI + TE）

TI主要用于改变MAP，因此是改善氧合的重要参数，但其作用小于PIP或PEEP。若TI过长，使肺泡持续扩张，增加肺血管阻力，影响静脉回流和心排血量，可引起肺气压伤及慢性肺疾病；如果TI过短，可产生非调定的PIP和MAP下降，不利于低氧血症的纠正。以往TI多用0.6~1.0s，现主张用0.3~0.6s。但适宜TI的设定应考虑到肺顺应性的高低和气道阻力的大小，即肺部疾病的性质及严重程度。也可通过呼吸机上的肺功能监测仪的流速-时间曲线来判断，如吸气末流速曲线降至零则表示肺泡完全充盈，提示吸气时间足够；反之，则表示肺泡不能完全充盈、吸气时间不足。但气管插管周围漏气明显时该方法不可靠。

TE是指呼吸机呼气阀开放，胸廓弹性回缩将气体排出体外的时间，是影响CO_2排出的参数之一。适宜TE的设定也应考虑到肺部疾病的性质及严重程度。

通常I/E < 1，其变化在RR一定的情况下，主要受TI的影响，因此I/E对PaO_2影响较大，在正常TI和TE范围内，I/E变化不改变潮气量，因此对CO_2的排出无明显影响。

（五）流速

流速（flow rate，FR）是指呼吸机将混合气体送入管道和气道的速度，是决定气道压力波型的重要因素。为排除管道和气道内 CO_2，流速至少应为新生儿每分通气量的 2 倍。低流速通气（0.5～3.0L/min）时，气道压力升高缓慢，达 PIP 的时间较长，压力波型为正弦波近似三角形，此波型与自主呼吸的压力波型类似，更趋于生理性，可减少气压伤的发生。但低流速时，MAP 低，不易纠正低氧血症；同时，因气道开放压力不足易形成无效腔通气，也可使 $PaCO_2$ 升高；高流速通气（4～10L/min 或更高），气道压力升高迅速，达 PIP 的时间极短，压力波型为方型波，相同 PIP 情况下，方型波 MAP 值约为正弦波的 2 倍，可明显改善氧合。高 RR 通气时，因吸气时间短，要达到设定的 PIP，常需要高流速通气。当肺内气体分布不均匀时，过高流速通气容易引起肺气压伤，同时也造成大量气体浪费，新生儿呼吸机常用流速为 8～10L/min。也可通过呼吸机上的肺功能监测仪的压力－时间曲线来判断流速，当患儿自主吸气时，压力－时间曲线上升支出现明显切迹则表示流速过低。

（六）FiO_2

FiO_2 是指呼吸机送入管道和气道中气体的氧分数，其意义同氧浓度。增加 FiO_2 是最直接和方便的改善氧合的方法，提高 FiO_2 可使肺泡 PO_2 增加，从而提高 PaO_2。但 FiO_2 持续高于 0.6～0.7 时，可能会引起早产儿慢性肺疾病和视网膜病，因此应密切监测 FiO_2。

四、新生儿常用基本通气模式

（一）持续气道正压

持续气道正压（continuous positive airway pressure，CPAP）也称自主呼吸（spontaneous breathing，Spont），是指有自主呼吸的婴儿在整个呼吸周期中（吸气和呼气）接受呼吸机供给的高于大气压的气体压力，其作用为吸气时气体易于进入肺内，减少呼吸功；呼气时可防止病变肺泡萎陷，增加 FRC，改善肺泡通气、血流比，从而升高 PaO_2。主要用于低氧血症、轻型 RDS 和频发的呼吸暂停。多主张应用鼻塞 CPAP，但因易吞入空气导致腹胀，使用时应放置胃管以排气；经气管插管作 CPAP，可增加气道阻力和呼吸功，只是在应用或撤离呼吸机前的短时间内应用。压力一般为 0.29～0.78kPa，压力 > 0.78kPa（尤其当肺顺应性改善时）可影响静脉回流及降低心排血量，还会造成潮气量减低和 $PaCO_2$ 升高。气体流量最低为患儿 3 倍的每分通气量或 5L/min。CPAP 不宜使用纯氧作气源。

（二）间歇指令通气

间歇指令通气（intermittent mandatory ventilation，IMV）也称为间歇正压通气（intermittent positive pressure ventilation，IPPV）。IMV 是指呼吸机以预设的频率、压力和吸、呼气时间对患儿施以正压通气，患儿如有自主呼吸，则按自己的频率和形式进行呼吸，其总的通气量 = 患儿自主呼吸的通气量 + 呼吸机正压通气量；患儿接受正压通气的频率 = 呼吸机的预设频率。当应用较高频率 IMV 时，呼吸机可提供完全的通气支持。因此，当患儿无自主呼吸时，可应用较高频率的 IMV；随着自主呼吸的出现和增强，应相应减低 IMV 的频率，撤机前则可使 IMV 的频率降到 5～10 次/min，减少呼吸机的正压通气，以增强患儿自主呼吸的能力，达到依靠自主呼吸能保证气体交换的目的。此方式由于呼吸机送气经常与患儿的呼气相冲突即人机不同步，故可导致小气道损伤、慢性肺疾病、脑室内出血和脑室周围白质软化等的发生。

（三）同步间歇指令通气

同步间歇指令通气（synchronized intermittent mandatory ventilation，SIMV）是指呼吸机通过识别患儿吸气初期气道压力或气体流速或腹部阻抗的变化，触发呼吸机以预设的频率进行机械通气，即与患儿吸气同步；当患儿呼吸暂停或无自主呼吸时，呼吸机则以设定的频率控制通气。患儿的吸气只有在呼吸机按预设频率送气前的较短时间内才能触发呼吸机的机械通气，因此，患儿接受正压通气的频率 = 呼吸机的预设频率。SIMV 从根本上解决了人机不同步现象，从而避免了 IMV 的不良反应。

（四）助 - 控制通气

助 - 控制通气（assist/control ventilation，A/C）也称为同步间歇正压通气（synchronized intermittent positive pressure ventilation，SIPPV）。所谓辅助通气是指患儿的自主吸气触发机械通气，机械通气的频率是由自主呼吸的频率所决定；所谓控制通气是指呼吸机按预设的频率进行机械通气。A/C 是将辅助通气与控制通气相结合的通气模式，当自主呼吸较强时，依靠自主吸气触发机械通气，提供与自主呼吸频率相同并且同步的机械通气；当呼吸微弱或无自主呼吸时，呼吸机则按预设的通气频率进行机械通气，以保证患儿需要的通气量。因此，应用 A/C 模式时，患儿接受机械通气的频率不少于预设的频率。当患儿自主呼吸较强和较快时，由于患儿接受机械通气的频率大于预设频率，可产生过度通气，故应及时调低压力或降低触发敏感度（增大其负值），一般触发敏感度设置既要避免过度敏感，导致过多触发，也要避免触发敏感度过低，造成费力触发。

此外，有关压力支持通气（pressure support ventilation，PSV）、容量控制通气（volume control ventilation. VCV）、压力调节容量控制通气（pressure regulated volume control ventilation，PRVC）、适应性支持通气（adaptive support ventilation，ASV）、压力释放通气（pressure release ventilation，FRV）、双相气道正压通气（biphasic positive airway pressure，BI - PAP）、指令分钟通气（mandatory minute ventilation，MMV）、容量支持通气（volume support ventilation，VSV）及成比率通气（proportional assisted ventilation，PAV）等通气模式，在新生儿不常用或不宜使用，故在此不一一赘述。

五、机械通气的临床应用

（一）机械通气指征

目前，国内外尚无统一标准，其参考标准为：①在 FiO_2 为 0.6 的情况下，$PaO_2 < 6.65kPa$ 或经皮血氧饱和度（transcutaneous oxygen saturation，$TcSO_2$）< 85%（有发绀型先心病除外）。②$PaCO_2 > 7.98 \sim 9.31kPa$ 伴 $pH < 7.25$。③严重或药物治疗无效的呼吸暂停。以上三项中有任意一项即可应用呼吸机治疗。

（二）呼吸机初始参数

初调参数应因人、因病而异，以达到患儿口唇、皮肤无发绀，双侧胸廓适度起伏，双肺呼吸音清晰为宜。动脉血气结果是判断呼吸机参数调定是否适宜的金标准。

（三）适宜动脉血气的维持

初调参数或参数变化后 $15 \sim 30min$，应检测动脉血气，作为是否需要继续调节呼吸机参数的依据。血气结果如偏于表中的范围，应立即调整参数。如在表中范围内、病情稳定，可每 $4 \sim 6h$ 监测血气。临床上常用动脉化毛细血管血中 PCO_2 代表 $PaCO_2$，$TcSO_2$ 代表动脉血氧饱和度，但每天至少做一次动脉血气。末梢循环不良者应进行动脉血气检测。

（四）参数调节幅度

一般情况下，每次调节 1 或 2 个参数。在血气结果偏差较大时，也可多参数一起调整。但在 PPHN 早期，参数调节幅度应适当减小，否则会导致 $TcSO_2$ 的再次下降。根据血气的变化调整呼吸机参数，各人经验及习惯不同，只要根据机械通气气体交换和各参数的作用综合考虑、适当调节均可取得良好的效果。原则是：在保证有效通、换气功能的情况下，尽量使用较低的压力和 FiO_2，以减少气胸和氧中毒的发生。

（五）撤离呼吸机指征

当疾病处于恢复期，感染基本控制，一般情况良好，动脉血气结果正常时应逐渐降低呼吸机参数，锻炼和增强自主呼吸；当 $PIP \leqslant 18$、$PEEP = 0.20kPa$、频率 $\leqslant 10$ 次/min、$FiO_2 \leqslant 0.4$ 时，动脉血气结果正常，可转为 CPAP，维持原 PEEP 值，维持 $1 \sim 4h$，复查血气结果正常，即可撤离呼吸机。由于低体重儿自主呼吸弱，气管导管细阻力较大，故可不经过 CPAP 而直接撤离呼吸机。

（张海兰）

第四节　极低体重儿的随访

随着国内 NICU 工作的普遍开展，极低体重儿的存活率有了显著的提高，有单位报道已达 90% 以上。由于极低体重儿各种器官的功能不成熟，在新生儿期常需要接受各种生命支持，因疾病本身或由于生命支持而致各脏器损害及后遗症的发生正随着其生存率的提高而越来越引起新生儿科医生的重视。对于新生儿监护中心出院的极低体重儿，正确的随访需要对不同疾病患儿的预后等概念有广泛的了解，其中包括生长发育的规律、如何按年龄对随访对象评估、处理以及一系列相关技术。随访中应考虑的情况包括：①特殊情况或类型的发生率。②健康问题对正常生活的影响。③神经、智能等问题。随访工作实际上是对极低体重儿的继续监护，通过随访可及时了解患儿存在的问题，进行必要的干预。在随访中也应关心影响患儿预后的家庭及社会问题，最终使患儿的生存质量改善。

一、随访计划的制定与实施

随访是对 NICU 出院患者健康状况的继续评估和支持，及时进行治疗干预，同时也为 NICU 工作提供反馈信息，以改进医疗服务。在出院时应确立详细的随访计划，良好的随访计划能使极低体重儿平稳地从医院过渡到家庭护理。通过随访使家长得到相关疾病的知识，对患儿的预后有较全面的认识。随访是一动态过程，评估内容包括生长、发育及患儿对所处环境的反应性。常通过家长的病史提供、参照正常的生长发育规律以及体格检查来确立患儿属异常或偏离正常。一旦确认，可考虑进行治疗干预。

（一）常规工作

常规工作即每次随访均应进行的工作，包括：询问喂养情况；一般的测量（头围、体重、身长、胸围等）；体格检查（包括中枢神经系统及语言）；最后做出评估并给以指导，包括喂养、运动、语言训练等方面的干预。常规工作 6 个月前每 2 个月 1 次，6 个月后每 3 个月 1 次；第二年每 6 个月一次；以后每年一次到 7 岁止。

（二）智能测定

IQ 和 DQ 的测定：极低体重儿 IQ 小于正常 2 个标准差者占 5% ~20%，在超低体重儿（ELBW）可达 14% ~40%。在较大的儿童，学习问题可高达 50%，而其中的 20% IQ 并不低，处于平均数。慢性肺疾病（chronic lung disease，CLD）、宫内生长迟缓，IQ 正常而学习困难的问题值得研究。DDST 仅作为初筛，但不能代替更好的方法，如贝莉婴儿发育量表（Bayley scale of infant development）适用于 2 ~30 个月婴幼儿；Wechsler 学前及初小智能表适用于 4.0 ~6.5 岁儿童。Gesell 发育量表，适用于 4 周 ~3 岁婴幼儿，结果以发育商（DQ）表示。也可采用中国科学院心理研究所和中国儿童发展中心（Children's Developmental Center of China，CDCC）共同编制的 CDCC 婴幼儿智能发育检查量表。

（三）处理早产儿后遗症

早产越小，后遗症越多，出院时患儿可伴有与 CLD、坏死性小肠结肠炎（NEC）和脑室内出血（IVH）相关的临床表现，这些表现大多在 2 年内消失，但在婴儿期需特别处理。鉴于上述情况可出现相关的并发症，患儿在 NICU 出院后如有急诊情况，均应密切监护和转运。对 NICU 出院者的治疗措施应与患儿在新生儿期的实际疾病情况相结合。

（四）随访计划的实施

随访频率应根据情况极低体重儿的具体情况而定；处理随访对象应具备：①对早产儿后遗症的临床处理技能。②具备神经、认知及相关的辅助检查的条件。③熟悉一般儿科问题在早产儿的反应。④能处理儿童复杂的医学、运动和认知问题。⑤有与社区计划结合的知识（能力）。应采用个体化的评价方法，根据情况确定随访频率与重点。

二、各个系统的随访

（一）神经系统

神经系统的随访是极低体重儿随访中最重要的部分，也是家长及医护人员最重视的问题。极低体重儿的生存质量如何与神经系统的发育关系密切。在多数情况下，极低体重儿神经系统的预后较难估计，对影响或促进神经系统恢复的因素只有少数已被确定。对于神经系统的评估，应考虑采用患者的校正年龄，即孕周龄来与相应的婴儿发育指标进行比较。如 28 周胎龄出生的极低体重儿在生后 3 个月时其校正年龄与足月刚出生儿相似。当生后 6 个月时，如其运动商（motor quotient）只有 50（即只有正常的 50%）；如将年龄校正，运动商可能会达到 100。因此，在婴儿期采用校正年龄是非常重要的。在极低体重儿随访中，当考虑用校正年龄时，各系统的发育应进行分别评估，这是因为不同的系统对环境刺激的反应性是不同的；早期的宫外环境暴露对语言发育较对运动的影响大；语言是认知的一部分，早期的宫外环境暴露与相同胎龄的足月出生新生儿比，对语言发育有加速作用。神经系统问题是早产儿疾病的常见并发症。越早产越易并发脑室内出血（IVH）、脑室周白质软化（PVL）、脑白质损伤；严重窒息、严重宫内生长迟缓（IUGR）和 CLD 也易出现神经系统后遗症。严重的神经系统后遗症包括脑瘫、惊厥、脑积水、感觉障碍（视、听）、智商低下（IQ < 70）等。胎龄越低，残疾率越高。国外研究发现，体重 < 1500g 极低体重儿中约 10% 有各种程度的残疾或功能障碍，其中部分病情不太严重，如肌张力的短期变化（增加或降低）、年长儿的精细运动和感觉问题等。

（二）眼科的随访

极低体重儿的视觉问题很常见，多数为眼肌不协调及折射误差所致。早产儿视网膜病（ROP）占的比重很大。因此，眼科的随访对极低体重儿，尤其是在 NICU 曾经接受氧疗者是十分必要的。常在生后 3~4 周（或孕周龄 32~34 周）第一次做眼底检查，采用暗室散瞳后做双目间接检眼镜检查，每 2 周复检 1 次；当发现早产儿视网膜病（ROP）时每周复检 1 次。出院后眼科随诊到 8 个月，对发现 ROP 者继续随访检查至 3 岁或更长时间。所有的视觉缺陷应尽早发现并适当治疗。对持续的眼球震颤、注视不能、持续斜视应行视觉检查。婴儿依赖视觉刺激使视觉得以正常发育。对于失明者，则需额外的听觉、触觉及体位刺激以发挥其潜能。

（三）听力的随访

极低体重儿出院者属于听力障碍的高危人群，有报道在 NICU 有 10% 患儿经 BAEP 筛查后可见不同程度的听力异常。其发生与多种因素有关，包括早产、呋塞米或氨基糖苷类药物应用、细菌性脑膜炎、高胆红素血症达需换血的水平、窒息及颅内病变、先天性感染（如巨细胞病毒感染）、颅面先天畸形、染色体疾病（如 Down's 综合征）、肺高压患者曾接受过度通气治疗者和有低碳酸血症史等。随访时应了解患儿是否有听力障碍早期体征，包括对较强的噪声无反应、对引起愉快的声音不反应或仅仅对某一、两种声音有反应。由于语言技能的延迟，随着小儿的生长，听力障碍显得更为明显。常用诊断方法有脑干听觉诱发电位（BAEP），而耳声发射（evoked otoacoustic emissions, EOAEs）为筛查方法，假阳性率相对较高。BAEP 常在出院时检查，如异常可在 1 个月后复查；对于所有 BAEP 异常者，在 3 月龄时应复查；对于在新生儿期有惊厥、围生期病毒感染或有神经发育迟缓者，不管出院时 BAEP 是否正常，在生后 6 个月~1 岁均应复查。

（四）呼吸系统的随访

呼吸问题包括 CLD、呼吸暂停、呼吸道阻塞、儿童后期的反复呼吸道感染等。极低体重儿由于肺的发育不成熟、先天感染及较长时间的机械通气和高氧的应用，可出现慢性肺部疾病（CLD）。这些婴儿出院后呼吸道症状可持续数月，胸部凹陷及哮鸣音可持续 1 年左右。在此期间，再次住院率也很高。CLD 大多在生后 2 岁左右缓解，而此时的肺部 X 线片仍可见阴影存在。呼吸道的高反应性在极低体重儿高达 20%，为正常人群的 2 倍，对于这些患者，有必要进行肺活量、气道阻力及顺应性的随访。极低体重儿的呼吸状态评估包括：①呼吸频率、呼吸费力程度和肺部啰音、哮鸣音及呼吸暂停等。②氧合情况，包括测定血红蛋白、血细胞比容、动脉血气等。③生长情况，包括对运动的耐受性等。发生支气管痉挛时，可用支气管扩张剂、限制液体、利尿、热量的补充、胸部物理治疗（翻身、拍背等）。对于慢性氧依赖者应教会家长如何在家庭使用氧及掌握心肺复苏技术。

（五）体格生长

生长的追赶（catch up）常在前 2 年发生，20% 在 3 岁时仍小于第 3 百分位。生长的追赶常先为头的生长，随后是体重的增加，最后为身高追赶。学龄儿童头围可赶上，但身高、体重小于第 50 百分位（但正常）；在 CLD、先天畸形和环境剥夺婴儿，尤其可出现生长迟缓。在随访时应将患儿的头围、身高和体重等指标与正常生长发育曲线对照，同时观察生后年龄及校正年龄。

（六）贫血及铁的缺乏

由于早产儿红细胞生成素分泌不足、生长相对较快等，血红蛋白降低的最低点的到达时间比足月儿早，生理性贫血较足月儿明显，常在血红蛋白降低至能刺激红细胞的产生增加的最低值前（早产儿为 70 ~ 90g/L）已出现了临床症状，而需要进行输血或用红细胞生成素（EPO）等治疗。由于早产儿的储存铁较少，将很快被耗尽，在随访时应及时给以补充铁，直至生后 12 ~ 15 个月。

（七）佝偻病

极低体重儿由于摄入钙、磷和维生素 D 减少，发生佝偻病的风险增加，长期接受肠道外营养、利尿剂应用和脂肪吸收障碍所致的维生素 D 减少者发生佝偻病的风险最大。对于所有出院的极低体重儿，推荐补充维生素 D 800IU/d，连续 3 个月改为 400IU/d，以预防佝偻病的发生。

（八）预防接种

极低体重儿免疫功能差，他们与足月儿一样，应纳入计划免疫，按规定接受免疫接种。预防接种应按生后年龄（chronological age）而不用校正（corrected）年龄，极低体重儿或超低体重儿都按照正常婴儿接受接种的时间顺序进行，全量给予。

（九）其他

在随访时应关心的健康问题：极低体重儿常有再次住院的可能，其中约 1/2 属于早产儿的后遗症；患儿易发生呼吸道感染。其他如喂养困难、吃得慢、不能建立正常的睡眠形式、对刺激反应过敏、感知障碍等。上述情况常无特异性，应详细询问病史才能发现。处理常需特别的技能，包括心理、运动、家长配合等。

（十）情感、行为问题

极低体重儿神经系统损害除运动、感觉和智能外，一些高级皮质功能障碍越来越受到重视，包括语言、学习、精神运动障碍、注意力缺陷多动症（ADHD）及行为问题等。行为问题的发生率为 10% ~ 15%，也可对家庭和社会产生影响。

（张海兰）

第六章

心血管科疾病的护理

第一节　高血压

高血压是一种以动脉压升高为主要特征，同时伴有心、脑、肾、血管等靶器官功能性或器质性损害及代谢改变的全身性疾病。我国目前采用的高血压诊断标准是《2005年中国高血压诊治指南》，是在未用抗高血压药情况下，收缩压≥18.67kPa和（或）舒张压≥12.0kPa，按血压水平将高血压分为3级。收缩压≥18.67kPa和舒张压<12.0kPa单列为单纯性收缩期高血压。患者既往有高血压史，目前正在用抗高血压药，血压虽然低于18.67/12kPa，亦应该诊断为高血压，见表6-1。

表6-1　高血压诊断标准

类别	收缩压（mmHg）	舒张压（mmHg）
正常血压	<120	<80
正常高值	120~139	80~89
高血压	≥140	≥90
1级高血压（轻度）	140~159	90~99
2级高血压（中度）	160~179	100~109
3级高血压（重度）	≥180	≥110
单纯收缩期高血压	≥140	<90

注：若患者的收缩压与舒张压分属不同的级别时，则以较高的分级为准。单纯收缩期高血压也可按照收缩压水平分为1、2、3级。

临床上高血压见于两类疾病，第一类为原发性高血压，又称高血压病，是一种以血压升高为主要临床表现而病因尚不明确的独立疾病（占所有高血压病患者的90%以上）。第二类为继发性高血压，又称症状性高血压，在这类疾病中病因明确，高血压是该种疾病的临床表现之一，血压可暂时性或持续性升高，如继发于急慢性肾小球肾炎、肾动脉狭窄等肾疾病之后的肾性高血压；继发于嗜铬细胞瘤等内分泌疾病之后的内分泌性高血压；继发于脑瘤等疾病之后的神经源性高血压等。下面主要介绍原发性高血压。

一、病因和发病机制

（一）病因

高血压的病因尚未完全明了，可能与下列因素有关：

（1）遗传因素：调查表明，60%左右的高血压病患者均有家族史，但遗传的方式未明。某些学者认为属单基因常染色体显性遗传，但也有学者认为属多基因遗传。

（2）环境因素：包括饮食习惯（如饮食中热能过高以至肥胖或超重，高盐饮食等）、职业、噪声、吸烟、气候改变、微量元素摄入不足和水质硬度等。

（3）神经精神因素：缺少运动或体力活动，精神紧张或情绪创伤与本病的发生有一定的关系。

（二）发病机制

有关高血压的发病原理的学说较多，包括精神神经源学说、内分泌学说、肾源学说、遗传学说及钠盐摄入过多学说等。各种学说各有其根据，综合起来认为高级神经中枢功能失调在发病中占主导地位，体液、内分泌因素、肾脏及钠盐摄入过多也参与本病的发病过程。

外界环境的不良刺激及某些不利的内在因素，引起剧烈、反复、长时间的精神紧张和情绪波动，导致大脑皮质功能障碍和下丘脑神经内分泌中枢功能失调。由此可通过下列几条途径促使周围小动脉痉挛，进而形成高血压：①皮质下血管舒缩中枢形成了以血管收缩神经冲动占优势的兴奋灶，引起细小动脉痉挛，外周血管阻力增加，血压增高。②大脑皮质功能失调可引起神经垂体释放更多的血管升压素，后者可直接引起小动脉痉挛，也可通过肾素－醛固酮系统，引起钠潴留，进一步促使小动脉痉挛。③大脑皮质功能失调也可引起垂体前叶促肾上腺皮质激素（ACTH）和肾上腺皮质激素分泌增加，促使钠潴留。④大脑皮质功能失调还可引起肾上腺髓质激素分泌增多，后者可直接引起小动脉痉挛，也可通过增加心排血量进一步加重高血压。

二、临床表现

（一）一般表现

大多数的高血压患者在血压升高早期仅有轻微的自觉症状，如头痛、头晕、失眠、耳鸣、烦躁、工作和学习精力不易集中，容易出现疲劳等。

（二）并发症

并发症有疼痛或出现颈背部肌肉酸痛紧张感。血压持久升高可导致心、脑、肾、血管等靶器官受损的表现。当出现心慌、气促、胸闷、心前区疼痛时表明心脏已受累；出现尿频、多尿、尿液清淡时表明肾脏受累；如果高血压患者突然出现神志不清、呼吸深沉不规则、大小便失禁等提示可能发生脑出血；如果是逐渐出现一侧肢体活动不利、麻木甚至麻痹应当怀疑是否有脑血栓的形成。

（三）高血压危险度分层

根据心血管危险因素和靶器官受损的情况分为低危、中危、高危、很高危组。

（1）低危组：男性年龄 <55 岁、女性年龄 <65 岁，高血压1级，无其他危险因素者，属低危组。典型情况下，10 年随访中患者发生主要心血管事件的危险小于 15%。

（2）中危组：高血压2级或1~2级同时有1~2个危险因素，患者应否给予药物治疗，开始药物治疗前应经多长时间的观察，医生需予十分缜密的判断。典型情况下，该组患者随后 10 年内发生主要心血管事件的危险为 15%~20%，若患者属高血压1级，兼有一种危险因素，10 年内发生心血管事件危险约为 15%。

（3）高危组：高血压水平属1级或2级，兼有3种或更多危险因素，兼患糖尿病或靶器官损害或高血压水平属3级但无其他危险因素患者属高危组。典型情况下，他们随后 10 年间发生主要心血管事件的危险为 20%~30%。

（4）很高危组：高血压3级同时有1种以上危险因素或兼患糖尿病或靶器官损害，或高血压1~3级并有临床相关疾病。典型情况下，随后 10 年间发生主要心血管事件的危险不低于 30%，应迅速开始最积极的治疗。

（四）几种特殊高血压类型

1. 高血压危象　在高血压疾病发展过程中，因为劳累、紧张、精神创伤、寒冷所诱发，出现烦躁不安、心慌、多汗、手足发抖、面色苍白、异常兴奋等临床表现，可伴有心绞痛、心力衰竭，也可伴有高血压脑病的临床表现。血压升高以收缩压升高为主，往往收缩压大于 26.66kPa。

2. 高血压脑病　在高血压疾病发展过程中，因为劳累、紧张、情绪激动等诱发，急性脑血液循环障碍，引起脑水肿和颅内压增高，出现头痛、呕吐、烦躁不安、心跳慢、视物模糊、意识障碍甚至昏迷等临床表现。血压升高以舒张压升高为主，往往舒张压高于 16.0kPa。

3. 恶性高血压　又称急进性高血压，是指舒张压和收缩压均显著增高，病情进展迅速，常伴有视网膜病变，多见于青年人，常常出现头晕、头痛、视物模糊、心慌、气短、体重减轻等临床表现，舒张压常高于 17.33kPa，易并发心、脑、肾等重要脏器的严重并发症，短时间内可因肾功能衰竭而死亡。

三、治疗

（一）药物治疗

临床上常用的降压药物主要有六大类：利尿药、α-受体阻断药、钙通道阻滞药（CCBs）、血管紧张素转换酶抑制药（ACEI）、β-受体阻断药及血管紧张素 II 受体拮抗药（ARBs）。临床试验结果证实几种降血压药物均能减少高血压并发症。

1. 治疗目标　抗高血压治疗的最终目标是减少心血管和肾脏疾病的发病率和病死率。多数高血压患者，特别是 50 岁以上者 SBP 达标时，DBP 也会达标，治疗重点应放在 SBP 达标上。普通高血压患者降至 18.7/12.0kPa 以下，糖尿病、肾病等高危患者降压目标是降至 17.3/10.7kPa 以下，老年高血压患者的收缩压降至 20.0kPa 以下。

需要说明的是，降压目标是 18.7/12.0kPa 以下，而不仅仅是达到 18.7/12.0kPa。如患者耐受，还可进一步降低，如对年轻高血压患者可降至 17.3/10.7kPa 或 16.0/10.7kPa。

2. 治疗原则　高血压的治疗应全面考虑患者的血压升高水平、并存的危险因素、临床情况，及靶器官损害，确定合理的治疗方案。对不同危险等级的高血压患者应采用不同的治疗原则。选择抗高血压药物时应考虑对其他伴随疾病存在有利和不利的影响。

（1）潜在的有利影响：噻嗪类利尿药有助于延缓骨质疏松患者的矿物质脱失。β 受体阻断药可治疗心房快速房性心律失常或心房颤动，偏头痛，甲状腺功能亢进（短期应用），特发性震颤或手术期高血压。CCBs 治疗雷诺综合征和某些心律失常。α 受体阻断药可治疗前列腺疾病。

（2）潜在的不利影响：噻嗪类利尿药慎用于痛风或有明显低钠血症史的患者。β 受体阻断药禁用于哮喘、变应性气管疾病、二度或三度心脏传导阻滞。ACEI 和 ARBs 不适于准备怀孕的妇女，禁用于孕妇。ACEI 不适于有血管性水肿病史的患者。醛固酮拮抗药和保钾利尿药会导致高钾血症，应避免用于服药前血清钾超过 5.0mEq/L 的患者。

3. 治疗的有效措施　如下所述：

（1）降低高血压患者的血压水平是预防脑卒中及冠心病的根本，只要降低高血压患者的血压水平，就对患者有益处。

（2）由于大多数高血压患者需要两种或以上药物联合应用才能达到目标血压，故提倡小剂量降压药的联合应用或固定剂量复方制剂的应用。

（3）利尿药、β 受体阻断药、ACE 抑制药、钙通道阻滞药、血管紧张素受体拮抗药及小剂量复方制剂均可作为初始或维持治疗高血压的药物。

（4）推荐应用每日口服 1 次，降压效果维持 24h 的降压药，强调长期有规律的抗高血压治疗，达到有效、平稳、长期控制的要求。

（二）非药物治疗

非药物治疗是高血压的基础治疗，主要通过改善不合理的生活方式，减低危险因素水平，进而使血压水平下降。对 1 级高血压患者，仅通过非药物治疗就有可能使血压降至正常水平。对于必须接受药物治疗的 2、3 级高血压患者，非药物治疗可以提高药物疗效，减少药物用量，从而降低药物的不良反应，减少治疗费用（表6-2）。

表 6 - 2　防治高血压的非药物措施

措施	目标	收缩压下降范围
减重	减少热量，膳食平衡，增加运动，BMI 保持 20 ~ 24kg/m²	0.67 ~ 2.66kPa/ 减重 10kg
膳食限盐	北方首先将每人每日平均食盐量降至 8g，以后再降至 6g，南方可控制在 6g 以下	0.27 ~ 1.06kPa
减少膳食脂肪	总脂肪量 < 总热量的 30%，饱和脂肪量 < 10%，增加新鲜蔬菜每日 400 ~ 500g，水果 100g，肉类 50 ~ 100g，鱼虾类 50g，蛋类每周 3 ~ 4 枚，奶类每日 250g，每日食油 20 ~ 25g，少吃糖类和甜食	–
增加及保持适当体力活动	一般每周运动 3 ~ 5 次，每次持续 20 ~ 60min，如运动后自我感觉良好，且保持理想体重，则表明运动量和运动方式合适	0.53 ~ 1.20kPa
保持乐观心态，提高应激能力	通过宣教和咨询，提高人群自我防病能力，提倡选择适合个体的体育，绘画等文化活动，增加老年人社交机会，提高生活质量	–
戒烟、限酒	不吸烟；不提倡饮酒，如饮酒，男性每日饮酒精量不超过 25g，即葡萄酒小于 100 ~ 150ml（相当于 2 ~ 3 两），或啤酒小于 250 ~ 500ml（相当于 0.5 ~ 1.0 斤），或白酒小于 25 ~ 50ml（相当于 0.5 ~ 1.0 两）；女性则减半量，孕妇不饮酒。不提倡饮高度烈性酒。高血压及心脑血管病患者应尽量戒酒	0.27 ~ 0.53kPa

注：BMI：体重指数 = 体重/身高² （kg/m²）。

（三）特殊人群高血压治疗方案

1. 老年高血压　65 岁以上的老年人中 2/3 以上有高血压，老年人降压治疗强调平缓降压，应给予长效制剂，对可耐受者应尽可能降至 18.7/12.0kPa 以下，但舒张压不宜低于 8.0kPa，否则是预后不佳的危险因素。

2. 糖尿病　常并发血脂异常、直立性低血压、肾功能不全、冠心病，选择降压药应兼顾或至少不加重这些异常。

3. 冠心病　高血压并发冠心病的患者发生再次梗死或猝死的机会要高于不并发高血压的冠心病患者，它们均与高血压有直接关系，应积极治疗。研究显示，伴有冠心病的高血压患者，不论选用 β - 受体阻断药还是钙通道阻滞药作为控制血压的一线药物，最后结果是一样的。

4. 脑血管病　对于病情稳定的非急性期脑血管病患者，血压水平应控制在 18.7/12.0kPa 以下。急性期脑血管病患者另作别论。

5. 肾脏损害　血肌酐 < 221μmol/L，首选 ACEI，因其对减少蛋白尿及延缓肾病变的进展有利；血肌酐 > 265μmol/L 应停用 ACEI，可选择钙通道阻滞药、α 受体阻断药、β 受体阻断药。伴有肾脏损害或有蛋白尿的患者（24h 蛋白尿 > 1g），控制血压宜更严格。

6. 妊娠高血压　因妊娠早期的血管扩张作用，在妊娠 20 周前，轻度高血压的患者不需药物治疗，从 16 周至分娩通常使用的较为安全的药物包括：甲基多巴、β 受体阻滞药、肼屈嗪（短期），降低所有的心血管危险因素，须停止吸烟。改变生活方式产生的效果与量和时间有关，某些人的效果更好。

四、高血压病常见护理问题

（一）疼痛：头痛

1. 相关因素　与血压升高有关。

2. 临床表现　头部疼痛。

3. 护理措施　如下所述：

（1）评估患者头痛的情况，如头痛程度（长海痛尺）、持续时间，是否伴有恶心、呕吐、视物模糊等伴随症状。

（2）尽量减少或避免引起或加重头痛的因素，保持病室环境安静，减少探视，护理人员做到操作轻、说话轻、走路轻、关门轻,保证患者有充足的睡眠。

（3）向患者讲解引起头痛的原因,嘱患者合理安排工作和休息,避免劳累、精神紧张、情绪激动等,戒烟、酒。

（4）指导患者放松的技巧,如听轻音乐、缓慢呼吸等。

（5）告知患者控制血压稳定和坚持长期、规律服药的重要性,加强患者的服药依从性。

（二）活动无耐力

1. 相关因素　与并发心力衰竭有关。

2. 临床表现　乏力,轻微活动后即感呼吸困难、无力等。

3. 护理措施　如下所述:

（1）告知患者引起乏力的原因,尽量减少增加心脏负担的因素,如剧烈活动等。

（2）评估患者心功能状态,评估患者活动情况,根据患者心功能情况制定合理的活动计划。督促患者坚持动静结合,循序渐进增加活动量。

（3）嘱患者一旦出现心慌、呼吸困难、胸闷等情况应立即停止活动,保证休息,并以此作为最大活动量的指征。

（三）有受伤的危险

1. 相关因素　与头晕、视物模糊有关。

2. 临床表现　头晕、眼花、视物模糊,严重时可出现晕厥。

3. 护理措施　如下所述:

（1）警惕急性低血压反应:避免剧烈运动、突然改变体位,改变体位时动作应缓慢,特别是夜间起床时;服药后不要站立太久,因为长时间的站立会使腿部血管扩张,血流增加,导致脑部供血不足;避免用过热的水洗澡,防止周围血管扩张导致晕厥。

（2）如出现晕厥、恶心、乏力时应立即平卧,头低足高位,促进静脉回流,增加脑部的血液供应。上厕所或外出应有人陪伴,若头晕严重应尽量卧床休息,床上大小便。

（3）避免受伤:活动场所应灯光明亮,地面防滑,厕所安装扶手,房间应减少障碍物。

（4）密切检测血压的变化,避免血压过高或过低。

（四）执行治疗方案无效

1. 相关因素　与缺乏相应治疗知识和治疗长期性、复杂性有关。

2. 临床表现　不能遵医嘱按时服药。

3. 护理措施　如下所述:

（1）告知患者按时服药的重要性,不能血压正常时就自行停药。

（2）嘱患者定期门诊随访,监测血压控制情况。

（3）坚持服药的同时还要注意观察药物的不良反应,如使用利尿药时应注意监测血钾水平,防止低血钾;用 β - 受体阻断药应注意其抑制心肌收缩力、心动过缓、支气管痉挛、低血糖等不良反应;使用血管紧张素转换酶（ACE）抑制应注意其头晕、咳嗽、肾功能损害等不良反应。

（五）潜在并发症:高血压危重症

1. 相关因素　与血压短时间突然升高有关。

2. 临床表现　在高血压病程中,患者血压显著升高,出现头痛、烦躁、心悸、气急、恶心、呕吐、视物模糊等。

3. 护理措施　如下所述:

（1）患者应进入加强监护室,绝对卧床休息,避免一切不良刺激,保证良好的休息环境。持续监测血压和尽快应用适合的降压药。

（2）安抚患者,做好心理护理,严密观察患者病情变化。

（3）迅速减压,静脉输注降压药,1h 使平均动脉血压迅速下降但不超过 25%,在以后的 2~6h 内血压降至 21.33（13.33~14.67）kPa。血压过度降低可引起肾、脑或冠脉缺血。如果这样的血压水平可耐受和临床情况稳定，在以后 24~48h 逐步降低血压达到正常水平。

（4）急症常用降压药有硝普钠（静脉注射）、尼卡地平、乌拉地尔、二氮嗪、肼屈嗪、拉贝洛尔、艾司洛尔、酚妥拉明等。用药时注意效果及有无不良反应，如静滴硝酸甘油等药物时应注意监测血压变化。

（5）向患者讲明遵医嘱按时服药，保证血压稳定的重要性，争取患者及家属的配合。

（6）告知患者如出现血压急剧升高、剧烈头痛、呕吐等不适应及时来院就诊。

（7）协助生活护理，勤巡视病房，勤询问患者的生活需要。

五、健康教育

高血压的健康教育就是根据文化、经济、环境和地理的差异，针对不同的目标人群采用多种形式进行信息的传播，公众教育应着重于宣传高血压的特点、原因和并发症的有关知识；它的可预防性和可治疗性，及生活方式在高血压的预防和治疗中的作用。尤其应针对不同人群开展不同内容的健康教育。

（一）随访教育

1. 教育诊断　确定患者的目前行为状况、知识、技能水平和学习能力、态度和信念及近期内患者首先要采取改变的问题。

2. 咨询指导　指导要具体化，行为改变从小量开始，多方面的参与支持，从各方面给患者持续的、一致的、正面的健康信息，可加强患者行为的改变。要加强家庭和朋友的参与。

3. 随访和监测　定期随访患者，及时评价和反馈，并继续设定下一步的目标，可使患者改变的行为巩固和持续下去。一旦开始应用抗高血压药物治疗，多数患者应每月随诊，调整用药直至达到目标血压。2 级高血压或有复杂并发症的患者应增加随访的次数。每年至少监测 1 或 2 次血钾和肌酐。如血压已达标并保持稳定，可每隔 3~6 个月随访 1 次。如有伴随疾病如心力衰竭，或并发其他疾病如糖尿病，或实验室检查的需要均会影响随诊的频率。其他的心血管危险因素也应达到相应的治疗目标，并大力提倡戒烟。由于未控制的高血压患者服用小剂量阿司匹林脑出血的危险增加，只有在血压控制的前提下，才提倡小剂量阿司匹林治疗。

（二）饮食指导

在利尿药及其他降压药问世以前，高血压的治疗主要以饮食为主，随着药物学的发展，饮食治疗逐渐降至次要地位。然而近年来关于高血压病病因和发病机制的研究又促进人们重新评价营养在本病防治中的重要作用。其主要原因是由于：第一，高血压病作为一种常见病，其发生与环境因素，特别是与营养因素密切相关；第二，现有的各种降压药物均有一定的不良反应，而营养治疗不仅具有一定的疗效，而且合乎生理，因此更适宜于大规模人群的防治。

1. 营养因素在高血压病防治中的作用　如下所述：

（1）钠和钾的摄入与高血压病的发病和防治有关：第一，流行病学方面大量资料表明，高血压病的发病率与居民膳食中钠盐摄入量呈显著正相关；第二，临床观察发现，不少轻度高血压患者，只需中度限制钠盐摄入，即可使其血压降至正常范围。即使是重度或顽固性高血压病患者，低盐饮食也常可增加药物疗效，减少用药剂量；第三，动物实验表明，钠盐摄入过多可使小鸡和大鼠形成高血压，血压增高的程度与盐量成正比。进一步研究还表明，钠盐对血压的影响与遗传因素有关。通过近亲交配所产生的对盐敏感的大鼠，即使喂以钠盐不高的饲料，也可产生高血压。钠盐摄入过多引起高血压的机制尚未明了。据认为可能与细胞外液扩张，心排血量增加，组织过分灌注，以至造成周围血管阻力增加和血压增高。有人发现高血压患者小动脉中每单位干重所含钠盐较正常人为高，这可使动脉壁增厚，血管阻力增加，也可使血管的舒缩性发生改变。

钾不论动物实验或人体观察均提示其具有对抗钠所引起的不利作用。临床观察表明，氯化钾可使血压呈规律性下降，而氯化钠则可使之上升。

（2）水质硬度和微量元素：软水地区高血压的发病率较硬水地区为高，这可能与微量元素镉有关。

动物实验已证明，镉可引起大鼠的高血压，而当用镉的螯合剂时则可使其逆转。上海市高血压病研究所发现不论健康人或高血压患者的血压增高与血中镉含量的对数呈正相关。锌具有对抗镉的作用，其含量降低可使血压升高。此外，也有报道提到镁对高血压患者有扩张血管作用，能使大多数类型患者的心排血量增加。

（3）其他因素：包括热能、蛋白质、糖类和脂肪等也与本病的发生和防治有一定的联系。

2. 防治措施　如下所述：

（1）限制钠盐摄入：健康成人每天钠的需要量仅为200mg（相当于0.5g食盐）。WHO建议每人每日食盐量不超过6g。我国膳食中约80%的钠来自烹调或含盐高的腌制品，因此限盐首先要减少烹调用盐及含盐高的调料，少食各种咸菜及盐腌食品。根据WHO的建议，北方居民应减少日常用盐一半，南方居民减少1/3。

（2）减少膳食脂肪，补充适量优质蛋白质：有流行病学资料显示，即使不减少膳食中的钠和不减重，如果将膳食脂肪控制在总热量25%以下，P/S比值维持在1，连续40d可使男性SBP和DBP下降12%，女性下降5%。有研究表明每周吃鱼4次以上与吃鱼最少的相比，冠心病发病率减少28%。

建议改善动物性食物结构，减少含脂肪高的猪肉，增加含蛋白质较高而脂肪较少的禽类及鱼类。蛋白质占总热量15%左右，动物蛋白占总蛋白质20%。蛋白质质量依次为：奶、蛋；鱼、虾；鸡、鸭；猪、牛、羊肉；植物蛋白，其中豆类最好。

（3）注意补充钾和钙：研究资料表明钾与血压呈明显负相关，中国膳食低钾、低钙，因此要增加含钾多、含钙高的食物，如绿叶菜、鲜奶、豆类制品等。这一点在使用利尿药，特别是当血钾含量偏低时尤为重要。

（4）多吃蔬菜和水果：增加蔬菜或水果摄入，减少脂肪摄入可使SBP和DBP有所下降。素食者比肉食者有较低的血压，其降压的作用可能基于水果、蔬菜、食物纤维和低脂肪的综合作用。人类饮食应以素食为主，适当肉量最理想。

（5）限制饮酒：尽管有研究表明非常少量饮酒可能减少冠心病发病的危险，但是饮酒和血压水平及高血压患病率之间却呈线性相关，大量饮酒可诱发心脑血管事件发作。因此不提倡用少量饮酒预防冠心病，提倡高血压患者应戒酒，因饮酒可增加服用降压药物的耐药性。如饮酒，建议每日饮酒量应为少量，男性饮酒的酒精不超过25g，即葡萄酒<100~150ml，或啤酒<250~500ml，或白酒<25~50ml；女性则减半量，孕妇不饮酒。不提倡饮高度烈性酒。WHO对酒的新建议是越少越好。

（三）心理护理

1. 评估患者　通过问诊了解患者的家庭、社会、文化状况及行为，分析患者的心理，向患者解释造成高血压最主要的原因及疾病的转归，再向患者说明高血压可以控制，甚至可以治愈，从而以增强患者战胜疾病的信心。

2. 克服心理障碍　针对中年高血压患者存在的不良心理进行施护。麻痹大意心理：自以为年轻，身强力壮，采取无所谓的态度。针对这种心理首先要唤起患者对疾病的重视，使之认识到防治高血压的重要性，在调养方法和注意事项上给予正确的引导，使之配合医师治疗，同时给患者制定个体化健康教育计划，并调动家属参与治疗活动，配合医护完成治疗任务，使之早日康复；焦虑、紧张、恐惧心理：一些患者，认为得了高血压就是终身疾病，而且还会得心脑血管病，于是，久而久之产生焦虑恐惧心理。采取的措施是暗示诱导，应诱导患者使其注意力从一个客体转移到另一个客体，从而打破原来心理上存在的恶性循环，保持乐观情绪，轻松愉快地接受治疗，以达到防病治病的目的。

（四）正确测量血压

血压测量是诊断高血压及评估其严重程度的主要手段，目前主要用以下3种方法：

1. 诊所血压　是目前临床诊断高血压和分级的标准方法，由医护人员在标准条件下按统一的规范进行测量。具体要求如下：

（1）选择符合计量标准的水银柱血压计或者经国际标准（BHS和AAMD）检验合格的电子血压计

进行测量。

（2）使用大小合适的袖带，袖带气囊至少应包裹80%上臂。大多数人的臂围25~35cm，应使用长35cm、宽12~13cm规格气囊的袖带；肥胖者或臂围大者应使用大规格袖带；儿童使用小规格袖带。

（3）被测量者至少安静休息5min，在测量前30min内禁止吸烟或饮咖啡，排空膀胱。

（4）被测量者取坐位，最好坐靠背椅，裸露右上臂，上臂与心脏处在同一水平。如果怀疑外周血管病，首次就诊时应测量左、右上臂血压。特殊情况下可以取卧位或站立位。老年人、糖尿病患者及出现直立性低血压情况者，应加测直立位血压。直立位血压应在卧位改为直立位后1min和5min时测量。

（5）将袖带缚于被测者的上臂，袖带的下缘应在肘弯上2.5cm，松紧适宜。将听诊器探头置于肱动脉搏动处。

（6）测量时快速充气，使气囊内压力达到桡动脉搏动消失后再升高30mmHg（4.0kPa），然后以恒定的速率（0.3~0.8kPa/s）缓慢放气。在心率缓慢者，放气速率应更慢些。获得舒张压读数后，快速放气至零。

（7）在放气过程中仔细听取柯氏音，观察柯氏音第Ⅰ时相（第一音）和第Ⅴ时相（消失音）水银柱凸面的垂直高度。收缩压读数取柯氏音第Ⅰ时相，舒张压读数取柯氏音第Ⅴ时相。<12岁儿童、妊娠妇女、严重贫血、甲状腺功能亢进、主动脉瓣关闭不全及柯氏音不消失者，以柯氏音第Ⅳ时相（变音）定为舒张压。

（8）血压单位在临床使用时采用毫米汞柱（mmHg），在我国正式出版物中注明毫米汞柱与千帕斯卡（kPa）的换算关系，1mmHg＝0.133kPa。

（9）应相隔1~2min重复测量，取2次读数的平均值记录。如果收缩压或舒张压的2次读数相差0.67kPa以上，应再次测量，取3次读数的平均值记录。

2. 自测血压　对于评估血压水平及严重程度，评价降压效应，改善治疗依从性，增强治疗的主动参与，自测血压具有独特优点。且无白大衣效应，可重复性较好。目前，患者家庭自测血压在评价血压水平和指导降压治疗上已经成为诊所血压的重要补充。然而，对于精神焦虑或根据血压读数常自行改变治疗方案的患者，不建议自测血压。推荐使用符合国际标准的上臂式全自动或半自动电子血压计，正常上限参考值为18.0/11.3kPa。应注意患者向医生报告自测血压数据时可能有主观选择性，即报告偏差，患者有意或无意选择较高或较低的血压读数向医师报告，影响医师判断病情和修改治疗。有记忆存储数据功能的电子血压计可克服报告偏差。血压读数的报告方式可采用每周或每月的平均值。家庭自测血压低于诊所血压，家庭自测血压18.0/11.3kPa相当于诊所血压18.7/12.0kPa。对血压正常的人建议定期测量血压（20~29岁，每2年测1次；30岁以上每年至少1次）。

3. 动态血压　如下所述：

（1）动态血压监测能提供日常活动和睡眠时血压的情况：动态血压监测提供评价在无靶器官损害的情况下（白大衣效应）高血压的可靠证据，也有助于评估明显耐药的患者，抗高血压药物引起的低血压综合征，阵发性高血压及自主神经功能失调。动态血压测值常低于诊所血压测值。通常高血压患者清醒时血压≥18.0/11.3kPa，睡眠时≥16.0/10.0kPa。动态血压监测值与靶器官损害的相关性优于诊所血压。动态血压监测能提供血压升高占测量总数的百分比、整体血压负荷及睡眠时血压降低的程度。大多数人在夜间血压下降10%~20%，如果不存在这种血压下降现象，则其发生心血管事件的危险会增加。

（2）动态血压测量应使用符合国际标准的监测仪：动态血压的正常值推荐以下国内参考标准，24h平均值<17.3/10.7kPa，白昼平均值<18.0/11.3kPa，夜间平均值<16.7/10.0kPa。正常情况下，夜间血压均值比白昼血压值低10%~15%。

（3）动态血压监测在临床上可用于诊断白大衣性高血压、隐蔽性高血压、顽固难治性高血压、发作性高血压或低血压，评估血压升高严重程度，但是目前主要仍用于临床研究，例如评估心血管调节机制、预后意义、新药或治疗方案疗效考核等，不能取代诊所血压测量。

（4）动态血压测量时应注意以下问题：①测量时间间隔应设定一般为每30min测1次。可根据需要而设定所需的时间间隔。②指导患者日常活动，避免剧烈运动。测血压时患者上臂要保持伸展和静止状态。③若首次检查由于伪迹较多而使读数<80%的预期值，应再次测量。④可根据24h平均血压、日间血压或夜间血压进行临床决策参考，但倾向于应用24h平均血压。

（五）适量运动

1. 运动的作用　运动除了可以促进血液循环，降低胆固醇的生成外，并能增强肌肉、骨骼，减少关节僵硬的发生，还能增加食欲，促进肠胃蠕动、预防便秘、改善睡眠。

2. 运动的形式　最好养成持续运动的习惯，对中老年人应包括有氧、伸展及增强肌力练习3类，具体项目可选择步行、慢跑、太极拳、门球、气功等。

3. 运动强度的控制　每个参加运动的人特别是中老年人和高血压患者在运动前最好了解一下自己的身体状况，以决定自己的运动种类、强度、频度和持续运动时间。运动强度必须因人而异，按科学锻炼的要求，常用运动强度指标可用运动时最大心率达到180（或170）减去年龄，如50岁的人运动心率为120~130次/min，如果求精确则采用最大心率的60%~85%作为运动适宜心率，需在医师指导下进行。运动频度一般要求每周3~5次，每次持续20~60min即可，可根据运动者身体状况和所选择的运动种类及气候条件等而定。

（六）在医生指导下正确用药

1. 减药　高血压患者一般须终身治疗。患者经确诊为高血压后若自行停药，其血压（或迟或早）终将回复到治疗前水平。但患者的血压若长期控制，可以试图小心、逐步地减少服药数或剂量。尤其是认真地进行非药物治疗，密切地观察改进生活方式进度和效果的患者。患者在试行这种"逐步减药"时，应十分仔细地监测血压。

2. 记录　一般高血压病患者的治疗时间长达数十年，治疗方案会有多次变换，包括药物的选择。最好建议患者详细记录其用过的治疗药物及疗效。医生则更应为经手治疗的患者保存充分的记录，随时备用。

3. 剂量的调整　对大多数非重症或急症高血压，要寻找其最小有效耐受剂量药物，也不宜降压太快。故开始给小剂量药物，经1个月后，如疗效不够而不良反应少或可耐受，可增加剂量；如出现不良反应不能耐受，则改用另一类药物。随访期间血压的测量应在每天的同一时间，对重症高血压，须及早控制其血压，可以较早递增剂量和合并用药。随访时除患者主观感觉外，还要做必要的化验检查，以了解靶器官状况和有无药物不良反应。对于非重症或急症高血压，经治疗血压长期稳定达1年以上，可以考虑减少剂量，目的为减少药物的可能不良反应，但以不影响疗效为前提。

（1）选择针对性强的降血压药：降血压药物品种很多，个体差异很大，同一种药物不同的患者服用后的效果会因人而异。对医生开的降血压药，护理人员和患者必须了解药物的名称、作用、剂量、用法、不良反应等，并遵照医嘱按时服药。

（2）合适的剂量：一般由小剂量开始，逐渐调整到合适的剂量。晚上睡觉前的治疗剂量，尤其要偏小，因入睡后如果血压降得太低，则易出现脑动脉血栓形成。药品剂量不能忽大忽小，否则血压波动太大，会造成实质性脏器的损伤。

（3）不能急于求成：如血压降得太低，常会引起急性缺血性脑血管病和心脏缺血性疾病的发生。

（4）不要轻易中断治疗：应用降血压药过程中，症状改善后，仍需坚持长期服药，也不可随意减少剂量，必须听从医生的治疗安排。

（5）不宜频繁更换降血压药物：各种降血压药，在人体内的作用时间不尽相同，更换降血压药时，往往会引起血压的波动，换降血压药必须在医生指导下进行，不宜多种药合用，以避免药物不良反应。

（6）患痴呆症或意识不清的老人，护理人员必须协助服药，并帮助管理好药物，以免发生危险。

（7）注意观察不良反应，必要时，采取相应的防范措施：若患者突然出现头痛、多汗、恶心、呕吐、烦躁、心慌等症状，家人协助患者立即平卧抬高头部，用湿毛巾敷在头部；测量血压，若血压过高，应用硝苯地平嚼碎舌下含服等，以快速降血压；如果半小时后血压仍不下降，且症状明显，应立即去医院就诊。

（姜　颖）

第二节　心绞痛

心绞痛（angina pectoris）是冠状动脉供血不足，心肌急剧的、暂时的缺血与缺氧引起的综合征。其特点为阵发性的前胸压榨性疼痛感觉，主要位于胸骨后部，可放射至左上肢，常发生于劳累或情绪激动时，持续数分钟，休息或服用硝酸酯制剂后消失。本病多见于男性，多数患者在 40 岁以上，劳累、情绪激动、饱食、受寒、阴雨天气、急性循环衰竭等为常见的诱因。

一、病因

1. 基本病因　对心脏予以机械性刺激并不引起疼痛，但心肌缺血、缺氧则引起疼痛。当冠状动脉的"供血"与心肌的"需氧"出现矛盾，冠状动脉血流量不能满足心肌代谢需要时，引起心肌急剧的、暂时的缺血、缺氧时，即产生心绞痛。

2. 其他病因　除冠状动脉粥样硬化外，主动脉瓣狭窄或关闭不全、梅毒性主动脉炎、肥厚性心肌病、先天性冠状动脉畸形、风湿性冠状动脉炎，都可引起冠状动脉在心室舒张期充盈障碍，引发心绞痛。

二、临床表现与诊断

（一）临床表现

1. 心绞痛

（1）部位：典型心绞痛主要在胸骨体上段或中段之后，可波及心前区，有手掌大小范围，可放射至左肩、左上肢前内侧，达无名指和小指；不典型心绞痛疼痛可位于胸骨下段、左心前区或上腹部，放射至颈、下颌、左肩胛部或右前胸。

（2）性质：胸痛为压迫、发闷，或紧缩性，也可有烧灼感。发作时，患者往往不自觉地停止原来的活动，直至症状缓解。

（3）诱因：典型的心绞痛常在相似的条件下发生。以体力劳累为主，其次为情绪激动。登楼、平地快步走、饱餐后步行、逆风行走，甚至用力大便或将臂举过头部的轻微动作，暴露于寒冷环境、进冷饮、身体其他部位的疼痛，及恐怖、紧张、发怒、烦恼等情绪变化，都可诱发。晨间痛阈低，轻微劳力如刷牙、剃须、步行即可引起发作；上午及下午痛阈提高，则较重的劳力亦可不诱发。

（4）时间：疼痛出现后常逐步加重，然后在 3～5min 内逐渐消失，一般在停止原活动后缓解。一般为 1～15min，多数 3～5min，偶可达 30min，可数天或数星期发作 1 次，亦可 1 日内发作多次。

（5）硝酸甘油的效应：舌下含用硝酸甘油片如有效，心绞痛应于 1～2min 内缓解，对卧位型心绞痛，硝酸甘油可能无效。在评定硝酸甘油的效应时，还要注意患者所用的药物是否已经失效或接近失效。

2. 体征　平时无异常体征，心绞痛发作时常见心律增快、血压升高、表情焦虑、皮肤冷或出汗，有时出现第四或第三奔马律。可有暂时性心尖部收缩期杂音，是乳头肌缺血以致功能失调引起二尖瓣关闭不全所致。

（二）诊断

1. 冠心病诊断　如下所述：

（1）据典型的发作特点和体征，含用硝酸甘油后缓解，结合年龄和存在冠心病易患因素，除外其他原因所致的心绞痛，一般即可确立诊断。

（2）心绞痛发作时心电图：绝大多数患者 ST 段压低 0.1mV（1mm）以上，T 波平坦或倒置（变异型心绞痛者则有关导联 ST 段抬高），发作过后数分钟内逐渐恢复。

（3）心电图无改变的患者可考虑做负荷试验。发作不典型者，诊断要依靠观察硝酸甘油的疗效和发作时心电图的改变；如仍不能确诊，可多次复查心电图、心电图负荷试验或 24h 动态心电图连续监测，如心电图出现阳性变化或负荷试验诱发心绞痛发作亦可确诊。

（4）诊断有困难者可考虑行选择性冠状动脉造影或做冠状动脉 CT。考虑施行外科手术治疗者则必须行选择性冠状动脉造影。冠状动脉内超声检查可显示管壁的病变，对诊断可能更有帮助。

2. 分型诊断　根据世界卫生组织"缺血性心脏病的命名及诊断标准"，现将心绞痛做如下归类。

（1）劳累性心绞痛：是由运动或其他增加心肌需氧量的情况所诱发的心绞痛。包括 3 种类型。①稳定型劳累性心绞痛，简称稳定型心绞痛，亦称普通型心绞痛：是最常见的心绞痛。指由心肌缺血缺氧引起的典型心绞痛发作，其性质在 1~3 个月内并无改变。即每日和每周疼痛发作次数大致相同，诱发疼痛的劳累和情绪激动程度相同，每次发作疼痛的性质和疼痛部位无改变，用硝酸甘油后也在相同时间内发生疗效。②初发型劳累性心绞痛，简称初发型心绞痛：指患者过去未发生过心绞痛或心肌梗死，而现在发生由心肌缺血缺氧引起的心绞痛，时间尚在 1~2 个月内。有过稳定型心绞痛但已数月不发生心绞痛，再发生心绞痛未到 1 个月者也归入本型。③恶化型劳累性心绞痛，进行型心绞痛：指原有稳定型心绞痛的患者，在 3 个月内疼痛的频率、程度、诱发因素经常变动，进行性恶化。可发展为心肌梗死与猝死。

（2）自发性心绞痛：心绞痛发作与心肌需氧量无明显关系，与劳累性心绞痛相比，疼痛持续时间一般较长，程度较重，且不易为硝酸甘油所缓解。包括 4 种类型。①卧位型心绞痛：在休息时或熟睡时发生的心绞痛，其发作时间较长，症状也较重，发作与体力活动或情绪激动无明显关系，常发生在半夜，偶尔在午睡或休息时发作。疼痛常剧烈难忍，患者烦躁不安、起床走动。硝酸甘油的疗效不明显或仅能暂时缓解。可能与夜梦、夜间血压降低或发生未被察觉的左心室衰竭，以致狭窄的冠状动脉远端心肌灌注不足；或平卧时静脉回流增加，心脏工作量增加，需氧增加等有关。②变异型心绞痛：本型患者心绞痛的性质与卧位型心绞痛相似，也常在夜间发作，但发作时心电图表现不同，显示有关导联的 ST 段抬高，而与之相对应的导联中则 ST 段压低。本型心绞痛是由于在冠状动脉狭窄的基础上，该支血管发生痉挛，引起一片心肌缺血所致。③中间综合征：亦称冠状动脉功能不全。指心肌缺血引起的心绞痛发作历时较长，达 30min 或 1h 以上，发作常在休息时或睡眠中发生，但心电图、放射性核素和血清学检查无心肌坏死的表现。本型疼痛其性质是介于心绞痛与心肌梗死之间，常是心肌梗死的前奏。④梗死后心绞痛：在急性心肌梗死后不久或数周后发生的心绞痛。由于供血的冠状动脉阻塞，发生心肌梗死，但心肌尚未完全坏死，一部分未坏死的心肌处于严重缺血状态下又发生疼痛，随时有再发生梗死的可能。

（3）混合性心绞痛：劳累性和自发性心绞痛混合出现，因冠状动脉的病变使冠状动脉血流储备固定地减少，同时又发生短暂的再减损所致，兼有劳累性和自发性心绞痛的临床表现。

（4）不稳定型心绞痛：在临床上被广泛应用并被认为是稳定型劳累性心绞痛和心肌梗死和猝死之间的中间状态。它包括了除稳定型劳累性心绞痛外的上述所有类型。其病理基础是在原有病变上发生冠状动脉内膜下出血、粥样硬化斑块破裂、血小板或纤维蛋白凝集、冠状动脉痉挛等。除了没有诊断心肌梗死的明确的心电图和心肌酶谱变化外，目前应用的不稳定心绞痛的定义根据以下 3 个病史特征做出：①在相对稳定的劳累相关性心绞痛基础上出现逐渐增强的疼痛。②新出现的心绞痛（通常 1 个月内），由很轻度的劳力活动即可引起心绞痛。③在静息和很轻劳力时出现心绞痛。

三、治疗原则

预防：主要预防动脉粥样硬化的发生和发展。

治疗原则：改善冠状动脉的血供；减低心肌的耗氧；同时治疗动脉粥样硬化。

（一）发作时的治疗

（1）休息：发作时立刻休息，经休息后症状可缓解。

（2）药物治疗：应用作用较快的硝酸酯制剂。

（3）在应用上述药物的同时，可考虑用镇静药。

（二）缓解期的治疗

系统治疗，清除诱因、注意休息、使用作用持久的抗动脉粥样硬化药物，以防心绞痛发作，可单独、交替或联合应用。调节饮食，特别是一次进食不应过饱；禁烟酒。调整日常生活与工作量；减轻精神负担；保持适当的体力活动，但以不致发生疼痛症状为度；一般不需卧床休息。

（三）其他治疗

低分子右旋糖酐或羟乙基淀粉注射液，作用为改善微循环的灌流，可用于心绞痛的频繁发作。抗凝药，如肝素；溶血栓药和抗血小板药可用于治疗不稳定型心绞痛。高压氧治疗增加全身的氧供应，可使顽固的心绞痛得到改善，但疗效不易巩固。体外反搏治疗可能增加冠状动脉的血供，也可考虑应用。兼有早期心力衰竭者，治疗心绞痛的同时宜用快速作用的洋地黄类制剂。

（四）外科手术治疗

主动脉 - 冠状动脉旁路移植手术（coronary artery by pass grafting，CABG）方法：取患者自身的大隐静脉或内乳动脉作为旁路移植材料。一端吻合在主动脉，另一端吻合在有病变的冠状动脉段的远端，引主动脉的血液以改善该冠状动脉所供血的心肌的血流量。

（五）经皮腔内冠状动脉成形术

经皮腔内冠状动脉成形术（percutaneous transluminal coronary angioplasty，PTCA）方法：冠状动脉造影后，针对相应病变，应用带球囊的心导管经周围动脉送到冠状动脉，在导引钢丝的指引下进入狭窄部位；向球囊内加压注入稀释的造影剂使之扩张，解除狭窄。

（六）其他冠状动脉介入性治疗

由于 PTCA 有较高的术后再狭窄发生率，近来采用一些其他成形方法如激光冠状动脉成形术（PTCLA）、冠状动脉斑块旋切术、冠状动脉斑块旋磨术、冠状动脉内支架安置等，期望降低再狭窄发生率。

（七）运动锻炼疗法

谨慎安排进度适宜的运动锻炼有助于促进侧支循环的发展，提高体力活动的耐受量，改善症状。

四、常见护理问题

（一）心绞痛

1. 相关因素　与心肌急剧、短暂地缺血、缺氧，冠状动脉痉挛有关。

2. 临床表现　阵发性胸骨后疼痛。

3. 护理措施　如下所述：

（1）心绞痛发作时立即停止步行或工作，休息片刻即可缓解。根据疼痛发生的特点，评估心绞痛严重程度（表6-3），制定相应活动计划。频发者或严重心绞痛者，严格限制体力活动，并绝对卧床休息。

表6-3　劳累性心绞痛分级

心绞痛分级	表现
Ⅰ级：日常活动时无症状	较日常活动重的体力活动，如平地小跑步、快速或持重物上三楼、上陡坡等时引起心绞痛
Ⅱ级：日常活动稍受限制	一般体力活动，如常速步行1.5～2.0km、上三楼、上坡等即引起心绞痛
Ⅲ级：日常活动明显受损	较日常活动轻的体力活动，如常速步行0.5～1.0km、上二楼、上小坡等即引起心绞痛
Ⅳ级：任何体力活动均引起心绞痛	轻微体力活动（如在室内缓行）即引起心绞痛，严重者休息时亦发生心绞痛

（2）遵医嘱给予患者舌下含服硝酸甘油、吸氧，记录心电图，并通知医生。心绞痛频发或严重者遵医嘱使用硝酸甘油静脉微泵推注。由于此类药物能扩张头面部血管，有些患者使用后会出现颜面潮

红、头痛等症状，应向患者说明。

（3）用药后动态观察患者胸痛变化情况，同时监测 ECG，必要时进行心电监测。

（4）告知患者在心绞痛发作时的应对技巧：一是立即停止活动；二是立即含服硝酸甘油。向患者讲解含服硝酸甘油是因为舌下有丰富的静脉丛，吸收见效比口服硝酸甘油快。若疼痛持续 15min 以上不缓解，则有可能发生心肌梗死，需立即急诊就医。

（二）焦虑

1. 相关因素　与心绞痛反复频繁发作、疗效不理想有关。

2. 临床表现　睡眠不佳，缺乏自信心、思维混乱。

3. 护理措施　如下所述：

（1）向患者讲解心绞痛的治疗是一个长期过程，需要有毅力，鼓励其说出内心想法，针对其具体心理情况给予指导与帮助。

（2）心绞痛发作时，尽量陪伴患者，多与患者沟通，指导患者掌握心绞痛发作的有效应对措施。

（3）及时向患者分析讲解疾病好转信息，增强患者治疗信心。

（4）告知患者不良心理状况对疾病的负面影响，鼓励患者进行舒展身心的活动（如听音乐、看报纸）等活动，转移患者注意力。

（三）知识缺乏

1. 相关因素　与缺乏知识来源，认识能力有限有关。

2. 临床表现　患者不能说出心绞痛相关知识，不知如何避免相关因素。

3. 护理措施　如下所述：

（1）避免诱发心绞痛的相关因素、如情绪激动、饱食、焦虑不安等不良心理状态。

（2）告知患者心绞痛的症状为胸骨后疼痛，放射至左臂、颈、胸，常为压迫或紧缩感。

（3）指导患者硝酸甘油使用注意事项。

（4）提供简单易懂的书面或影像资料，使患者了解自身疾病的相关知识。

五、健康教育

（一）心理指导

告知患者需保持良好心态，因精神紧张、情绪激动、饱食、焦虑不安等不良心理状态，可诱发和加重病情。患者常因不适而烦躁不安，且伴恐惧，此时鼓励患者表达感觉，告知尽量做深呼吸，放松情绪才能使疾病尽快消除。

（二）饮食指导

（1）减少饮食热能，控制体重：少量多餐（每天 4~5 餐），晚餐尤应控制进食量，提倡饭后散步，切忌暴饮暴食，避免过饱；减少脂肪总量，限制饱和脂肪酸和胆固醇的摄入量，增加不饱和脂肪酸；限制单糖和双糖摄入量，供给适量的矿物质及维生素，戒烟戒酒。

（2）在食物选择方面：应适当控制主食和含糖零食。多吃粗粮、杂粮，如玉米、小米、荞麦等；禽肉、鱼类，及核桃仁、花生、葵花子等硬果类含不饱和脂肪酸较多，可多食用；多食蔬菜和水果，不限量，尤其是超体重者，更应多选用带色蔬菜，如菠菜、油菜、番茄、茄子和带酸味的新鲜水果，如苹果、橘子、山楂，提倡吃新鲜泡菜；多用豆油、花生油、菜油及香油等植物油；蛋白质按劳动强度供给，冠心病患者蛋白质按 2g/kg 供给；尽量多食用黄豆及其制品，如豆腐、豆干、百叶等，其他如绿豆、赤豆也很好。

（3）禁忌食物：忌烟、酒、咖啡以及辛辣的刺激性食品；少用猪油、黄油等动物油烹调；禁用动物脂肪高的食物，如猪肉、牛肉、羊肉及含胆固醇高的动物内脏、动物脂肪、脑髓、贝类、乌贼鱼、蛋黄等；食盐不宜多用，每天 2~4g；含钠味精也应适量限用。

（三）作息指导

制定固定的日常活动计划，避免劳累。避免突发性的劳力动作，尤其在较长时间休息以后。如凌晨起来后活动动作宜慢。心绞痛发作时，应停止所有活动，卧床休息。频发或严重心绞痛患者，严格限制体力活动，应绝对卧床休息。

（四）用药指导

1. 硝酸酯类　硝酸甘油是缓解心绞痛的首选药。

（1）心绞痛发作时可用短效制剂1片舌下含化，1~2min即开始起作用，持续半小时；勿吞服。如药物不易溶解，可轻轻嚼碎继续含化。

（2）应用硝酸酯类药物时可能出现头晕、头胀痛、头部跳动感、面红、心悸，继续用药数日后可自行消失。

（3）硝酸甘油应储存在棕褐色的密闭小玻璃瓶中，防止受热、受潮，使用时应注意有效期，每6个月须更换药物。如果含服药物时无舌尖麻辣、烧灼感，说明药物已失效，不宜再使用。

（4）为避免直立性低血压所引起的晕厥，用药后患者应平卧片刻，必要时吸氧。长期反复应用会产生耐药性而效力降低，但停用10d以上，复用可恢复效力。

2. 长期服用β受体阻滞药者　如使用阿替洛尔（氨酰心安）、美托洛尔（倍他乐克）时，应指导患者用药。

（1）不能随意突然停药或漏服，否则会引起心绞痛加重或心肌梗死。

（2）应在饭前服用，因食物能延缓此类药物吸收。

（3）用药过程中注意监测心率、血压、心电图等。

3. 钙通道阻滞药　目前不主张使用短效制剂（如硝苯地平），以减少心肌耗氧量。

（五）特殊及行为指导

（1）寒冷刺激可诱发心绞痛发作，不宜用冷水洗脸，洗澡时注意水温及时间。外出应戴口罩或围巾。

（2）患者应随身携带心绞痛急救盒（内装硝酸甘油片）。心绞痛发作时，立即停止活动并休息，保持安静。及时使用硝酸甘油制剂，如片剂舌下含服，喷雾剂喷舌底1~2下，贴剂粘贴在心前区。如果自行用药后，心绞痛未缓解。应请求协助救护。

（3）有条件者可以氧气吸入，使用氧气时，避免明火。

（4）患者洗澡时应告诉家属，不宜在饱餐或饥饿时进行，水温勿过冷过热，时间不宜过长，门不要上锁，以防发生意外。

（5）与患者讨论引起心绞痛的发作诱因，确定需要的帮助，总结预防发作的方法。

（六）病情观察指导

注意观察胸痛的发作时间、部位、性质、有无放射性及伴随症状，定时监测心率、心律。若心绞痛发作次数增加，持续时间延长，疼痛程度加重，含服硝酸甘油无效者，有可能是心肌梗死先兆，应立即就诊。

（七）出院指导

（1）减轻体重，肥胖者需限制饮食热量及适当增加体力活动，避免采用剧烈运动防治各种可加重病情的疾病，如高血压、糖尿病、贫血、甲状腺功能亢进等。特别要控制血压，使血压维持在正常水平。

（2）慢性稳定型心绞痛患者大多数可继续正常性生活，为预防心绞痛发作，可在1h前含服硝酸甘油1片。

（3）患者应随身携带硝酸甘油片以备急用，患者及家属应熟知药物的放置地点，以备急需。

（姜　颖）

第三节 心力衰竭

在致病因素作用下，心功能必将受到不同程度的影响，即为心功能不全（heart insufficiency）。在疾病的早期，机体能够通过心脏本身的代偿机制及心外的代偿措施，可使机体的生命活动处于相对恒定状态，患者无明显的临床症状和体征，此为心功能不全的代偿阶段。心力衰竭（heart failure），简称心衰，又称充血性心力衰竭，一般是指心功能不全的晚期，属于失代偿阶段，是指在多种致病因素作用下，心脏泵功能发生异常变化，导致心排血量绝对减少或相对不足，以致不能满足机体组织细胞代谢需要，患者有明显的临床症状和体征的病理过程。常见心力衰竭分类见图6-1。

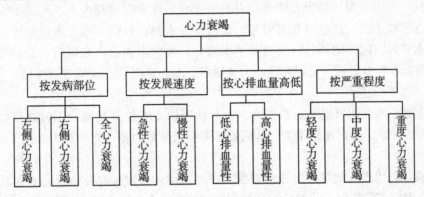

图6-1 心力衰竭的分类

近年来，很多学者将心力衰竭按危险因素和终末等级进行了分类，并指出新的治疗方式可以改善患者的生活质量。

（1）A和B阶段：指患者缺乏心力衰竭早期征象或症状，但存在有风险因素或心脏的异常，这些可能包括心脏形态和结构上的改变。

（2）C阶段：指患者目前或既往有过心力衰竭的症状，如气短等。

（3）D阶段：指患者目前有难治性心力衰竭，并适于进行特殊的进阶治疗，包括心脏移植。

一、病因与发病机制

（一）病因

1. 基本病因　心力衰竭的关键环节是心排血量的绝对减少或相对不足，而心排血量的多少与心肌收缩性的强弱、前负荷和后负荷的高低及心率的快慢密切相关。因此凡是能够减弱心肌收缩性、使心脏负荷过度和引起心率显著加快的因素均可导致心力衰竭的发生。

2. 诱因　如下所述：

（1）感染：呼吸道感染为最多，其次是风湿热。女性患者中泌尿道感染亦常见。亚急性感染性心内膜炎也常诱发心力衰竭。

（2）过重的体力劳动或情绪激动。

（3）钠盐摄入过多。

（4）心律失常：尤其是快速性心律失常，如阵发性心动过速、心房颤动等。

（5）妊娠分娩。

（6）输液（特别是含钠盐的液体）或输血过快或过量。

（7）洋地黄过量或不足。

（8）药物作用：如利舍平类、胍乙啶、维拉帕米、奎尼丁、肾上腺皮质激素等。

（9）其他：出血和贫血、肺栓塞、室壁膨胀瘤、心肌收缩不协调、乳头肌功能不全等。

（二）发病机制

心脏有规律的协调的收缩与舒张是保障心排血量的重要前提，其中收缩性是决定心排血量的最关键因素，也是血液循环动力的来源。因此心力衰竭发病的中心环节，主要是收缩性减弱，但也可见于舒张功能障碍，或两者兼而有之。心肌收缩性减弱的基本机制包括：①心肌结构破坏，导致收缩蛋白和调节蛋白减少。②心肌能量代谢障碍。③心肌兴奋－收缩偶联障碍。④肥大心肌的不平衡生长。

二、临床表现与诊断

（一）临床表现

1. 症状和体征　心力衰竭的临床表现与左右心室或心房受累有密切关系。左侧心力衰竭的临床特点主要是由于左心房和（或）左心室衰竭引起肺瘀血、肺水肿；右侧心力衰竭的临床特点是由于右心房和（或）右心室衰竭引起体循环静脉瘀血和钠水潴留。发生左侧心力衰竭后，右心也常相继发生功能损害，最终导致全心心力衰竭。出现右侧心力衰竭后，左心衰竭的症状可有所减轻。

2. 辅助检查　如下所述：

（1）X线：左侧心力衰竭可显示心影扩大，上叶肺野内血管纹理增粗，下叶血管纹理细，有肺静脉内血液重新分布的表现，肺门阴影增大，肺间质水肿引起肺野模糊，在两肺野外侧可见水平位的Kerley B线。

（2）心脏超声：利用心脏超声可以评价瓣膜、心腔结构、心室肥厚及收缩和舒张功能等心脏完整功能参数。其对心室容积的测定、收缩功能和局部室壁运动异常的检出结果可靠。可检测射血分数、心脏舒张功能。

（3）血流动力学监测：除二尖瓣狭窄外，肺毛细血管楔嵌压的测定能间接反映左心房压或左心室充盈压、肺毛细血管楔嵌压的平均压，正常值低于1.6kPa（12mmHg）。

（4）心脏核素检查：心血池核素扫描为评价左和右室整体收缩功能及心肌灌注提供了简单方法。利用核素技术可以评价左室舒张充盈早期相。

（5）吸氧运动试验：运动耐量有助于评价其病情的严重性并监测其进展。监测内容包括运动时最大氧摄入量和无氧代谢阈（AT）。

（二）诊断

1. 急性心力衰竭（AHF）　AHF的诊断主要依靠症状和体征，辅以适当的检查，如心电图、胸部X线、生化标志物和超声心动图。

2. 慢性心力衰竭　包括收缩性心力衰竭和舒张性心力衰竭。

（1）收缩性心力衰竭（SHF）：多指左侧心力衰竭，主要判定标准为心力衰竭的症状、左心腔增大、左心室收缩末容量增加和左室射血分数（LVEF）≤40%。近年研究发现BNP在心力衰竭诊断中具有较高的临床价值，其诊断心力衰竭的敏感性为94%，特异性为95%，为心力衰竭的现代诊断提供了重要的方法。

（2）舒张性心力衰竭（DHF）：是指以心肌松弛性、顺应性下降为特征的慢性充血性心力衰竭，往往发生于收缩性心力衰竭前，约占心力衰竭总数的1/3，欧洲心脏病协会于1998年制定了原发性DHF的诊断标准，即必须具有以下3点：①有充血性心力衰竭的症状和体征。②LVEF≥45%。③有左心室松弛、充盈、舒张期扩张度降低或僵硬度异常的证据。这个诊断原则在临床上往往难以做到，因此Zile等经过研究认为只要患者满足以下2项就可以诊断为DHF：①有心力衰竭的症状和体征。②LVEF>50%。

三、治疗原则

（一）急性心力衰竭

治疗即刻目标是改善症状和稳定血流动力学状态。

（二）慢性心力衰竭

慢性心力衰竭治疗原则：去除病因；减轻心脏负荷；增强心肌收缩力；改善心脏舒张功能；支持疗法与对症处理。治疗目的：纠正血流动力学异常，缓解症状；提高运动耐量，改善生活质量；防治心肌损害进一步加重；降低病死率。

1. 防治病因及诱因　如能应用药物和手术治疗基本病因，则心力衰竭可获改善。如高血压心脏病的降压治疗，心脏瓣膜病及先天性心脏病的外科手术矫治等。避免或控制心力衰竭的诱发因素，如感染、心律失常、操劳过度及甲状腺功能亢进纠正甲状腺功能。

2. 休息　限制其体力活动，以保证有充足的睡眠和休息。较严重的心力衰竭者应卧床休息。

3. 控制钠盐摄入　减少钠盐的摄入，可减少体内水潴留，减轻心脏的前负荷，是治疗心力衰竭的重要措施。在大量利尿的患者，可不必严格限制食盐。

4. 利尿药的应用　可作为基础用药，是控制心力衰竭体液潴留的唯一可靠方法。应该用于所有伴有体液潴留的、有症状的心力衰竭患者。但对远期存活率、死亡率的影响尚无大宗试验验证；多与一种ACEI类或β受体阻滞药合用，旨在减轻症状和体液潴留的表现。

5. 血管扩张药的应用　是通过减轻前负荷和（或）后负荷来改善心脏功能。应用小动脉扩张药如肼屈嗪等，可以降低动脉压力，减少左心室射血阻力，增加心排血量。

6. 洋地黄类药物的应用　洋地黄可致心肌收缩力加强，可直接或间接通过兴奋迷走神经减慢房室传导。能改善血流动力学，提高左室射血分数，提高运动耐量，缓解症状；降低交感神经及肾素－血管紧张素－醛固酮（R－A－A）活性，增加压力感受器敏感性。地高辛为迄今唯一被证明既能改善症状又不增加死亡危险的强心药，地高辛对病死率呈中性作用。

7. 非洋地黄类正性肌力药物　虽有短期改善心力衰竭症状作用，但对远期病死率并无有益的作用。研究结果表明不但不能使长期病死率下降，其与安慰剂相比反而有较高的病死率。

8. 血管紧张素转换酶抑制药（ACEI类）　其作为神经内分泌拮抗药之一已广泛用于临床。可改善血流动力学，直接扩张血管；降低肾素、血管紧张素Ⅱ（AngⅡ）及醛固酮水平，间接抑制交感神经活性；纠正低血钾、低血镁，降低室性心律失常危险，减少心脏猝死（SCD）。

9. β受体阻滞药　其作为神经内分泌阻断药的治疗地位日显重要。21世纪慢性心力衰竭的主要药物是β受体阻滞药。可拮抗交感神经及R－A－A活性，阻断神经内分泌激活；减缓心肌增生、肥厚及过度氧化，延缓心肌坏死与凋亡；上调$β_1$受体密度，介导信号传递至心肌细胞；通过减缓心率而提高心肌收缩力；改善心肌松弛，增强心室充盈；提高心电稳定性，降低室性心律失常及猝死率。

四、常见护理问题

（一）有急性左侧心力衰竭发作的可能

1. 相关因素　左心房和（或）左心室衰竭引起肺瘀血、肺水肿。

2. 临床表现　突发呼吸困难，尤其是夜间阵发性呼吸困难明显，患者不能平卧，只能端坐呼吸。呼吸急促、频繁，可达30～40/min，同时患者有窒息感、面色灰白、口唇发绀、烦躁不安、大汗淋漓、皮肤湿冷、咳嗽，咳出浆液性泡沫痰，严重时咳出大量红色泡沫痰，甚至出现呼吸抑制、窒息、神志障碍、休克、猝死等。

3. 护理措施　急性左侧心力衰竭发生后的急救口诀：坐位下垂降前荷，酒精高氧吗啡静，利尿扩管两并用，强心解痉激素添。

（二）心排血量下降

1. 相关因素　与心肌收缩力降低、心脏前后负荷的改变、缺氧有关。

2. 临床表现　左、右侧心力衰竭常见的症状和体征均可出现。

3. 护理措施　如下所述：

（1）遵医嘱给予强心、利尿、扩血管药物，注意药效和观察不良反应及毒性反应。

（2）保持最佳体液平衡状态：遵医嘱补液，密切观察效果；限制液体和钠的摄入量；根据病情控制输液速度，一般每分钟 20~30 滴。

（3）根据病情选择适当的体位。

（4）根据患者缺氧程度予（适当）氧气吸入。

（5）保持患者身体和心理上得到良好的休息：限制活动减少氧耗量；为患者提供安静舒适的环境，限制探视。

（6）必要时每日测体重，记录 24h 尿量。

（三）气体交换受损

1. 相关因素　与肺循环瘀血、肺部感染、及不能有效排痰与咳嗽相关。

2. 临床表现　如下所述：

（1）劳力性呼吸困难、端坐呼吸、发绀（发绀是指毛细血管血液内还原血红蛋白浓度超过 50g/L，皮肤、黏膜出现青紫的颜色，以口唇、舌、口腔黏膜、鼻尖、颊部、耳垂和指、趾末端最为明显）。

（2）咳嗽、咳痰、咯血。

（3）呼吸频率、深度异常。

3. 护理措施　如下所述：

1）休息：为患者提供安静、舒适的环境，保持病房空气新鲜，定时通风换气。

2）体位：协助患者取有利于呼吸的卧位，如高枕卧位、半坐卧位、端坐卧位。

3）根据患者缺氧程度给予（适当）氧气吸入。

4）咳嗽与排痰方法：协助患者翻身、拍背，利于痰液排出，保持呼吸道通畅。

5）教会患者正确咳嗽、深呼吸与排痰方法：屏气 3~5s，用力地将痰咳出来，连续 2 次短而有力地咳嗽。

（1）深呼吸：首先，患者应舒服地斜靠在躺椅或床上，两个膝盖微微弯曲，垫几个枕头在头和肩部后作为支撑，这样的深呼吸练习，也可以让患者坐在椅子上，以患者的手臂做支撑。其次，护理者将双手展开抵住患者最下面的肋骨，轻轻挤压，挤压的同时，要求患者尽可能地用力呼吸，使肋骨突起，来对抗护理者手的挤压力。

（2）年龄较大的心力衰竭患者排痰姿势：年龄较大、排痰困难的心衰患者，俯卧向下的姿势可能不适合他们，因为这样可能会压迫横膈膜，使得呼吸发生困难。可采取把枕头垫得很高，患者身体侧过来倚靠在枕头上，呈半躺半卧的姿势，这样将有助于患者排痰。

6）病情允许时，鼓励患者下床活动，以增加肺活量。

7）呼吸状况监测：呼吸频率、深度改变，有无呼吸困难、发绀。血气分析、血氧饱和度改变。

8）使用血管扩张药的护理。

9）向患者或家属解释预防肺部感染方法：如避免受凉、避免潮湿、戒烟等。

（四）体液过多

1. 相关因素　与静脉系统瘀血致毛细血管压增高，R-A-A 系统活性和血管加压素水平升高，使水、钠潴留，饮食不当相关。

2. 临床表现　如下所述：

（1）水肿：表现为下垂部位如双下肢水肿，为凹陷性，起床活动者以足、踝内侧和胫前部较明显。仰卧者则表现为骶部、腰背部、腿部水肿，严重者可发展为全身水肿，皮肤绷紧而光亮。

（2）胸腔积液：全心心力衰竭者多数存在，右侧多见，主要与体静脉压增高及胸膜毛细血管通透性增加有关。

（3）腹腔积液：多发生在心力衰竭晚期，常并发心源性肝硬化，由于腹腔内体静脉压及门静脉压增高引起。

（4）尿量减少，体重增加。

（5）精神差，乏力，焦虑不安。

（6）呼吸短促，端坐呼吸。

3. 护理措施　如下所述：

（1）水肿程度的评估：每日称体重，一般在清晨起床后排空大小便而未进食前穿同样的衣服、用同样的磅秤测量。如 1~2d 内体重快速增加，应考虑是否有水潴留，可增加利尿药的用量，应用利尿药后尿量明显增加，水肿消退。体重下降至正常时，体重又称干体重。同时为患者记出入水量。在急性期出量大于入量，出入量的基本平衡，有利于防止或控制心力衰竭。出量为每日全部尿量、大便量、引流量，同时加入呼吸及皮肤蒸发量 600~800ml。入量为饮食、饮水量、水果、输液等，每日总入量为 1500~2000ml。

（2）体位：尽量抬高水肿的双下肢，以利于下肢静脉回流，减轻水肿的程度。

（3）饮食护理：予低盐、高蛋白饮食，少食多餐。按病情限制钠盐及水分摄入，重度水肿盐摄入量为 1g/d、中度水肿 3g/d、轻度水肿 5g/d；还要控制含钠高的食物摄入，如腊制品、发酵的点心、味精、酱油、皮蛋、方便面、啤酒、汽水等。每日的饮水量通常一半量在用餐时摄取，另一半量在两餐之间摄入，必要时可给患者行口腔护理，以减轻口渴感。

（4）用药护理：应用强心苷和利尿药期间，监测水、电解质平衡情况，及时补钾。控制输液量和速度。

（5）保持皮肤清洁干燥，保持衣着宽松舒适，床单、衣服干净平整。观察患者皮肤水肿消退情况，定时更换体位，避免水肿部位长时间受压，避免在水肿明显的下肢深静脉输液，防止皮肤破损和压疮形成。

（五）活动无耐力

1. 相关因素　与心排血量减少、组织缺血、缺氧及胃肠瘀血引起食欲缺乏、进食减少有关。

2. 临床表现　如下所述：

（1）生活不能自理。

（2）活动持续时间短。

（3）主诉疲乏、无力。

3. 护理措施　如下所述：

（1）评估心功能状态。

（2）设计活动目标与计划，以调节其心理状况，促进活动的动机和兴趣。让患者了解活动无耐力原因及限制活动的必要性，根据心功能决定活动量。

（3）循序渐进为原则，逐渐增加患者的活动量，避免使心脏负荷突然增加。①抬高床头 45°~60°，使患者半卧位。②病室内行走。③病区走廊内进行短距离的行走，然后逐渐增加距离。

（4）注意监测活动时患者心率、呼吸、面色、发现异常立即停止活动。

（5）在患者活动量允许范围内，让患者尽可能自理，为患者自理活动提供方便条件。①将患者的常用物品放置在患者容易拿到的地方。②及时巡视病房，询问患者有无生活需要，及时满足其需求。③教会患者使用节力技巧。

（6）教会患者使用环境中的辅助设施，如床栏，病区走廊内、厕所内的扶手等，以增加患者的活动耐力。

（7）根据病情和活动耐力限制探视人次和时间。

（8）间断或持续鼻导管吸氧，氧流量 2~3L/min，严重缺氧时 4~6L/min 为宜。

（六）潜在并发症：电解质紊乱

1. 相关因素　如下所述：

（1）全身血流动力学、肾功能及体内内分泌的改变。

（2）交感神经张力增高与 R-A-A 系统活性增高的代偿机制对电解质的影响。

（3）心力衰竭使 $Na^+ - K^+ - ATP$ 酶受抑制，使离子交换发生异常改变。

（4）药物治疗可影响电解质：①祥利尿药及噻嗪类利尿药可导致低钾血症、低钠血症和低镁血症。②保钾利尿药如螺内酯可导致高钾血症。③血管紧张素转换酶抑制药（ACEI）可引起高钾血症，尤其肾功能不全的患者。

2. 临床表现　如下所述：

（1）低钾血症：轻度乏力至严重的麻痹性肠梗阻、肌肉麻痹、心电图的改变（T 波低平、U 波）、心律失常，并增加地高辛的致心律失常作用。

（2）低钠血症：轻度缺钠的患者可有疲乏、无力、头晕等症状，严重者可出现休克、昏迷，甚至死亡。

（3）低镁血症：恶心、呕吐、乏力、头晕、震颤、痉挛、麻痹，严重低镁可导致房性或室性心律失常。

（4）高钾血症：乏力及心律失常。高钾血症会引起致死性心律失常，出现以下 ECG 改变：T 波高尖；P - R 间期延长；QRS 波增宽。

3. 护理措施　如下所述：

1）密切监测患者的电解质，及时了解患者的电解质变化，尤其是血钾、血钠和血镁。

2）在服用利尿药、ACEI 等药物期间，密切观察患者的尿量和生命体征变化，观察患者有无因电解质紊乱引起的胃肠反应、神志变化、心电图改变。

3）一旦出现电解质紊乱，应立即报告医生，给予相应的处理

（1）低钾血症：停用排钾利尿药及洋地黄制剂；补充钾剂，通常应用 10% 枸橼酸钾口服与氯化钾静脉应用均可有效吸收。传统观念认为严重低钾者可静脉补钾，静滴浓度不宜超过 40mmol/L，速度最大为 20mmol/h（1.5g/h），严禁用氯化钾溶液直接静脉推注。但新的观点认为在做好患者生命体征监护的情况下，高浓度补钾也是安全的。

高浓度静脉补钾有如下优点：能快速、有效地提高血钾的水平，防止低钾引起的心肌应激性及血管张力的影响；高浓度静脉补钾避免了传统的需输注大量液体，从而减轻了心脏负荷，尤其适合于心力衰竭等低钾血症患者。

高浓度补钾时的护理：①高浓度静脉补钾必须在严密的监测血清钾水平的情况下和心电监护下进行，需每 1～2h 监测 1 次血气分析，了解血清钾水平并根据血钾提高的程度来调整补钾速度，一般心力衰竭患者血钾要求控制在 4.0mmol/L 以上，>4.5mmol/L 需停止补钾。②严格控制补钾速度，最好用微泵调节，速度控制在 20mmol/h 以内，补钾的通道严禁推注其他药物，避免因瞬间通过心脏的血钾浓度过高而致心律失常。③高浓度静脉补钾应在中心静脉管道内输注，严禁在外周血管注射，因易刺激血管的血管壁引起剧痛或静脉炎。④补钾期间应监测尿量 >30ml/h，若尿量不足可结合中心静脉压（CVP）判断血容量，如为血容量不足应及时扩容使尿量恢复。⑤严密观察心电图改变，了解血钾情况，如 T 波低平，ST 段压低，出现 U 波，提示低钾可能，反之 T 波高耸则表示有高钾血症的可能。⑥补钾的同时也应补镁，因为细胞内缺钾的同时多数也缺镁，且缺镁也易诱发心律失常，甚至有人认为即使血镁正常也应适当补镁，建议监测血钾的同时也监测血镁的情况。

（2）低钠血症：稀释性低钠血症患者对利尿药的反应很差，血浆渗透压低，因此选用渗透性利尿药甘露醇利尿效果要优于其他利尿药，联合应用强心药和祥利尿药。甘露醇 100～250ml 需缓慢静滴，一般控制在 2～3h 内静脉滴注，并在输注到一半时应用强心药（毛花苷 C），10～20min 后根据患者情况静脉注射呋塞米 100～200mg。

真性低钠血症利尿药的效果很差。应当采用联合应用大剂量祥利尿药和输注小剂量高渗盐水的治疗方法。补钠的量可以参照补钠公式计算。

补钠量（g）=（142mmol/L - 实测血清钠）×0.55×体重（kg）/17

根据临床情况，一般第 1 天输入补充钠盐量的 1/4～1/3，根据患者的耐受程度及血清钠的水平决定下次补盐量。具体方案为 1.4%～3.0% 的高渗盐水 150ml，30min 内快速输入，如果尿量增多，应注

意静脉给予 10% KCl 20～40ml/d，以预防低钾血症。入液量为1000ml，每天测定患者体重、24h 尿量、血电解质和尿的实验室指标。严密观察心肺功能等病情变化，以调节剂量和滴速，一般以分次补给为宜。

（3）低镁血症：有症状的低镁血症：口服 2～4mmol/kg 体重，每 8～24h 服 1 次。补镁的过程中应注意不要太快，如过快会超过肾阈值，导致镁从尿液排出。无症状者亦应口服补充。不能口服时，也可用 50% 硫酸镁 20ml 溶于 50% 葡萄糖 1000ml 静脉滴注，缓慢滴注。通常需连续应用 3～5d 才能纠正低镁血症。

（4）高钾血症：出现高钾血症时，应立即停用保钾利尿药，纠正酸中毒；静脉注射葡萄糖酸钙剂对抗高钾对心肌传导的作用，这种作用是快速而短暂的，一般数分钟起作用，但只维持不足 1h。如 ECG 改变持续存在，5min 后再次应用。为了增加钾向细胞内的转移，应用胰岛素 10IU 加入 50% 葡萄糖 50ml 静脉滴注，可在 10～20min 内降低血钾，此作用可持续 4～6h；应用袢利尿药以增加钾的肾排出；肾功能不全的严重高血钾（>7mmol/L）患者应当立即给予透析治疗。

（七）潜在的并发症：洋地黄中毒

1. **相关因素** 与洋地黄类药物使用过量、低血钾等因素有关。

2. **临床表现** 如下所述：

（1）胃肠反应：一般较轻，常见食欲缺乏、恶心、呕吐、腹泻、腹痛。

（2）心律失常：服用洋地黄过程中，心律突然转变，是诊断洋地黄中毒的重要依据。如心率突然显著减慢或加速，由不规则转为规则，或由规则转为有特殊规律的不规则。洋地黄中毒的特征性心律失常有：多源性室性期前收缩呈二联律，特别是发生在心房颤动基础上；心房颤动伴完全性房室传导阻滞与房室结性心律；心房颤动伴加速的交接性自主心律呈干扰性房室分离；心房颤动频发交界性逸搏或短阵交界性心律；室上性心动过速伴房室传导阻滞；双向性交界性或室性心动过速和双重性心动过速。洋地黄引起的不同程度的窦房和房室传导阻滞也颇常见。应用洋地黄过程中出现室上性心动过速伴房室传导阻滞是洋地黄中毒的特征性表现。

（3）神经系统表现：可有头痛、失眠、忧郁、眩晕，甚至神志错乱。

（4）视觉改变：可出现黄视或绿视及复视。

（5）血清地高辛浓度 >2.0ng/ml。

3. **护理措施** 如下所述：

（1）遵医嘱正确给予洋地黄类药物。

（2）熟悉洋地黄药物使用的适应证、禁忌证和中毒反应，若用药前心率小于 60/min，禁止给药。

用药适应证：洋地黄类适用于心功能 II 级以上各种心力衰竭，除非有禁忌证不能使用，还适用于心功能 III 级、IV 级收缩性心力衰竭、窦性心律的心力衰竭。

用药禁忌证：本品禁用于预激综合征并发心房颤动，二度或三度房室传导阻滞，病态窦房结综合征无起搏器保护者，低血钾。

洋地黄中毒敏感人群：老年人；急性心肌梗死（AMD）、心肌炎、肺心病、重度心力衰竭；肝、肾功能不全；低钾血症、贫血、甲状腺功能减退症。

使地高辛浓度升高的药物：奎尼丁、胺碘酮、维拉帕米。

（3）了解静脉使用毛花苷 C 的注意事项：需稀释后才能使用，成人静脉注射毛花苷 C 洋地黄化负荷剂量为 0.8mg，首次给药 0.2mg 或 0.4mg 稀释后静脉推注，每隔 2～4h 可追加 0.2mg，24h 内总剂量不宜超过 0.8～1.2mg。对于易于发生洋地黄中毒者及 24h 内用过洋地黄类药物者应根据情况酌情减量或减半量给药。推注时间一般为 15～20min，推注过程中密切观察患者心律和心率的变化，一旦心律出现房室传导阻滞、长间歇及心率 <60/min，均应立即停止给药，并通知医生。

（4）注意观察患者有无洋地黄中毒反应的发生。

（5）一旦发生洋地黄中毒，及时处理洋地黄制剂的毒性反应：①临床中毒患者立即停药，同时停用排钾性利尿药，重者内服不久时立即用温水、浓茶或 1：2000 高锰酸钾溶液洗胃，用硫酸镁导泻。

②内服通用解毒药或鞣酸蛋白3~5g。③发生少量期前收缩或短阵二联律时可口服10%氯化钾液10~20ml，每日3~4次，片剂有发生小肠炎、出血或肠梗阻的可能，故不宜用。如中毒较重，出现频发的异位搏动，伴心动过速、室性心律失常时，可静脉滴注氯化钾，注意用钾安全。④如有重度房室传导阻滞、窦性心动过缓、窦房阻滞、窦性停搏、心室率缓慢的心房颤动及交界性逸搏心律等，根据病情轻重酌情采用硫酸阿托品静脉滴注、静脉注射或皮下注射。⑤当出现洋地黄引起的各种快速心律失常时如伴有房室传导阻滞的房性心动过速和室性期前收缩等患者，苯妥英钠可称为安全有效的良好药物，可用250mg稀释于20ml的注射用水或生理盐水中（因为强碱性，不宜用葡萄糖液稀释），于5~15min内注射完，待转为窦性心律后，用口服法维持，每次0.1g，每日3~4次。⑥出现急性快速型室性心律失常，如频发室性期前收缩、室性心动过速、心室扑动及心室颤动等，可用利多卡因50~100mg溶于10%葡萄糖溶液20ml，在5min内缓慢静脉注入，若无效可取低限剂量重复数次，间隔20min，总量不超过300mg，心律失常控制后，继以1~3mg/min静脉滴注维持。

除上述方法外，电起搏对洋地黄中毒诱发的室上性心动过速和其引起的完全性房室传导阻滞且伴有阿-斯综合征者是有效而适宜的方法。前者利用人工心脏起搏器发出的电脉冲频率，超过或接近心脏的异位频率，通过超速抑制而控制异位心律；后者是采用按需型人工心脏起搏器进行暂时性右室起搏。为避免起搏电极刺激诱发严重心律失常，应同时合用苯妥英钠或利多卡因。

（八）焦虑

1. 相关因素　与疾病的影响、对治疗及预后缺乏信心、对死亡的恐惧有关。
2. 临床表现　精神萎靡、消沉、失望；容易激动；夜间难以入睡；治疗、护理欠合作。
3. 护理措施　如下所述：
（1）患者出现呼吸困难、胸闷等不适时，守候患者身旁，给患者以安全感。
（2）耐心解答患者提出的问题，给予健康指导。
（3）与患者和家属建立融洽关系，避免精神应激，护理操作要细致、耐心。
（4）尽量减少外界压力刺激，创造轻松和谐的气氛。
（5）提供有关治疗信息，介绍治疗成功的病例，注意正面效果，使患者树立信心。
（6）必要时寻找合适的支持系统，如单位领导和家属对患者进行安慰和关心。

五、健康教育

（一）心理指导

急性心力衰竭发作时，患者因不适而烦躁。护士要以亲切语言安慰患者，告知患者尽量做缓慢深呼吸，采取放松疗法，稳定情绪，配合治疗及护理，才能很快缓解症状。长期反复发病患者，需保持情绪稳定，避免焦虑、抑郁、紧张及过度兴奋，以免诱发心力衰竭。

（二）饮食指导

（1）提供令人愉快、舒畅的进餐环境，避免进餐时间进行治疗：饮食宜少食多餐、不宜过饱，在食欲最佳的时间进食，宜进食易消化、营养丰富的食物。控制钠盐的摄入，每日摄入食盐5g以下。对使用利尿药患者，由于在使用利尿药的同时，常伴有体内电解质的排出，容易出现低血钾、低血钠等电解质紊乱，并容易诱发心律失常、洋地黄中毒等，可指导患者多食香蕉、菠菜、苹果、橙子等含钾高的食物。

（2）适当控制主食和含糖零食，多吃粗粮、杂粮，如玉米、小米、荞麦等；禽肉、鱼类，及核桃仁、花生、葵花子等硬果类含不饱和脂肪酸较多，可多用；多食蔬菜和水果，不限量，尤其是超体重者，更应多选用带色蔬菜，如菠菜、油菜、番茄、茄子和带酸味的新鲜水果，如苹果、橘子、山楂，提倡吃新鲜蔬菜；多用豆油、花生油、菜油及香油等植物油；蛋白质按2g/kg供给，蛋白尽量多用黄豆及其制品，如豆腐、豆干、百叶等，其他如绿豆、赤豆。

（3）禁忌食物：限制精制糖，包括蔗糖、果糖、蜂蜜等单糖类；最好忌烟酒，忌刺激性食物及调味品，忌油煎、油炸等烹调方法；少用猪油、黄油等动物油烹调；禁用动物脂肪高的食物，如猪肉、牛肉、羊肉及含胆固醇高的动物内脏、动物脂肪、蛋黄等；食盐不宜多用，每天 2~4g；含钠味精也应适量限用。

（三）作息指导

减少干扰，为患者提供休息的环境，保证睡眠时间。有呼吸困难者，协助患者采取适当的体位。教会患者放松疗法如局部按摩、缓慢有节奏的呼吸或深呼吸等。根据不同的心功能采取不同的活动量。在患者活动耐力许可范围内，鼓励患者尽可能生活自理。教会患者保存体力，减少氧耗的技巧，在较长时间活动中穿插休息，日常用品放在易取放位置。部分自理活动可坐着进行，如刷牙、洗脸等。心力衰竭症状改善后增加活动量时，首先是增加活动时间和频率，然后才考虑增加运动强度。运动方式可采取半坐卧、坐起、床边摆动肢体、床边站立、室内活动、短距离步行。

（四）出院指导

（1）避免诱发因素，气候转凉时及时添加衣服，预防感冒。

（2）合理休息，体力劳动不要过重，适当的体育锻炼以提高活动耐力。

（3）进食富含维生素、粗纤维食物，保持大便通畅。少量多餐，避免过饱。

（4）强调正确按医嘱服药，不随意减药或撤换药的重要性。

（5）定期门诊随访，防止病情发展。

（郭兰心）

第四节 感染性心内膜炎

一、自体瓣膜心内膜炎

自体瓣膜心内膜炎是指感染性心内膜炎，是微生物感染心内膜或邻近的大动脉内膜伴赘生物形成，主要由金黄色葡萄球菌引起，少数由肺炎球菌、淋球菌、A族链球菌和流感杆菌所致。

（一）临床表现

1. 发热　发热是最常见的症状。亚急性者起病隐匿，可有全身不适、乏力、食欲减退和体重减轻等非特异性症状。可有弛张性低热，一般不超过 39℃，午后和晚上高热，常伴有头痛、背痛和肌肉关节痛。急性者呈暴发性败血症过程，有高热、寒战。突发心力衰竭者较为常见。

2. 心脏杂音　绝大多数患者有病理性杂音，可由基础心脏病和（或）心内膜炎导致瓣膜损害所致。急性者比亚急性者更易出现杂音强度和性质的变化，或出现新的杂音。

3. 周围体征　多为非特异性，近年已不多见。可能的原因是微血管炎或微栓塞，包括：①瘀点：可出现于任何部位，以锁骨以上皮肤、口腔黏膜和睑结膜常见。②指（趾）甲下线状出血。③Roth 斑：为视网膜的卵圆形出血斑，其中心呈白色，多见于亚急性感染。④Osler 结节：为指（趾）垫出现的豌豆大的红或紫色痛性结节，较常见于亚急性者。⑤Janeway 损害：为手掌和足底处直径 1~4mm 的无痛性出血红斑。

4. 动脉栓塞　其可发生于机体的任何部位，常见于脑、心、脾、肺、肾、肠系膜和四肢。

5. 感染的非特异性症状　如贫血、脾大等，部分患者可见杵状指（趾）。

6. 并发症　如下所述：

（1）心脏并发症：心力衰竭为最常见并发症，其次可见心肌脓肿、急性心肌梗死、心肌炎和化脓性心包炎等。

（2）细菌性动脉瘤：多见于亚急性者，受累动脉依次为近端主动脉、脑动脉、内脏和四肢动脉。

（3）迁移性脓肿：多见于急性患者，常发生于肝、脾、骨髓和神经系统。

（4）神经系统并发症：患者可有脑栓塞、细菌性脑动脉瘤、脑出血、中毒性脑病、脑脓肿、化脓性脑膜炎等不同神经系统受累表现。

（5）肾脏并发症：大多数患者有肾损害，包括肾动脉栓塞和肾梗死、肾小球肾炎、肾脓肿等。

（二）治疗原则

1. 抗微生物药物治疗原则　在连续多次采集血培养标本后应早期、大剂量、长疗程地应用抗生素，一般需要达到体外有效杀菌浓度的 4～8 倍及以上，疗程至少 6～8 周，以静脉给药方式为主，以保持高而稳定的血药浓度。病原微生物不明时，急性者选用针对金黄色葡萄球菌、链球菌、革兰阴性杆菌均有效的广谱抗生素，亚急性者选用针对大多数链球菌有效的抗生素。可根据临床征象、体检及经验推测最可能的病原菌，选用广谱抗生素。已培养出病原微生物时，应根据药物敏感试验结果选择用药。

2. 药物选择　该病大多数致病菌对青霉素敏感，可作为首选药物。联合用药以增强杀菌能力，如氨苄西林、万古霉素、庆大霉素或阿米卡星等。真菌感染选两性霉素 B。

3. 手术治疗　对抗生素治疗无效、严重心脏并发症患者应考虑手术治疗。

（三）护理评估

1. 病史评估　详细询问患者起病情况，了解感染病史，了解患者既往健康状况及瓣膜手术病史，评估有无其他原因导致的感染性心内膜炎。

2. 身体状况　观察生命体征，注意监测体温变化，听诊心脏杂音情况；了解细菌赘生物的大小、位置等情况，评估有无栓塞、转移脓肿等。

3. 心理－社会评估　了解患者有无情绪低落、消沉、烦躁、焦虑、恐惧、绝望等心理；了解家属的心理压力和经济负担。

4. 辅助检查　常规心电图或 24h 动态心电图检查，X 线检查评估心影大小，超声心动图明确诊断，血液生化检查行血培养指导抗生素的使用。

（四）护理诊断

（1）体温过高：与感染有关。

（2）潜在并发症：栓塞。

1. 主要诊断标准　如下所述：

（1）两次血培养阳性，而且病原菌完全一致，为典型的感染性心内膜炎致病菌。

（2）超声心动图发现赘生物，或新的瓣膜关闭不全。

2. 次要标准　如下所述：

（1）基础心脏病或静脉滥用药物史。

（2）发热：体温≥38℃。

（3）血管征象：栓塞、细菌性动脉瘤、颅内出血、结膜瘀点以及 Janeway 损害。

（4）免疫反应：肾小球肾炎、Osler 结节、Roth 斑及类风湿因子阳性。

（5）血培养阳性，但不符合主要诊断标准。

（6）超声心动图发现符合感染性心内膜炎，但不符合主要诊断标准。

（五）护理措施

1. 一般护理　如下所述：

（1）休息：高热患者应卧床休息，心脏超声可见巨大赘生物的患者应绝对卧床休息，防止赘生物脱落。

（2）饮食：发热患者给予清淡、高蛋白、高热量、高维生素、易消化的半流质或普通软食，以补充机体消耗。鼓励患者多饮水（有心力衰竭征象者除外）。贫血者遵医嘱服用铁剂。

2. 重点护理　如下所述：

（1）病情观察：严密观察体温、心律、血压等生命体征的变化，观察心脏杂音的部位、强度、性质及有无变化，如有新杂音的出现、杂音性质的改变往往与赘生物导致瓣叶破损、穿孔或与腱索断裂有关；注意观察脏器有无栓塞症状，如患者肢体活动情况、协调动作如何、神志意识变化等，当患者有可疑征象时，及时通知医师。

（2）用药护理：遵医嘱应用抗生素治疗，观察药物疗效及不良反应，并及时报告医生。告知患者抗生素是治疗本病的关键，需坚持大剂量长疗程的治疗。严格用药时间，以确保维持有效的血药浓度。应用静脉留置针，以保护静脉血管，减轻患者痛苦。用药过程中要注意观察用药效果及不良反应，如有发生，及时报告医生，调整用药方案。

（3）正确采集血标本：正确留取合格的血标本对于本病的诊断、治疗十分重要，而采血方法、培养技术及抗生素应用时间都可影响血培养阳性率。告诉患者反复多次抽血的必要性，取得患者的理解和配合。

3. 治疗过程中的应急护理措施　如下所述：

1）发热

（1）观察体温及皮肤黏膜变化，发热时每 4h 测体温一次，注意患者有无皮肤瘀点、指甲下线状出血、Osler 结节和 Janeway 损害等及消退情况。

（2）正确采集血标本：未经治疗的亚急性患者，第一天采血 1 次/h×3 次，次日未见细菌重复采血3 次后开始治疗。已用抗生素者，停药 2~7d 后采血。急性患者入院后立即采血 1 次/h×3 次。每次采血 10~20ml，同时做需氧和厌氧培养。

（3）合理饮食：环境温湿度适宜，高热者给予物理降温，及时更换衣物，促进舒适。

2）潜在并发症——栓塞

（1）重点观察瞳孔、神志、肢体活动及皮肤温度。

（2）突然胸痛、气急、发绀、咯血，考虑肺栓塞。

（3）出现腰痛、血尿，考虑肾栓塞。

（4）神志和精神改变、失语、吞咽困难、肢体功能障碍、瞳孔大小不对称，甚至抽搐和昏迷，考虑脑血管栓塞。

（5）肢体突然剧烈疼痛，皮肤温度下降，动脉搏动减弱，考虑外周动脉栓塞。

（六）健康教育

（1）告知患者该病的病因、发病机制，安抚患者，消除疑虑。坚持足量长疗程应用抗生素。

（2）在进行口腔手术、内镜检查、导尿等操作前告知医生心内膜炎史，以预防性应用抗生素。

（3）注意防寒保暖，避免感冒，加强营养，增强机体抵抗力，合理休息。保持口腔和皮肤清洁，少去公共场所。勿挤压痤疮、疖、痈等感染灶，减少病原体入侵机会。

（4）指导患者自测体温，观察栓塞表现，定期门诊随访。

二、人工瓣膜和静脉药瘾者心内膜炎

人工瓣膜心内膜炎：发生于人工瓣膜置换术后 60d 以内者为早期人工瓣膜心内膜炎，60d 以后发生者为晚期人工瓣膜心内膜炎。除赘生物形成外，常致人工瓣膜部分破裂、瓣周瘘、瓣环周围组织和心肌脓肿。最常累及主动脉瓣。术后发热，出现新杂音、脾大或周围栓塞征，血培养同一种细菌阳性结果至少两次，可诊断本病。本病预后不良，难以治愈。

静脉药瘾者心内膜炎：多见于青年男性，致病菌常来源于皮肤，药物污染所致者少见。金黄色葡萄球菌为主要致病菌。大多累及正常心瓣膜。急性发病者多见，常伴有迁移性感染灶。

（一）治疗原则

该病难以治愈。人工瓣膜术后早期（<12 个月）发生感染性心内膜炎，应积极考虑手术。药物治疗应在自体瓣膜心内膜炎用药基础上，将疗程延长为 6~8 周。任一用药方案均应加庆大霉素。对耐甲氧西林的表皮葡萄球菌致病者，应用万古霉素 15mg/kg，每 12h 1 次，静脉点滴；加利福平 300mg，每8h 1 次，口服，用药 6~8 周；开始的 2 周加庆大霉素。

有瓣膜再置换术适应证患者，应早期手术。已明确的适应证：①因瓣膜关闭不全致中度至重度心力衰竭。②真菌感染。③充分抗生素治疗后持续有菌血症者。④急性瓣膜阻塞。⑤X 线透视发现人工瓣膜不稳定。⑥新发生的心脏传导阻滞。

对甲氧西林敏感的金黄色葡萄球菌所致右心感染，用萘夫西林或苯唑西林 2g，每 4h 1 次，静脉注射或点滴，用药 4 周；加妥布霉素 1mg/kg，每 8h 1 次，静脉点滴，用药 2 周。其余用药选择与方案同自体瓣膜心内膜炎的治疗。

（二）护理评估

1. 病史评估　详细询问患者起病情况，了解感染病史，了解患者既往健康状况及瓣膜手术病史，评估有无其他原因导致的感染性心内膜炎。

2. 身体状况　观察生命体征，注意监测体温变化，听诊心脏杂音情况；了解细菌赘生物的大小、位置等情况，评估有无栓塞、转移脓肿等。

3. 心理 – 社会评估　了解患者有无情绪低落、消沉、烦躁、焦虑、恐惧、绝望等心理；了解家属的心理压力和经济负担。

4. 辅助检查　常规心电图或 24h 动态心电图检查，X 线检查评估心影大小，超声心动图明确诊断，血液生化检查行血培养指导抗生素的使用。

（三）护理诊断

1. 体温过高　与感染有关。

2. 潜在并发症　栓塞。

（四）护理措施

1. 一般护理　如下所述：

（1）休息：高热患者应卧床休息，心脏超声可见巨大赘生物的患者应绝对卧床休息，防止赘生物脱落。

（2）饮食：发热患者给予清淡、高蛋白、高热量、高维生素、易消化的半流质或普通软食，以补充机体消耗。鼓励患者多饮水（有心力衰竭征象者除外）。有贫血者遵医嘱服用铁剂。

2. 重点护理　如下所述：

（1）病情观察：严密观察体温、心律、血压等生命体征的变化，观察心脏杂音的部位、强度、性质及有无变化，如有新杂音的出现、杂音性质的改变往往与赘生物导致瓣叶破损、穿孔或与腱索断裂有关；注意观察脏器有无栓塞症状，如患者肢体活动情况、协调动作如何、意识变化等，当患者有可疑征象时，应及时通知医师。

（2）用药护理：遵医嘱应用抗生素治疗，观察药物疗效及不良反应，并及时报告医师。告知患者抗生素是治疗本病的关键，需坚持大剂量长疗程的治疗。严格用药时间，以确保维持有效的血药浓度。应用静脉留置针，以保护静脉血管，减轻患者痛苦。用药过程中要注意观察用药效果及不良反应，如有发生，及时报告医师，调整用药方案。

（3）正确采集血标本：正确留取合格的血标本对于本病的诊断、治疗非常重要，而采血方法、培养技术及抗生素应用时间都可影响血培养阳性率。告诉患者反复多次抽血的必要性，取得患者的理解和配合。

3. 治疗过程中的应急护理措施　如下所述：

1）发热

（1）观察体温及皮肤黏膜变化：发热时每 4h 测体温一次，注意患者有无皮肤瘀点、指甲下线状出血、Osler 结节和 Janeway 损害等及消退情况。

（2）正确采集血标本：未经治疗的亚急性患者，第一天采血 1 次/h×3 次，次日未见细菌重复采血 3 次后开始治疗。已用抗生素者，停药 2～7 天后采血。急性患者入院后立即采血 1 次/h×3 次。每次采血 10～20ml，同时做需氧和厌氧培养。

（3）合理饮食：环境温湿度适宜，高热者给予物理降温，及时更换衣物，促进舒适。

2）潜在并发症——栓塞

（1）重点观察瞳孔、意识、肢体活动及皮肤温度。

（2）突然胸痛、气急、发绀、咯血，考虑肺栓塞。

（3）出现腰痛、血尿，考虑肾栓塞。

（4）意识改变、失语、吞咽困难、肢体功能障碍、瞳孔大小不对称，甚至抽搐和昏迷，考虑脑血管栓塞。

（5）肢体突然剧烈疼痛，皮肤温度下降，动脉搏动减弱，考虑外周动脉栓塞。

（五）健康教育

（1）告知患者该病的病因、发病机制，安抚患者，消除疑虑。坚持足量长疗程应用抗生素。

（2）在进行口腔手术、内镜检查、导尿等操作前告知医师心内膜炎史，以预防性应用抗生素。

（3）注意防寒保暖，避免感冒，加强营养，增强机体抵抗力，合理休息。保持口腔和皮肤清洁，少去公共场所。勿挤压痤疮、疖、痈等感染灶，减少病原体入侵机会。

（4）指导患者自测体温，观察栓塞表现，定期门诊随访。

（郭兰心）

第五节 心包炎

国内临床资料统计表明，心包疾病占心脏疾病住院患者的 1.5%～5.9%。心包炎按病因分类，分为感染性心包炎和非感染性心包炎。非感染性心包炎多由肿瘤、代谢性疾病、自身免疫性疾病、尿毒症等所致。按病情进展可分为急性心包炎（伴或不伴心包积液）、亚急性渗出性缩窄性心包炎、慢性心包积液、粘连性心包炎、慢性缩窄性心包炎等。临床上以急性心包炎和慢性缩窄性心包炎为最常见。

一、急性心包炎

急性心包炎是心包脏层与壁层间的急性炎症，可由细菌、病毒、自身免疫、物理、化学等因素引起。心包炎亦常是某种疾病的一部分表现或为某种疾病的并发症，为此常被原发病掩盖，但也可独立表现。根据急性心包炎病理变化，可以分为纤维蛋白性或渗出性两种。

（一）病因、病理、病理生理

1. 病因　急性心包炎的病因有：①原因不明者，称为急性非特异性。②病毒、细菌、真菌、寄生虫、立克次体等感染。③自身免疫反应：风湿热、结缔组织疾病如系统性红斑狼疮、类风湿关节炎、结节性多动脉炎、白塞病、艾滋病；心肌梗死后综合征、心包切开后综合征；某药物引发如普鲁卡因胺、青霉素等。④肿瘤性：原发性如间皮瘤、脂肪瘤、纤维肉瘤，继发性如乳腺癌、肺癌、白血病、淋巴瘤等。⑤内分泌、代谢性疾病：如尿毒症、痛风、甲状腺功能减低、淀粉样变。⑥物理因素：如放射性、外伤如心肺复苏后、穿透伤、钝伤、介入治疗操作相关等。⑦邻近器官疾病引发如急性心肌梗死、胸膜炎、主动脉夹层、肺梗死等。

常见病因为风湿热、结核、细菌感染，近年来病毒感染、肿瘤、尿毒症性和心肌梗死性心包炎发病率显著增多。

2. 病理　在急性期心包壁层、脏层上有纤维蛋白、白细胞和少量内皮细胞的渗出，无明显液体积聚，此时称为纤维蛋白性心包炎。以后如果液体增加，则为渗出性心包炎，液体多为黄而清，偶可浑浊不清、化脓性或呈血性，量可由 100ml 至 3L，一般积液在数周至数月内吸收，可伴随发生壁层与脏层的粘连、增厚、缩窄。

液体也可较短时间内大量积聚引起心脏压塞。急性心包炎心外膜下心肌有炎性变化，如范围较广可称为心肌心包炎。炎症也可累及纵隔、横膈和胸膜。

3. 病理生理　心包腔正常时平均压力接近于零或低于大气压，吸气时呈轻度负压，呼气时近于正压。急性纤维蛋白性心包炎或积液少量不致引起心包内压力增高，故不影响血流动力学。如果液体迅速增多，心包无法伸展或来不及伸展以适应其容量的变化，造成心包内压力急剧上升，引起心脏受压，致使心室舒张期充盈受阻，周围静脉压亦升高，使心排血量降低，血压下降，导致急性心脏压塞临床表现发生。

（二）临床表现

1. 症状　如下所述：

（1）胸痛：心前区疼痛是纤维蛋白性心包炎主要症状，如急性非特异性心包炎、感染性心包炎。疼痛常位于心前区或胸骨后，可放射到颈部、左肩、左臂及左肩胛骨，也可达上腹部，疼痛性质呈压榨样或锐痛，也可闷痛，常与呼吸有关，常因咳嗽、深呼吸、变换体位或吞咽而加重。

（2）呼吸困难：呼吸困难是心包积液时最突出的症状。严重的呼吸困难患者可呈端坐呼吸，身躯前倾、呼吸浅速、面色苍白、发绀。

（3）全身症状：可有干咳、声音嘶哑及吞咽困难等症状，常因压迫气管、食管而产生。也可有发冷、发热、乏力、烦躁、心前区或上腹部闷胀等。大量渗液可影响静脉回流，出现体循环瘀血表现如颈静脉怒张、肝大、腹腔积液及下肢水肿等。

（4）心脏压塞：心包积液快速增加可引起急性心脏压塞，出现气促、心动过速、血压下降、大汗淋漓、四肢冰凉，严重者可意识恍惚，发生急性循环衰竭、休克等。

如积液积聚较慢，可出现亚急性或慢性心脏压塞，表现为颈静脉怒张、静脉压升高、奇脉。

2. 体征　包括心包摩擦音、心包积液和心脏压塞。

（1）心包摩擦音：心包摩擦音是纤维蛋白性心包炎的典型体征，多位于心前区，以胸骨左缘第3、4肋间、坐位身体前倾时、深吸气最为明显，心包摩擦音可持续数小时或持续数天、数周，当积液增多将两层心包分开时，摩擦音即消失，如有部分心包粘连仍可闻及。心前区听到心包摩擦音就可做出心包炎的诊断。

（2）心包积液：心浊音界向两侧增大，皆为绝对浊音区；心尖搏动弱，且位于心浊音界的内侧或不能扪及；心音低钝、遥远；积液大量时可出现心包积液征（Ewart征），即在左肩胛骨下叩诊浊音和闻及因左肺受压引起的支气管呼吸音。

（3）心脏压塞：除有体循环瘀血体征外。按心脏压塞程度，脉搏可表现为正常、减弱或出现奇脉。奇脉是大量积液患者，触诊时桡动脉搏动呈吸气性显著减弱或消失，呼气时又复原的现象。也可通过血压测量来诊断，即吸气时动脉收缩压下降1.33kPa或更多。急性心脏压塞可因动脉压极度降低，奇脉难察觉出来。

3. 并发症　如下所述：

（1）复发性心包炎：复发性心包炎是急性心包炎最难处理的并发症，在初次发病后数月至数年反复发病并伴严重的胸痛。发生率为20%～30%，多见于急性非特异性心包炎、心脏损伤后综合征。

（2）缩窄性心包炎：缩窄性心包炎常见于结核性心包炎、化脓性心包炎、创伤性心包炎。

（三）实验室检查

1. 化验检查　由原发病决定，如感染性心包炎常有白细胞计数增加、血沉增快等。

2. X线检查　对渗出性心包炎有一定价值，可见心影向两侧增大，心脏搏动减弱或消失；尤其是肺部无明显充血而心影显著增大是心包积液的X线表现特征。但成人液体量少于250ml、儿童少于150ml时，X线难以检出。

3. 心电图　急性心包炎时来自心包下心肌的心电图异常表现为：①常有窦性心动过速。②ST段抬高，呈弓背向下，见于除aVR导联以外的所有导联，aVR导联中ST段压低。③一至数日后，ST段回到基线，T波低平或倒置，持续数周至数月后T波逐渐恢复正常。④心包积液时有QRS低电压。⑤包膜下心房肌受损时可有除aVR和V_1导联外P-R段压低。

4. 超声心动图　对诊断心包积液迅速可靠。M型或二维超声心动图中均可见液性暗区以确定诊断。

心脏压塞的特征为：右心房及右心室舒张期塌陷；吸气时室间隔左移，右心室内径增大，左心室内径减小等。

5. 心包穿刺　抽取的积液做生物学、生化、细胞分类、查瘤细胞的检查等，确定病因；缓解心脏压塞症状；必要时在心包腔内给予抗菌或化疗药物等。

6. 心包镜及心包活检　有助于明确病因。

（四）治疗原则

1. 病因治疗　根据病因给予相应治疗，如结核性心包炎给予规范化抗结核治疗，化脓性心包炎应用敏感抗生素治疗等。

2. 非特异性心包炎的治疗　如下所述：

（1）应用非甾体类抗炎药物治疗：可应用数月的时间，缓慢减量直至停药。

（2）应用糖皮质激素药物治疗：如果应用非甾体类抗炎药物治疗无效，则可应用糖皮质激素治疗，常用泼尼松 40~60mg/d，1~3 周，症状严重者可静脉应用甲泼尼龙。须注意当激素减量时，症状常可反复。

3. 复发性心包炎的治疗　秋水仙碱 0.5~1.0mg/d，至少 1 年，缓慢减量停药。但终止治疗后部分患者有复发倾向。对顽固性复发性心包炎伴严重胸痛患者，可考虑外科心包切除术治疗。

4. 心包积液、心脏压塞治疗　①结核性或化脓性心包炎要充分、彻底引流，提高治疗效果和减少心包缩窄发生率。②心包积液中、大量，将要发生心脏压塞的患者，行心包穿刺引流。③已发生心脏压塞患者，无论积液量多少都要紧急心包穿刺引流。④由于积液中有较多凝块、纤维条索状物，会影响引流效果或风险大的患者，可行心包开窗引流。

二、缩窄性心包炎

缩窄性心包炎是心脏被纤维化或钙化的心包致密厚实地包围，使心室舒张期充盈受限而引发一系列循环障碍的疾病。

（一）病因、病理、病理生理

1. 病因　缩窄性心包炎继发于急性心包炎，病因以结核性心包炎为最常见，其次为化脓或创伤性心包炎。少数患者与急性非特异性心包炎、心包肿瘤及放射性心包炎等有关，也有部分患者其病因不明。

2. 病理　急性心包炎随着渗液逐渐吸收，心包出现弥漫的或局部的纤维组织增生、增厚粘连、壁层与脏层融合钙化，使心脏及大血管根部受限。心包长期缩窄，心肌可萎缩。如心包显微病理显示为透明样变性组织，提示为非特异性，如为结核性肉芽组织或干酪样病变，则提示为结核性。

3. 病理生理　纤维化、钙化的心包使心室舒张期扩张受阻，心室舒张期充盈减少，使心搏量下降。为维持心排血量，心率增快。上、下腔静脉也因心包缩窄而回流受阻，出现静脉压升高，颈静脉怒张、肝大、腹腔积液、下肢水肿，出现 Kussmaul 征。

Kussmaul 征：吸气时周围静脉回流增多而已缩窄的心包使心室失去适应性扩张的能力，致静脉压增高，吸气时颈静脉更明显扩张。

（二）临床表现

1. 症状　常见症状为劳力性呼吸困难、疲乏、食欲缺乏、上腹胀满或疼痛。也可因肺静脉压高而导致症状如咳嗽、活动后气促。也可有心绞痛样胸痛。

2. 体征　有颈静脉怒张、肝大、腹腔积液、下肢水肿、心率增快，可见 Kussmaul 征。腹腔积液常较皮下水肿出现得早、明显得多，这情况与心力衰竭中所见相反。

有窦性心律，有时可有房颤。脉搏细弱无力，动脉收缩压降低，脉压变小。心尖搏动不明显，心音减低，少数患者在胸骨左缘第 3、4 肋间可闻及心包叩击音。

（三）实验室检查

1. X 线检查　心影偏小、正常或轻度增大；左右心缘变直，主动脉弓小而右上纵隔增宽（上腔静脉扩张），有时可见心包钙化。

2. 心电图　窦性心律，常有心动过速，有时可有房颤。QRS 波群低电压、T 波低平或倒置。

3. 超声心动图　对缩窄性心包炎的诊断价值远不如对心包积液诊断价值，可见心包增厚、僵硬、钙化，室壁活动减弱，舒张早期室间隔向左室侧移动等，但均非特异而恒定的征象。

4. 右心导管检查　右心导管检查的特征性表现：是肺毛细血管压力、肺动脉舒张压力、右心室舒张末期压力、右心房压力均升高且都在相同或相近高水平，右心房压力曲线呈 M 或 W 波形，右心室收缩压轻度升高，舒张早期下陷及高原形曲线。

（四）治疗原则

1. 外科治疗　应尽早施行心包剥离术。但通常在心包感染、结核被控制，即应手术并在术后继续用药 1 年。

2. 内科辅助治疗　应用利尿药和限盐缓解机体液体潴留，水肿症状；对于房颤伴心室率快的患者，可首选地高辛，之后再应用 β 受体阻滞药和钙拮抗药。

三、心包炎护理措施

（一）体位与休息

对于呼吸困难患者要根据病情帮助患者采取半卧位或前倾坐位，依靠床桌，保持舒适体位。协助患者满足生活需要。对于有胸痛的患者，要卧床休息，保持情绪稳定，不要用力咳嗽、深呼吸或突然改变体位，以免使疼痛加重。

（二）呼吸观察与给氧

观察呼吸困难的程度，有无呼吸浅快、发绀，观察血气变化。根据缺氧程度调节氧流量，观察吸氧效果。

（三）预防感染

嘱患者加强营养，给予高热量、高蛋白、高维生素的易消化饮食，限制钠盐摄入，增强机体抵抗力。避免受凉，防止呼吸道感染，以免加重呼吸困难症状。

（四）输液护理

控制输液速度，防止加重心脏负担。

（五）用药护理

遵医嘱给予非甾体抗炎药，注意有无胃肠反应、出血等不良反应。遵医嘱给予糖皮质激素、抗生素、抗结核、抗肿瘤等药物治疗。

（六）健康教育

1. 增强抵抗力　告诉患者注意充分休息，加强营养，给予高热量、高蛋白、高维生素的易消化饮食，限制钠盐摄入。注意防寒保暖，预防呼吸道感染。

2. 坚持药物治疗　指导患者必须坚持足够疗程的药物治疗，不能擅自停药，防止复发。注意药物不良反应，定期随访。

3. 积极治疗　对缩窄性心包炎的患者，讲明行心包剥离术的重要性，解除心理障碍，尽早接受手术治疗。

（刘一卓）

第六节　特殊诊疗技术与护理

一、先天性心脏病的介入治疗

外科手术是治疗先天性心脏病主要的治疗手段，由于近年来影像学和各种导管技术的发展，使得非手术的介入治疗在一定范围内取代了手术治疗，其并发症及死亡率明显低于手术治疗。主要是针对单一的缺损或狭窄型的病变，采用球囊扩张技术或封堵技术。

（一）经皮球囊肺动脉瓣成形术

经皮球囊肺动脉瓣成形术首例成功报道是在 1982 年，是较早应用的非手术介入性先天性心脏病的治疗措施，我国于 20 世纪 80 年代后期开始应用，目前已成为单纯肺动脉瓣狭窄的首选治疗方法。

1. 适应证　如下所述：

（1）以单纯肺动脉瓣狭窄伴有狭窄后扩张患者效果最佳。

（2）狭窄的程度跨瓣压差≥5.32kPa 为介入指征。

（3）肺动脉瓣狭窄经手术治疗后出现再狭窄患者亦可进行。

（4）为复杂性先天性心脏病的手术前缓解治疗、不能手术患者的姑息治疗。

2. 禁忌证　如下所述：

（1）肺动脉瓣下狭窄即右室流出道漏斗部狭窄患者。

（2）肺动脉瓣上型狭窄瓣膜发育不良，无肺动脉狭窄后扩张患者。

3. 并发症　并发症出现多与术者的操作技术水平有关。主要并发症是穿刺部位血管并发症、术中心律失常、三尖瓣受损和继发性肺动脉瓣关闭不全。

（二）经皮球囊主动脉瓣成形术

经皮球囊主动脉瓣成形术应用始于 1983 年，主要用于儿童与青少年主动脉瓣狭窄治疗。目前亦应用于初生婴儿的主动脉瓣狭窄，但操作上难度增大，并发症较多，远期疗效不理想。

1. 适应证　如下所述：

（1）先天性主动脉瓣膜型狭窄有症状患者。

（2）跨主动脉压力差≥5.65kPa 为介入指征。

（3）新生儿或婴幼儿严重瓣膜型狭窄，伴充血性心力衰竭患儿，可为缓解治疗，推迟外科手术时间。

（4）外科瓣膜切开术后再狭窄。

2. 禁忌证　如下所述：

（1）先天性主动脉瓣狭窄伴有主动脉及瓣膜发育不良患者。

（2）并发中、重度主动脉瓣反流患者。

3. 并发症　如下所述：

（1）术中可引起血流动力学障碍、心律失常，特别在婴幼儿死亡率高。

（2）股动脉损伤。

（3）主动脉瓣关闭不全或残余狭窄，发生率高达 45%。

（三）未闭动脉导管封堵术

经股动脉置入泡沫海绵塞封堵未闭动脉导管首次成功报道于 1969 年，开创了非手术治疗的先河，目前非开胸手术介入治疗已成为先天性动脉导管未闭治疗常规，现封堵器械有海绵栓、双伞面封堵、弹簧圈封堵，其中弹簧圈封堵法简便易行，并发症少，最具有应用前景。

1. 适应证　绝大多数的先天性动脉导管未闭均可经介入封堵。

2. 禁忌证　已形成右向左分流患者不宜行此治疗。

3. 并发症　如下所述:

(1) 封堵装置的脱落、异位栓塞。

(2) 封堵后残留细小通道形成高速血流,破坏大量红细胞以致机械性溶血。

(3) 穿刺血管并发症。

(4) 心律失常。

并发症的发生与所用封堵器械不同有关,如用海绵塞法,有海绵栓易脱落的危险。双伞面封堵系统操作简便,不易脱落,但可有溶血并发症,严重者则需手术取出封堵伞并结扎处理。

(四) 房间隔缺损封闭术

房间隔缺损是常见的先天性心脏病,以往治疗以外科手术修补最为安全、有效,但手术仍有一定的并发症和手术遗留的瘢痕等问题。1976 年有学者报道应用双伞堵塞器封闭房间隔缺损成功,但仍存在封闭不全,操作困难等问题。直到 20 世纪 90 年代以后,"纽扣"式补片装置出现,简化了操作,手术更为安全有效。

1. 适应证　如下所述:

(1) 符合以下条件的房间隔缺损患者,可经导管行介入封闭术:①房间隔缺损最大伸展 <30mm。②缺损上下房间隔边缘≥4mm。③房间隔的整体直径应大于拟使用的补片直径。

(2) 外科修补术后残留缺损。

2. 禁忌证　如下所述:

(1) 有右向左分流患者。

(2) 多发性房间隔缺损。

(3) 并发其他先天性心血管畸形。

3. 并发症　如下所述:

(1) 残余分流。

(2) 异位栓塞:是严重并发症,多由于补片部分或全部脱落进入肺循环或体循环。

(3) 血管并发症。

(4) 感染。

(5) 机械性溶血,但少见。

(五) 室间隔缺损封闭术

室间隔缺损封闭处理原则与房间隔缺损相似,因在心室水平操作难度大,目前累积病例较少。

1. 适应证　如下所述:

(1) 肌部或部分膜部室间隔缺损。

(2) 缺损口直径 <10mm。

(3) 缺损口中点距主动脉瓣的距离大于缺损直径 2 倍以上。

2. 禁忌证　如下所述:

(1) 不符合手术指征的单纯室间隔缺损为相对禁忌证。

(2) 绝对禁忌证已存在右向左分流的患者。

3. 并发症　与房间隔缺损介入封闭术相同。

(六) 先天性心脏病的其他介入治疗术

对于不能或暂时不宜手术的先天性心脏病患者,为争取以后手术时机或姑息治疗,以减轻症状,可应用某些介入手段作为缓症处理。

1. 经皮球囊动脉扩张及支架置入术　可应用于:①先天性主动脉缩窄。②肺动脉瓣远端单纯肺动脉主干或分支狭窄。③法洛四联症,外科手术无法纠治的肺动脉分支狭窄。

2. 人工房间隔造口术　可应用于:①新生儿或婴儿室间隔完整的严重青紫性心脏病。②二尖瓣严重狭窄、闭锁。③完全性肺静脉异位引流。

3. 异常血管弹簧圈堵闭术　　可应用于：①肺动静脉瘘。②冠状动静脉瘘。③先天性心脏病姑息手术后出现的血管间异常通道。

（七）先天性心脏病的介入治疗护理措施

1. 术前护理　　如下所述：

（1）心理护理：向患者及家属介绍心导管介入治疗的意义、方法，手术的必要性和安全性，以解除患者及家属思想顾虑和紧张情绪。必要时手术前一天晚上可口服镇静药，保证睡眠。

（2）术前检查：帮助患者完成必要的检查，如出凝血时间、肝肾功能、超声心动图、胸片等。

（3）皮肤准备：会阴部及两侧腹股沟备皮。

（4）动脉检查：检查两侧足背动脉搏动情况并标记，便于术中、术后对照观察。

（5）物品准备：手术器械、药品及抢救物品和药品准备。

（6）过敏试验：青霉素和碘过敏试验。

（7）镇静：术前半小时给予苯巴比妥0.1g，肌内注射。

2. 术后护理　　如下所述：

（1）制动：对于采用静脉穿刺的患者，术侧肢体制动4~6h。对于采用动脉穿刺的患者，在穿刺针进入动脉处进行压迫，以左手食、中指压迫止血15~20min，确认无出血后，以弹力绷带加压包扎，用1kg沙袋压迫6h，术侧肢体制动12h。卧床期间做好患者生活护理。

（2）观察生命体征：持续监测生命体征，观察血压、心律、心率变化，注意有无心律失常发生，观察穿刺部位有无出血、血肿情况发生，一旦发生及时报告医师，协助处理。

（3）动脉搏动：观察足背动脉搏动情况，检查是否有减弱或消失，观察肢体皮肤颜色、温度、感觉与运动功能变化等，有异常情况要及时报告医师，协助完成进一步检查、处理。

（4）预防感染：常规应用抗生素预防感染，一般使用青霉素320万IU，2/d，静脉滴注，连续3d。

二、冠状动脉粥样硬化性心脏病的介入诊断和治疗

见后续章节。

三、心律失常的介入治疗与护理

（一）心脏电复律、电除颤

心脏电复律目前已广泛应用，除颤仪器设备也越来越自动化。除了直流电同步和非同步体外电复律外，还开展了经静脉导管电极心脏内低能量电复律和置入埋藏式心脏复律除颤器等技术，成功挽救了成千上万的濒死患者。

当前电复律与电除颤的种类发展较迅速，自20世纪60年代早期应用交流电进行电除颤之后，因其不良反应严重，很快被直流电除颤取代。直流电容器充电后，在非常短的时间内释放很高的电能，可设置与R波同步放电，反复电击对心肌损伤较轻，适于进行电复律。

电复律和电除颤体外或体内均可进行，体内电复律常用于心脏手术或急症开胸抢救的患者。电能常为20~30J，一般不超过70J。非手术情况下，大多采用体外经胸壁除颤电复律，方式有两种即同步电复律与非同步电除颤。①同步电复律主要用于不包括室颤在内的快速型心律失常。直流电同步电复律是除颤器设有同步装置，放电时电流正好与R波同步，电流刺激落在心室肌的绝对不应期，避免心室损伤及因放电导致室速或室颤。②直流电非同步电除颤主要用于室颤。室颤情况下已无心动周期，无QRS波，更无从避开心室易损期，应即刻放电。对于快速的室性心动过速、预激综合征并发快速房颤可用低电能非同步电除颤，因其均是宽大的QRS和T波，除颤仪在同步工作方式下无法识别QRS波，而不放电，则需用低电能非同步电除颤，以免延误病情。

近年来，国内外学者尝试经食管低能量同步直流电复律房颤取得初步成功。这种直流电同步电复律技术所需电能较小（20~60J），不需要麻醉，可避免皮肤烧伤，但还需对食管电极导管的设计和安置

进行改进，它将成为一种有前途的处理快速心律失常的新方法。

经静脉电极导管心脏内电复律是在 X 线透视下将四极电极导管通过肘前或颈静脉插入右心，该导管可兼作起搏、程序刺激和电复律之用。所需电能通常较小，一般为 2～6J，不必全身麻醉，初始电击从低能量开始，然后逐渐增加电能。主要适用于心内电生理检查中发生的房颤。亦有报道用于室速、室颤，但经验尚不成熟。

植入式心脏复律除颤器（ICD）目前已取代了早期开胸置放心外膜除颤电极，ICD 体积小，埋藏于胸大肌和胸小肌之间，甚至可埋藏于皮下囊袋中，具有起搏、低能电转复以及高能电除颤三种功能。

1. 作用机制　电复律是将一定强度的电流通过心脏，使全部或大部分心肌在瞬间除极，而后心脏自律性最高的起搏点重新主导心脏节律，一般是窦房结。室颤时已无心动周期可在任何时间放电。电复律不同于电除颤，放电时需要和心电图 R 波同步，以避开心室的易损期，心室易损期位于 T 波顶峰前 20～30ms（相当于心室的相对不应期），如果电复律时在心室的易损期放电可能导致心室颤动。

2. 适应证　各种严重甚至危及生命的恶性心律失常，以及各种持续时间较长的快速型心律失常。对于任何快速型的心律失常，如导致血流动力学障碍或心绞痛发作加重，而且对药物不能起反应者，均应考虑电复律或电除颤。

（1）恶性室性心律失常：①室性心动过速：患者发生室性心动过速后，经药物治疗后不能纠正或血流动力学受到严重影响，如室性心动过速伴意识障碍、低血压、急性肺水肿者，应立即采用同步电复律。②室颤：在室颤发生 3min 内有效电除颤，间隔时间越短，除颤成功率越高。对于顽固性室颤患者，必要时静脉推注利多卡因、普鲁卡因胺或溴苄铵等药物，若心室颤动波较纤细，可静脉推注肾上腺素，颤动波变大，易于转复。

（2）房颤：可考虑电转复条件有：①房颤病史＜1 年者，既往窦性心率不低于 60/min。②房颤后心力衰竭或心绞痛不易控制者。③房颤并心室率较快，且药物控制不佳者。④原发病已得到控制，房颤仍存在者。⑤风心病瓣膜置换或修复后 3～6 个月以上，先天性心脏病修补术后 2～3 个月以上仍有房颤者。

（3）房扑：房扑是同步电复律的最佳适应证，成功率几乎达 100%，且所需电能较小。

（4）室上性心动过速：绝大多数室上性心动过速不需要首选电复律，但当药物不能纠正，而且因发作持续时间长使血流动力学受到影响，出现低血压等，应立即电复律。

3. 禁忌证　如下所述：

（1）病情危急且不稳定、严重电解质紊乱和酸碱不平衡。

（2）房颤发生前心室率缓慢，疑诊病窦综合征或心室率可用药物控制，尤其是老年患者。

（3）洋地黄中毒引起的房颤。

（4）不能耐受预防复发的药物，如胺碘酮、普罗帕酮等。

4. 体外电复律的操作方法　如下所述：

（1）患者准备：①解释工作：对室颤或伴严重血流动力学障碍的快速室性心动过速患者，需紧急进行心肺复苏，无须向家属详细交代，应立即电除颤。对于其他快速型心律失常患者应向患者及家属解释电复律过程中可能出现的并发症，电复律对患者的利弊关系，取得其合作。②术前检查：择期电转复心律者应进行全面的体格检查及有关实验室检查，如电解质、肝、肾功能。进行抗凝治疗患者还应测定凝血酶原时间和活动度。③禁食：复律前应禁食 6h。如服用洋地黄类药物，应在复律前停服 24～48h。

（2）设施准备：施行电复律的病房应较宽敞。备有除颤器、氧气、吸引器、抢救车、血压和心电监护设备等各种复苏设施。

（3）麻醉：除患者已处于麻醉状态或室颤时意识已经丧失无需麻醉外，均需快速、安全、有效的麻醉，这对于可能需要反复电击者尤为重要。目前最常使用的是静脉注射地西泮。

（4）操作技术要点：①患者安置：患者仰卧于绝缘床上，连接除颤器和心电图监测仪，选择一个 R 波高耸的导联进行示波观察。②安放电极板：患者一旦进入理想的麻醉状态后，则充分暴露其前胸，并用导电糊涂抹或用盐水浸湿纱布包裹电极板，导电糊涂抹时不应太多或太少，能和皮肤达到紧密接触，没有空隙即可，将两个涂有导电糊或裹有湿盐水纱布的电极板分别置于右侧胸骨缘第2、3肋间，另一个电极板置于心尖部。两个电极板之间距离不要小于10cm，电极板放置一定要贴紧皮肤，并有一定压力。③电复律与电除颤的能量选择：电能高低的选择主要根据心律失常的类型和病情（表6-4）。④放电要求：准备放电时，操作人员及其他人员不应再接触患者、病床及同患者相连接的仪器，以免发生触电。⑤术后要求：电复律后应进行持续24h心电监测，严密观察患者的心率、心律、血压、呼吸和神志。

表6-4 经胸壁体外电复律常用能量选择

各类心律失常	常用能量
心房颤动	100~150J
心房扑动	50~100J
室上性心动过速	100~150J
室性心动过速	100~200J
心室颤动	200~360J

5. 并发症 诱发各种心律失常，出现急性肺水肿，低血压，体循环栓塞和肺动脉栓塞，血清心肌酶增高，皮肤烧伤等。

6. 护理措施 如下所述：

（1）心理护理：对于快速型心律失常患者应向患者及家属解释电复律意义、方法，手术的必要性、安全性和可能出现的并发症，对患者的利弊关系，以解除患者及家属思想顾虑和紧张情绪，取得其合作。必要时术前1d晚上可口服镇静药，保证睡眠。

（2）操作配合：①准备用物：除颤器、氧气、吸引器、心电血压监护仪、抢救车等。②患者准备：协助完成各种实验室检查，注意有无缺氧、水及电解质或酸碱不平衡的因素，必要时遵医嘱静注利多卡因、溴苄铵等药物，提高转复成功率和减少转复后复发。术前应禁食6h，停服洋地黄类药物24~48h。③操作护理：协助患者仰卧于绝缘床上。连接心电监护仪。建立静脉通路，遵医嘱静脉注射地西泮0.3~0.5mg/kg。放置电极板，电极板须用盐水纱布包裹或均匀涂上导电糊，并紧贴患者皮肤。电复律前要核查仪器上的"同步"功能是否处于开启状态。放电过程中医护人员注意身体的任何部位，不要直接接触铁床、患者及与其连接的仪器，以防电击意外。

（3）电复律后护理：①生命体征观察：要严密观察心律、心率、呼吸、血压，每半小时测量并记录1次直至平稳，并注意面色、神志、肢体活动情况。同时观察患者电解质、酸碱平衡情况和血氧情况，如有异常，及时报告医师处理，防止复发。②皮肤护理：电击局部皮肤如有烧伤，应给予处理。③用药护理：遵医嘱给予抗心律失常药物维持窦性心律，观察药物不良反应。

（二）心脏起搏治疗

心脏起搏技术是心律失常介入性治疗的重要方法之一，亦可用于临床心脏电生理研究和射频消融治疗。心脏起搏器是一种医用电子仪器，通过发放一定形式的电脉冲，刺激心脏，使其激动和收缩，以治疗由于某些心律失常所致的心脏传导功能障碍。

目前，起搏器的种类由原来以植入单腔VVI起搏器为主，逐渐向生理性起搏过渡，随着起搏器的功能逐渐完善，新型起搏器不断问世，使缓慢性心律失常疗效已近治愈目标。心脏起搏已从单纯治疗缓慢性心律失常，扩展到治疗快速性心律失常、心力衰竭等领域，对降低病死率、改善患者的生存质量起到了积极的作用。

近年来，起搏器的储存和分析诊断功能的完善，对心律失常的诊断、心脏电生理的研究起到积极作用。

随着起搏器工作方式或类型的不断增加，功能日趋复杂，了解和记忆起搏器代码的含义十分重要，为便于交流，目前通用1987年由北美心脏起搏电生理学会与英国心脏起搏和电生理学组专家委员会制定的NASPE/BPEG起搏器代码，即NBG代码（表6-5）。

表6-5 NBG起搏器代码

第一位起搏心腔	第二位感知心腔	第三位感知后反应方式	第四位程控功能	第五位其他
	O 无	O 无	O 无	略
A 心房	A 心房	I 抑制	P 简单程控	
V 心室	V 心室	T 触发	M 多项程控	
D 心房+心室	D 心房+心室	D 双重（I+T）	C 遥测	
S 心房或心室	S 心房或心室		R 频率调整	

临床中常根据电极导线植入的部位分为：①单腔起搏器：常见的有 VVI 起搏器，电极导线放置在右室心尖部；AAI 起搏器，电极导线放置在右心耳。根据心室率或心房率的需要进行适时的起搏。②双腔起搏器：植入的两支电极导线常分别放置在右心耳（心房）和右室心尖部（心室），呈房室顺序起搏。③三腔起搏器：目前主要分为左、右房+右室三腔起搏器，应用于存在房间传导阻滞并发阵发房颤的患者，预防和治疗房颤。右房+左、右室三腔心脏起搏，适用于某些扩张性心肌病、顽固心力衰竭，协调房室和（或）室间的活动，改善心功能。

1. 作用机制　心脏起搏器是通过发放一定形式的电脉冲，刺激心脏，使其激动和收缩，模拟正常心脏节律以维持人体功能活动，起搏治疗的主要目的就是通过不同的起搏方式纠正心率和心律的异常，治疗由于某些心律失常所致的心脏传导功能障碍，提高患者的生存质量，减少病死率。

2. 适应证　如下所述：

1）植入永久性心脏起搏器的适应证

（1）伴有临床症状的完全或高度房室传导阻滞。

（2）束支-分支水平阻滞，间歇发生二度Ⅱ型房室传导阻滞并有症状患者。当 H-V 间期 > 100ms，无症状者也是植入起搏器的适应证。

（3）窦房结功能障碍，心室率经常 <50/min，有临床症状者。

（4）病窦综合征或房室传导阻滞，间歇发生心室率 <40/min 或有长达 3s 的 R-R 间隔，虽无症状也应植入起搏器。

（5）颈动脉窦过敏引起的心率减慢，心率 <40/min 或 R-R 间隔长达 3s，伴有症状者。

（6）窦房结功能障碍和（或）房室传导阻滞的患者，必须采用减慢心率的药物治疗时，为了保证适当的心室率，应植入起搏器。

（7）房颤、长 Q-T 间期综合征的恶性室性心律失常。

（8）辅助治疗肥厚梗阻型心肌病、扩张型心肌病、顽固性心力衰竭、神经介导性晕厥等病症。

2）临时心脏起搏的适应证

（1）急性心肌梗死、急性心肌炎、电解质紊乱、药物中毒、心脏外伤或手术后并发有症状的房室传导阻滞，严重窦性心动过缓，阿-斯综合征。

（2）某些室速的转复、心肺复苏的抢救需要。

（3）对药物治疗无效、不宜用药物或电复律的快速性心律失常。

（4）预防性或保护性起搏。

3. 禁忌证　如下所述：

（1）急性心脏活动性病变，如心肌缺血、急性心肌炎。

（2）并发全身急性感染性疾病。

4. 并发症　如下所述：

1）术中并发症

（1）穿刺并发症：如血气胸、胸导管损伤、喉返神经、迷走神经损伤等。

（2）术中心律失常：如房扑、房颤、室性心动过速，极少情况下可出现室颤。

（3）心肌穿孔。

（4）出血：如锁骨下静脉穿刺部位出血、埋藏起搏器的囊袋内小动脉出血、导线插入头静脉结扎不妥出血等。

（5）导线插入处固定不良引起移位。

2）术后并发症

（1）电极移位：是术后常见并发症之一。

（2）囊袋出血。

（3）术后起搏阈值升高：由于刺激电极应用，起搏阈值升高的情况较少见。

（4）膈神经刺激或腹肌刺激性收缩：多见于心房起搏，表现为随起搏频率出现呃逆或腹肌抽搐。

（5）感染：是术后最严重、常见的并发症，常处理困难、药物治疗效果不好。

（6）血栓：血栓形成是晚期并发症，静脉血栓形成最常见于腋静脉、锁骨下静脉、上腔静脉、无名静脉。

（7）皮肤压迫坏死。

（8）心室起搏导线张力过大影响三尖瓣的功能。

3）与起搏器相关的并发症

（1）电池提前耗竭。

（2）导线绝缘不良和导线断裂。

（3）起搏器综合征：主要见于 VVI 起搏方式。

（4）起搏器介导的心动过速。

（5）脉冲发生器埋藏局部肌肉跳动：多见单极导线起搏。

（6）起搏器高输出引起的肌电干扰。

（7）起搏频率奔放：是最严重的并发症，可引发室颤。

5. 护理措施　如下所述：

1）心理护理：术前向患者及家属介绍置入心脏起搏器的意义、方法，手术的必要性和安全性，以解除患者及家属思想顾虑和紧张情绪。必要时手术前一天晚上可口服镇静药，保证睡眠。

2）心电监护：术后可心电监护24h，注意起搏频率和心率是否一致，监测起搏器工作情况。

3）卧位与活动：术后 1～3d，取平卧位或半卧位，不要压迫植入侧。指导患者 6 周内限制体力活动，植入侧手臂、肩部应避免过度活动，避免剧烈咳嗽等动作，以防电极移位或脱落。电极移位是术后常见并发症，90% 发生在术后 1 周内，移位后症状明显加重，起搏器依赖者可出现头晕、黑蒙、晕厥发作，心电图出现不感知和不起搏的现象，如有发生及时报告医师，行手术复位。

4）预防感染

（1）预防感染至关重要：术后遵医嘱给予抗生素治疗，同时注意观察体温波动及伤口情况，观察有无红肿和渗出。

（2）处理囊袋出血：及时协助处理囊袋出血等并发症，当大量出血时应清创处理，少量出血可用粗针头抽吸积血，而后帮助患者卧床，并沙袋压迫 4～6h，同时应用抗生素预防感染。

（3）积极处理感染灶：起搏器术后感染分为囊袋感染、起搏器感染和感染性心内膜炎。当囊袋感染、起搏器感染时，协助抽出积血做细菌培养，并在囊袋内应用抗生素，必要时则要切开引流。一旦疑有感染性心内膜炎发生，要及早、多次做血细菌培养，静脉应用大量抗生素，退热后仍需用药 4～6 周。如无效，则需暂时拆除导线，同时大量应用抗生素，控制感染，必要时协助安装临时起搏器，感染控制后再置入永久起搏器。

5）健康教育：做好患者的术后宣教。①如何观察起搏器工作情况和故障。②讲明定期复查的必要性。③告诉患者日常生活中要远离磁场。④要随身携带"心脏起搏器卡"等。

（三）导管射频消融治疗快速性心律失常

自 1989 年导管射频消融（RFCA）技术正式应用于人体，使数以万计的快速性心律失常患者得以根治。射频消融仪通过导管头端的电极释放射频电能，射频电能是一种低电压高频电能。在导管头端和局部心肌内膜之间电能转化为热能,达到46~90℃温度后,使局部心肌细胞脱水、变性、坏死,损伤直径7~8mm深度3~5mm,心肌自律性和传导性能均发生改变,从而使心律失常得以根治。

1. 适应证 据我国RFCA治疗快速性心律失常指南,RFCA的明确适应证:①伴有阵发性房颤而且快速心室率的预激综合征。②房室折返性心动过速、房室结折返性心动过速、房速和无器质性心脏病证据的呈反复发作性室性心动过速,或并发有心动过速心肌病,或血流动力学不稳定者。③频繁发作、心室率不易控制的房扑。④窦速并发心动过速心肌病。⑤频繁发作和(或)症状重、应用药物,预防发作效果不佳的心肌梗死后的室速。

2. 禁忌证 只有相对而言。①感染性疾病,如感染性心内膜炎、肺部感染、败血症等。②出血性疾病。③严重肝肾损害。④外周静脉血栓性静脉炎。

3. 并发症 导管射频消融可能出现的并发症:二度或三度房室传导阻滞;心脏穿孔造成心脏压塞等。

4. 护理措施 如下所述:

1)术前护理

(1)心理护理:向患者及家属介绍射频消融治疗的意义、方法,手术的必要性和安全性,以解除患者及家属思想顾虑和紧张情绪。必要时手术前1d晚上可口服镇静药,保证睡眠。

(2)禁食:术前禁食、禁水6h,停用所有抗心律失常药物至少5个半衰期。

(3)实验室检查:协助完成出凝血时间、血清肝肾功能检查和超声心动图检查。

2)术后护理

(1)制动:对于采用静脉穿刺的患者,术侧肢体制动4~6h。对于采用动脉穿刺的患者,在穿刺针进入动脉处进行压迫,以左手食、中指压迫止血15~20min,确认无出血后,以弹力绷带加压包扎,用1kg沙袋压迫6h,术侧肢体制动12h。卧床期间做好患者生活护理。术后3个月内要避免剧烈活动。

(2)观察生命体征:观察血压、心律、心率变化,注意有无心律失常发生,如房室传导阻滞等。术后3~5d,每天复查心电图。

(3)观察病情变化:观察穿刺局部有无出血、血肿、血栓栓塞等情况发生。观察有无血气胸、胸闷憋气等心脏压塞症状,一旦发生及时报告医师,协助处理。

(4)动脉搏动:对于采用动脉穿刺的患者,需观察足背动脉搏动情况,检查是否有减弱或消失,观察肢体皮肤颜色、温度、感觉与运动功能变化等,有异常情况要及时报告医师,协助完成进一步检查、处理。

(5)用药护理:遵医嘱服用抗血小板聚集药物,如阿司匹林,防止血栓形成。

四、心包穿刺及引流术

心包穿刺及引流术是采用穿刺针经皮穿刺,将心包内异常的积液抽吸或通过引流管引流出来,达到解除心脏压塞,挽救生命;减少心包积液,缓解症状;获取心包积液,用于诊断等目的,起到治疗和协助临床诊断的操作方法。

1. 适应证 如下所述:

(1)心脏压塞。

(2)心包积液进行性增长或持续不缓解。

(3)心包内注入药物。

(4)原因不明的心包积液。

2. 禁忌证 如下所述:

(1)绝对禁忌证:主动脉夹层。

(2)相对禁忌证:①患者不能配合。②存在凝血障碍、正在接受抗凝治疗或血小板计数<50 000/mm³。③积液量少。④位于心脏后部或被分隔的心包积液。⑤无心胸外科后备支持。

3. 心包穿刺及引流术操作方法　如下所述：

1）患者术前准备

（1）做好解释工作：向患者及家属解释心包穿刺及引流术的意义、必要性、操作过程、安全性和可能的并发症，争取患者及家属的理解并配合，签署知情同意书。

（2）术前检查：患者术前进行心电图、X线、心脏超声检查，完成定位，做好标记。

（3）患者准备：择期操作者可禁食4~6h。建立静脉通道；操作时患者取坐位或半卧位。

2）设备、器械准备

（1）设备：心电监测除颤仪、血压监测设备、心电图机、闭式引流装置或50ml注射器、抢救车及复苏设备。

（2）器械：穿刺包：包括无菌纱布、消毒碗、治疗巾、洞巾、穿刺针（18号斜面薄壁）、手术刀、血管钳、弯钳。引流物品：J形导丝、扩张管、引流管（常用中心静脉导管）、延长管、三通管、引流袋。缝合针线、持针器。无菌手套、消毒用具、标本送检的试管、培养瓶、无菌纱布、胶布。抢救药品、麻醉药品常用1%~2%利多卡因，2ml和5ml注射器。

3）操作流程

（1）穿刺定位：一般在超声引导下定位、进行操作，选择进针方向是有大量心包积液，并无胸膜及肺组织覆盖处。常选择的两个途径。心尖途径：胸骨左缘第5肋间，心浊音界内1~2cm处进针，指向后内侧脊柱方向。需注意避开肋骨下缘，以免损伤肋间动脉。剑突下途径：选择剑突与左肋缘夹角处，肋缘下1.5cm处进针，穿刺针与皮肤成30°~40°，并针尖指向左肩。

（2）心包穿刺：应在血压、心电监测进行。穿刺部位消毒，铺无菌巾单，2ml注射器抽取1%~2%利多卡因，逐层浸润麻醉至心包。于穿刺点做1个2mm小切口，钝性分离皮下组织。使用5ml注射器接穿刺针，按预定途径和方向缓慢负压进针，如进针有落空感并抽出液体，表示针头已进入心包腔，停止进针。要避免患者肢体活动和大幅度呼吸，注意平稳进针，避免横向摆动，穿刺成功后及时固定针头。

（3）心包引流：取下穿刺针后注射器，经穿刺针送入J形导引钢丝至心包腔内，一般送入15~20cm快速撤出穿刺针，保留导引钢丝。沿导引钢丝送入中心静脉导管，送入15~20cm，固定静脉导管，缓慢撤出导引钢丝，导管尾端接注射器，检查回抽是否通畅，如心包积液抽取通畅，取下注射器，接三通连接管，将闭式引流装置或50ml注射器连接在三通上进行心包引流。缝合固定中心静脉导管，使用无菌纱布覆盖并包扎。

如应用50ml注射器抽取积液后，可在中心静脉导管内注入1~2ml肝素盐水，以防凝血堵塞导管。

4）术后观察

（1）病情观察：继续心电、血压监测，观察患者心脏压塞症状是否缓解，观察颈静脉，进行心、肺查体。

（2）观察穿刺处局部：注意穿刺处有无渗液，渗液较多时应更换无菌纱布。记录心包积液引流量。

（3）防止并发症：术后常规行X线胸片，必要时复查心脏超声。留置导管时应给予抗生素预防感染。

4. 并发症　如下所述：

（1）心脏穿孔或冠状动脉撕裂，引起心包积血或压塞加重。

（2）血管迷走反射。

（3）心律失常。

（4）脏器或组织损伤：导致气胸或血气胸、腹腔脏器损伤。

（5）急性肺水肿。

（6）气体栓塞。

5. 护理措施　如下所述：

（1）术前护理：向患者讲清手术的意义、必要性和需要配合的注意事项，解除患者心理顾虑。必要时术前用镇静药，建立静脉通道，备静脉用阿托品，以备手术中发生迷走反射时使用。术前需行超声心动图检查，确定积液量和穿刺部位。择期操作者可禁食4~6h。协助患者取坐位或半卧位。

（2）术中护理：术中嘱患者勿剧烈咳嗽或深呼吸；抽液过程中要注意随时夹闭胶管，防止空气进入心包腔；抽液要缓慢，第一次抽液量不超过 200ml，若抽出液为鲜血时，应立即停止抽液，观察有无心脏压塞征象，准备好抢救物品和药品；记录抽出液体量、性状，按要求送化验；注意观察患者的反应，如有无面色苍白、头晕、脉搏、血压、心率、心电图的变化，有异常应及时协助医师处理。

（3）术后护理

1）病情观察：严密观察血压、心电变化，观察心脏压塞症状是否有所缓解。观察体温波动，警惕感染发生，必要时遵医嘱给予抗生素。

2）观察穿刺处局部：穿刺部位覆盖无菌纱布，用胶布固定，心包引流时做好引流管护理。注意穿刺处有无渗液，渗液较多时应更换无菌纱布。记录心包积液引流量。

（刘一卓）

第七章

消化科疾病的护理

第一节　急性胃炎

一、概述

急性胃炎指由各种原因引起的急性胃黏膜炎症，其病变可以仅局限于胃底、胃体、胃窦的任何一部分，病变深度大多局限于黏膜层，严重时则可累及黏膜下层、肌层，甚至达浆膜层。临床表现多种多样，可以有上腹痛、恶心、呕吐、上腹不适、呕血、黑粪，也可无症状，而仅有胃镜下表现。急性胃炎的病因虽然多样，但各种类型在临床表现、病变的发展规律和临床诊治等方面有一些共性。大多数患者，通过及时诊治能很快痊愈，但也有部分患者其病变可以长期存在并转化为慢性胃炎。

二、护理评估

（一）健康史

评估患者既往有无胃病史，有无服用对胃有刺激的药物，如阿司匹林、保泰松、洋地黄、铁剂等，评估患者的饮食情况及睡眠。

（二）临床症状评估与观察

1. 腹痛的评估　患者主要表现为上腹痛、饱胀不适。多数患者无症状，或症状被原发疾病所掩盖。

2. 恶心、呕吐的评估　患者可有恶心、呕吐、食欲不振等症状，注意观察患者呕吐的次数及呕吐物的性质、量的情况。

3. 腹泻的评估　食用沙门菌、嗜盐菌或葡萄球菌毒素污染食物引起的胃炎患者常伴有腹泻。评估患者的大便次数、颜色、性状及量的情况。

4. 呕血和（或）黑粪的评估　在所有上消化道出血的病例中，急性糜烂出血性胃炎所致的消化道出血占10%～30%，仅次于消化性溃疡。

（三）辅助检查的评估

1. 病理　主要表现为中性粒细胞浸润。

2. 胃镜检查　可见胃黏膜充血、水肿、糜烂、出血及炎性渗出。

3. 实验室检查　血常规检查：糜烂性胃炎可有红细胞、血红蛋白减少。便常规检查：便潜血阳性。血电解质检查：剧烈腹泻患者可有水、电解质紊乱。

（四）心理社会因素评估

1. 生活方式　评估患者生活是否规律，包括学习或工作、活动、休息与睡眠的规律性，有无烟酒嗜好等。评估患者是否能得到亲人及朋友的关爱。

2. 饮食习惯　评估患者是否进食过冷、过热、过于粗糙的食物；是否食用刺激性食物，如辛辣、过酸或过甜的食物，以及浓茶、浓咖啡、烈酒等；是否注意饮食卫生。

3. 焦虑或恐惧　因出现呕血、黑粪或症状反复发作而产生紧张、焦虑、恐惧心理。

4. 认知程度　是否了解急性胃炎的病因及诱发因素，以及如何防护。

（五）腹部体征评估

上腹部压痛是常见体征，有时上腹胀气明显。

三、护理问题

1. 腹痛　由于胃黏膜的炎性病变所致。

2. 营养失调：低于机体需要量　由于胃黏膜的炎性病变所致的食物摄入、吸收障碍所致。

3. 焦虑　由于呕血、黑粪及病情反复所致。

四、护理目标

（1）患者腹痛症状减轻或消失。

（2）患者住院期间保证机体需热量，维持水电解质及酸碱平衡。

（3）患者焦虑程度减轻或消失。

五、护理措施

（一）一般护理

1. 休息　患者应注意休息，减少活动，对急性应激造成者应卧床休息，同时应做好患者的心理疏导。

2. 饮食　一般可给予无渣、半流质的温热饮食。如少量出血可给予牛奶、米汤等以中和胃酸，有利于黏膜的修复。剧烈呕吐、呕血的患者应禁食，可静脉补充营养。

3. 环境　为患者创造整洁、舒适、安静的环境，定时开窗通风，保证空气新鲜及温湿度适宜，使其心情舒畅。

（二）心理护理

1. 解释症状出现的原因　患者因出现呕血、黑粪或症状反复发作而产生紧张、焦虑、恐惧心理。护理人员应向其耐心说明出血原因，并给予解释和安慰。应告知患者，通过有效治疗，出血会很快停止；并通过自我护理和保健，可减少本病的复发次数。

2. 心理疏导　耐心解答患者及家属提出的问题，向患者解释精神紧张不利于呕吐的缓解，特别是有的呕吐与精神因素有关，紧张、焦虑还会影响食欲和消化能力，而树立信心及情绪稳定则有利于症状的缓解。

3. 应用放松技术　利用深呼吸、转移注意力等放松技术，减少呕吐的发生。

（三）治疗配合

1. 患者腹痛的时候　遵医嘱给予局部热敷、按摩、针灸，或给予止痛药物等缓解腹痛症状，同时应安慰、陪伴患者以使其精神放松，消除紧张恐惧心理，保持情绪稳定，从而增强患者对疼痛的耐受性；非药物止痛方法还可以用分散注意力法，如数数、谈话、深呼吸等；行为疗法，如放松技术、冥想、音乐疗法等。

2. 患者恶心、呕吐、上腹不适　评估症状是否与精神因素有关，关心和帮助患者消除紧张情绪。观察患者呕吐的次数及呕吐物的性质和量的情况。一般呕吐物为消化液和食物时有酸臭味。混有大量胆汁时呈绿色，混有血液呈鲜红色或棕色残渣。及时为患者清理呕吐物、更换衣物，协助患者采取舒适体位。

3. 患者呕血、黑粪　排除鼻腔出血及进食大量动物血、铁剂等所致呕吐物呈咖啡色或黑粪。观察患者呕血与黑粪的颜色性状和量的情况，必要时遵医嘱给予输血、补液、补充血容量治疗。

（四）用药护理

（1）向患者讲解药物的作用、不良反应、服用时的注意事项，如抑制胃酸的药物多于饭前服用；抗生素类多于饭后服用，并询问患者有无过敏史，严密观察用药后的反应；应用止泻药时应注意观察排便情况，观察大便的颜色、性状、次数及量，腹泻控制时应及时停药；保护胃黏膜的药物大多数是餐前服用，个别药例外；应用解痉止痛药如654-2或阿托品时，会出现口干等不良反应，并且青光眼及前列腺肥大者禁用。

（2）保证患者每日的液体入量，根据患者情况和药物性质调节滴注速度，合理安排所用药物的前后顺序。

（五）健康教育

（1）应向患者及家属讲明病因，如是药物引起，应告诫今后禁止用此药；如疾病需要必须用该药，必须遵医嘱配合服用制酸剂以及胃黏膜保护剂。

（2）嗜酒者应劝告戒酒。

（3）嘱患者进食要有规律，避免食生、冷、硬及刺激性食物和饮料。

（4）让患者及家属了解本病为急性病，应及时治疗及预防复发，防止发展为慢性胃炎。

（5）应遵医嘱按时用药，如有不适，及时来院就医。

（彭文娟）

第二节　慢性胃炎

一、概述

慢性胃炎系指不同病因引起的慢性胃黏膜炎性病变，其发病率在各种胃病中居首位。随着年龄增长而逐渐增高，男性稍多于女性。

二、护理评估

（一）健康史

评估患者既往有无其他疾病，是否长期服用NSAID类消炎药如阿司匹林、吲哚美辛等，有无烟酒嗜好及饮食、睡眠情况。

（二）临床症状评估与观察

1. 腹痛的评估　评估腹痛发生的原因或诱因，疼痛的部位、性质和程度；与进食、活动、体位等因素的关系，有无伴随症状。慢性胃炎进展缓慢，多无明显症状。部分患者可有上腹部隐痛与饱胀的表现。腹痛无明显节律性，通常进食后较重，空腹时较轻。

2. 恶心、呕吐的评估　评估恶心、呕吐发生的时间、频率、原因或诱因，与进食的关系；呕吐的特点及呕吐物的性质、量；有无伴随症状，是否与精神因素有关。慢性胃炎的患者进食硬、冷、辛辣或其他刺激性食物时可引发恶心、反酸、嗳气、上腹不适、食欲不振等症状。

3. 贫血的评估　慢性胃炎并发胃黏膜糜烂者可出现少量或大量上消化道出血，表现以黑粪为主，持续3~4d停止。长期少量出血可引发缺铁性贫血，患者可出现头晕、乏力及消瘦等症状。

（三）辅助检查的评估

1. 胃镜及黏膜活组织检查　这是最可靠的诊断方法，可直接观察黏膜病损。慢性萎缩性胃炎可见黏膜呈颗粒状、黏膜血管显露、色泽灰暗、皱襞细小；慢性浅表性胃炎可见红斑、黏膜粗糙不平、出血点（斑）。两种胃炎皆可见伴有糜烂、胆汁反流。活组织检查可进行病理诊断，同时可检测幽门螺杆菌。

— 117 —

2. 胃酸的测定 慢性浅表性胃炎胃酸分泌可正常或轻度降低，而萎缩性胃炎胃酸明显降低，其分泌胃酸功能随胃腺体的萎缩、肠腺化生程度的加重而降低。

3. 血清学检查 慢性胃体炎患者血清抗壁细胞抗体和内因子抗体呈阳性，血清胃泌素明显升高；慢性胃窦炎患者血清抗壁细胞抗体多呈阴性，血清胃泌素下降或正常。

4. 幽门螺杆菌检测 通过侵入性和非侵入性方法检测幽门螺杆菌。慢性胃炎患者胃黏膜中幽门螺杆菌阳性率的高低与胃炎活动与否有关，且不同部位的胃黏膜其幽门螺杆菌的检测率亦不相同。幽门螺杆菌的检测对慢性胃炎患者的临床治疗有指导意义。

（四）心理社会因素评估

1. 生活方式 评估患者生活是否有规律；生活或工作负担及承受能力；有无过度紧张、焦虑等负性情绪；睡眠的质量等。

2. 饮食习惯 评估患者平时饮食习惯及食欲，进食时间是否规律；有无特殊的食物喜好或禁忌，有无食物过敏，有无烟酒嗜好。

3. 心理 – 社会状况 评估患者的性格及精神状态；患病对患者日常生活、工作的影响。患者有无焦虑、抑郁、悲观等负性情绪及其程度。评估患者的家庭成员组成，家庭经济、文化、教育背景，对患者的关怀和支持程度；医疗费用来源或支付方式。

4. 认知程度 评估患者对慢性胃炎的病因、诱因及如何预防的了解程度。

（五）腹部体征的评估

慢性胃炎的体征多不明显，少数患者可出现上腹轻压痛。

三、护理问题

1. 疼痛 由胃黏膜炎性病变所致。
2. 营养失调：低于机体需要量 由厌食、消化吸收不良所致。
3. 焦虑 由病情反复、病程迁延所致。
4. 活动无耐力 由慢性胃炎引起贫血所致。
5. 知识缺乏 缺乏对慢性胃炎病因和预防知识的了解。

四、护理目标

（1）患者疼痛减轻或消失。
（2）患者住院期间能保证机体所需热量、水分、电解质的摄入。
（3）患者焦虑程度减轻或消失。
（4）患者活动耐力恢复或有所改善。
（5）患者能自述疾病的诱因及预防保健知识。

五、护理措施

（一）一般护理

1. 休息 指导患者急性发作时应卧床休息，并可用转移注意力、做深呼吸等方法来减轻。

2. 活动 病情缓解时，进行适当的锻炼，以增强机体抵抗力。嘱患者生活要有规律，避免过度劳累，注意劳逸结合。

3. 饮食 急性发作时可予少渣半流食，恢复期患者指导其食用富含营养、易消化的食物，避免食用辛辣、生冷等刺激性食物及浓茶、咖啡等饮料。嗜酒患者嘱其戒酒。指导患者加强饮食卫生并养成良好的饮食习惯，定时进餐、少量多餐、细嚼慢咽。如胃酸缺乏者可酌情食用酸性食物如山楂、食醋等。

4. 环境 为患者创造良好的休息环境，定时开窗通风，保证病室的温湿度适宜。

（二）心理护理

1. 减轻焦虑　提供安全舒适的环境，减少患者的不良刺激。避免患者与其他有焦虑情绪的患者或亲属接触。指导其散步、听音乐等转移注意力的方法。

2. 心理疏导　首先帮助患者分析这次产生焦虑的原因，了解患者内心的期待和要求；然后共同商讨这些要求是否能够实现，以及错误的应对机制所产生的后果。指导患者采取正确的应对机制。

3. 树立信心　向患者讲解疾病的病因及防治知识，指导患者如何保持合理的生活方式和去除对疾病的不利因素。并可以请有过类似疾病的患者讲解采取正确应对机制所取得的良好效果。

（三）治疗配合

1. 腹痛　评估患者疼痛的部位、性质及程度。嘱患者卧床休息，协助患者采取有利于减轻疼痛的体位。可利用局部热敷、针灸等方法来缓解疼痛。必要时遵医嘱给予药物止痛。

2. 活动无耐力　协助患者进行日常生活活动。指导患者体位改变时动作要慢，以免发生直立性低血压。根据患者病情与患者共同制定每日的活动计划，指导患者逐渐增加活动量。

3. 恶心、呕吐　协助患者采取正确体位，头偏向一侧，防止误吸。安慰患者，消除患者紧张、焦虑的情绪。呕吐后及时为患者清理，更换床单位并协助患者采取舒适体位。观察呕吐物的性质、量及呕吐次数。必要时遵医嘱给予止吐药物治疗。

附：呕吐物性质及特点分析

1. 呕吐不伴恶心　呕吐突然发生，无恶心、干呕的先兆，伴明显头痛，且呕吐于头痛剧烈时出现，常见于神经血管头痛、脑震荡、脑溢血、脑炎、脑膜炎及脑肿瘤等。

2. 呕吐伴恶心　多见于胃源性呕吐，例如胃炎、胃溃疡、胃穿孔、胃癌等，呕吐多与进食、饮酒、服用药物有关，吐后常感轻松。

3. 清晨呕吐　多见于妊娠呕吐和酒精性胃炎的呕吐。

4. 食后即恶心、呕吐　如果食物尚未到达胃内就发生呕吐，多为食管的疾病，如食管癌、食管贲门失弛缓症。食后即有恶心、呕吐伴腹痛、腹胀者常见于急性胃肠炎、阿米巴痢疾。

5. 呕吐发生于饭后 2～3h　可见于胃炎、胃溃疡和胃癌。

6. 呕吐发生于饭后 4～6h　可见于十二指肠溃疡。

7. 呕吐发生在夜间　呕吐发生在夜间，且量多有发酵味者，常见于幽门梗阻、胃及十二指肠溃疡、胃癌。

8. 大量呕吐　呕吐物如为大量，提示有幽门梗阻、胃潴留或十二指肠瘀滞。

9. 少量呕吐　呕吐常不费力，每口吐出量不多，可有恶心，进食后可立即发生，吐完后可再进食，多见于神经官能性呕吐。

10. 呕吐物性质辨别　如下所述：

（1）呕吐物酸臭：呕吐物酸臭或呕吐隔日食物见于幽门梗阻、急性胃炎。

（2）呕吐物中有血：应考虑消化性溃疡、胃癌。

（3）呕吐黄绿苦水：应考虑十二指肠梗阻。

（4）呕吐物带粪便：见于肠梗阻晚期，带有粪臭味见于小肠梗阻。

（四）用药护理

（1）向患者讲解药物的作用、不良反应及用药的注意事项，观察患者用药后的反应。

（2）根据患者的情况进行指导，避免使用对胃黏膜有刺激的药物，必须使用时应同时服用抑酸剂或胃黏膜保护剂。

（3）有幽门螺杆菌感染的患者，应向其讲解清除幽门螺杆菌的重要性，嘱其连续服药两周，停药4周后再复查。

（4）静脉给药患者，应根据患者的病情、年龄等情况调节滴注速度，保证入量。

（五）健康教育

（1）向患者及家属介绍本病的有关病因，指导患者避免诱发因素。

（2）教育患者保持良好的心理状态，平时生活要有规律，合理安排工作和休息时间，注意劳逸结合，积极配合治疗。

（3）强调饮食调理对防止疾病复发的重要性，指导患者加强饮食卫生和饮食营养，养成有规律的饮食习惯。

（4）避免刺激性食物及饮料，嗜酒患者应戒酒。

（5）向患者介绍所用药物的名称、作用、不良反应，以及服用的方法剂量和疗程。

（6）嘱患者定期按时服药，如有不适及时就诊。

（彭文娟）

第三节　假膜性肠炎

一、概述

假膜性肠炎（pseudomembranous colitis，PMC）是一种主要发生于结肠，也可累及小肠的急性黏膜坏死、纤维素渗出性炎症，黏膜表面覆有黄白或黄绿色假膜，其多是在应用抗生素后导致正常肠道菌群失调，难辨梭状芽孢杆菌（clostridium difficile，CD）大量繁殖，产生毒素致病，因此，有人称其为CD相关性腹泻（clostridium difficile associated diarrhea，CDAD）。Henoun 报道 CDAD 占医院感染性腹泻患者的 25%。该病多发生于老年人、重症患者、免疫功能低下和外科手术后等患者。年龄多在 50~59 岁，女性稍多于男性。

二、护理评估

（一）评估患者的健康史及家族史

询问患者既往身体状况，尤其是近期是否发生过比较严重的感染，以及近期使用抗生素的情况。

（二）临床症状评估与观察

1. 评估患者腹泻的症状　临床表现可轻如一般腹泻，重至严重血便。患者表现为水泻（90%~95%），可达 10 次/d，较重病例水样便中可见漂浮的假膜，5%~10% 的患者可有血便。顽固腹泻可长达 2~4 周。

2. 评估患者腹痛的情况　80%~90% 的患者会出现腹痛。

3. 评估患者有无发热症状　近 80% 的患者有发热。

4. 评估患者营养状况　因患者腹泻、发热可致不同程度的营养不良。

5. 评估患者精神状态　有些患者可表现为精神萎靡、乏力和神志模糊，严重者可进入昏迷状态。

（三）辅助检查评估

1. 血液检查　白细胞增多，多在（10~20）×10⁹/L 以上，甚至高达 40×10⁹/L 或更高，以中性粒细胞增多为主。有低白蛋白血症、电解质失常或酸碱平衡失调。

2. 粪便检查　大便涂片如发现大量革兰阳性球菌，提示葡萄球菌性肠炎。难辨梭状芽孢杆菌培养及毒素测定对诊断假膜性肠炎具有非常重要的意义。

3. 内镜检查　是诊断假膜性肠炎快速而可靠的方法。轻者内镜下可无典型表现，肠黏膜可正常或仅有轻度充血水肿。严重者可见黏膜表面覆以黄白或黄绿色假膜。早期，假膜呈斑点状跳跃分布；进一步发展，病灶扩大、隆起，周围有红晕，红晕周边黏膜正常或水肿。假膜相互融合成各种形态，重者可形成假膜管型。假膜附着较紧，强行剥脱后可见其下黏膜凹陷、充血、出血。皱襞顶部最易受累，可因水肿而增粗增厚。

4. X 线检查　腹平片可见结肠扩张、结肠袋肥大、肠腔积液和指压痕。气钡灌肠双重造影显示结肠黏膜紊乱，边缘呈毛刷状，黏膜表面见许多圆形或不规则结节状阴影、指压痕及溃疡征。

5. B 超检查　可见肠腔扩张、积液。

6. CT 检查　提示肠壁增厚，皱襞增粗。

（四）心理社会因素评估

（1）评估患者对假膜性肠炎的认识程度。

（2）评估患者心理承受能力、性格类型。

（3）评估患者是否缺少亲人及朋友的关爱。

（4）评估患者是否存在焦虑及恐惧心理。

（5）评估患者是否有经济负担。

（6）评估患者的生活方式及饮食习惯。

（五）腹部体征的评估

其中 10% ~20% 的患者在查体时腹部会出现反跳痛。

三、护理问题

1. 腹泻　是由于肠毒素与细胞毒素在致病过程中的协同作用，肠毒素通过黏膜上皮细胞的 cAMP 系统使水、盐分泌增加所致。

2. 腹痛　由肠内容物通过充血、水肿的肠管而引起的刺激痛。

3. 体温过高　由肠道炎症活动及继发感染所致。

4. 部分生活自理能力缺陷　与静脉输液有关。

5. 营养失调：低于机体需要量　由腹泻、肠道吸收障碍所致。

6. 有体液不足的危险　与肠道炎症所致腹泻有关。

7. 有肛周皮肤完整性受损的危险　与腹泻有关。

8. 潜在的并发症：肠穿孔、中毒性巨结肠　与肠黏膜基底层受损，结肠扩张有关。

9. 潜在的并发症：水、电解质紊乱，低蛋白血症　与腹泻、肠黏膜上皮细胞脱落、基底膜受损、液体和纤维素有关。

10. 焦虑　由于腹痛腹泻所致。

四、护理目标

（1）患者主诉大便次数减少或恢复正常排便。

（2）患者主诉腹痛症状减轻或缓解。

（3）患者体温恢复正常。

（4）患者住院期间生活需要得到满足。

（5）患者住院期间体重增加，贫血症状得到改善。

（6）保持体液平衡，患者不感到口渴，皮肤弹性良好，血压和心率在正常范围。

（7）患者住院期间肛周皮肤完整无破损。

（8）患者住院期间，通过护士的密切观察，能够及早发现并发症，得到及时治疗。

（9）患者住院期间不出现水、电解质紊乱，或通过护士的密切观察，能够及早发现，得到及时纠正；血清总蛋白、白蛋白达到正常水平。

（10）患者住院期间保持良好的心理状态。

五、护理措施

（一）一般护理

（1）为患者提供舒适安静的环境，嘱患者卧床休息，避免劳累。

（2）室内定时通风，保持空气清新，调节合适的温度湿度。

（3）患者大便次数多，指导患者保护肛周皮肤，每次便后用柔软的卫生纸擦拭，并用温水清洗、软毛巾蘸干，避免用力搓擦，保持局部清洁干燥，如有发红，可局部涂抹鞣酸软膏或润肤油。

（4）将日常用品放置于患者随手可及的地方，定时巡视病房，满足患者各项生理需要。

（二）心理护理

（1）患者入院时主动接待，热情服务，向患者及家属介绍病房环境及规章制度，取得患者及家属的配合，消除恐惧心理。

（2）患者腹痛、腹泻时，应耐心倾听患者主诉，安慰患者，稳定患者情绪，帮助患者建立战胜疾病的信心。

（3）向患者讲解各项检查的目的、方法，术前准备及术后注意事项，消除患者的恐惧心理。

（三）治疗配合

（1）观察患者大便的次数、性状、量以及有无黏液脓血，及时通知医生给予药物治疗。

（2）观察患者腹痛的部位、性质、持续时间、缓解方式及腹部体征的变化，及时发现，避免肠穿孔及中毒性巨结肠的发生。

（3）观察患者生命体征变化，尤其是体温变化，注意观察热型，遵医嘱应用物理降温及药物降温。

（4）评估患者营养状况，监测血常规、电解质及人血清蛋白、总蛋白的变化，观察患者有无皮肤黏膜干燥、弹性差、尿少等脱水表现。

（5）指导患者合理选择饮食，一般给予高营养低渣饮食，适量补充维生素及微量元素。

（6）指导患者合理用药，观察药物效果及不良反应。

（四）用药护理

（1）抗菌治疗（表7-1）。

表7-1 假膜性肠炎患者的抗菌治疗

万古霉素、去甲万古霉素使用注意事项：

· 输入速度不可过快：否则可产生红斑样或荨麻疹样反应

· 浓度不可过高：可致血栓性静脉炎，应适当控制药液浓度和滴注速度

· 不可肌内注射

· 不良反应：可引起口麻、刺痛感、皮肤瘙痒、嗜酸粒细胞增多、药物热、感冒样反应以及血压剧降、过敏性休克反应等，与许多药物可产生沉淀反应

· 含本品的输液中不得添加其他药物

（2）保证患者每日液体入量，根据药物的性质和患者自身情况合理调节滴注速度。

（五）健康教育

（1）向患者及家属介绍假膜性肠炎的病因、疾病过程以及预防方法。

（2）指导患者合理选择饮食，避免粗纤维和刺激性食物。

（3）讲解用药的注意事项、不良反应及服用方法，教会患者自我观察。

（4）嘱患者注意腹部保暖，避免受凉，如有不适随时就医。

（刘　颖）

第四节　肠结核

一、概述

肠结核（intestinal tuberculosis）是结核杆菌（tubercle bacillus）侵犯肠道引起的慢性特异性感染。过去在我国比较常见，随着人民生活水平的提高、卫生保健事业的发展及结核患病率的下降，本病亦逐渐减少。发病年龄为 2~72 岁，而以 21~40 岁最多，女性多于男性，约为 1.85∶1.00。根据大体形态学表现，肠结核可分为溃疡型、增殖型和混合型。绝大多数病例继发于肠外结核病，主要是肺结核。无肠外结核病灶者称原发性肠结核，占肠结核的 10% 以下。

二、护理评估

（一）评估患者的健康史及家族史

询问患者既往身体状况，尤其是近期是否患有身体其他部位的结核病，或近期是否与结核患者接触过。

（二）临床症状的评估与观察

1. 评估患者腹痛的症状　有腹痛症状者占 95% 以上，疼痛性质一般为隐痛或钝痛，禁食易诱发或加重，出现腹痛与排便，排便后疼痛可有不同程度的缓解。

2. 评估患者腹泻与便秘的症状　腹泻常与腹痛相伴随。大便每日数次至数十次，半成形或水样，常有黏液，重症患者有广泛溃疡可有脓血便，量多，有恶臭味。常在清晨排便，故有"鸡鸣泻"之称。小肠结核如果病变广泛，可引起吸收不良而发生脂肪泻。无腹泻而只有便秘者约占 25%。腹泻与便秘交替常被认为是肠结核的典型症状。腹泻数日继而便秘，如此循环交替。

3. 评估患者有无腹部肿块　主要见于增殖型肠结核。溃疡型肠结核病有局限性腹膜炎，病变肠曲和周围组织粘连，或同时有肠系膜淋巴结结核，也可出现腹部肿块。

4. 评估患者的营养状况、有无营养障碍　因进食可诱发疼痛，患者常有食欲不振、畏惧进食，食量因而减少，肠管炎症引起的淋巴梗阻、淤张，使肠局部蠕动异常，发生肠内容物瘀滞，加之肠道菌群失调等因素干扰了食物的消化与吸收，甚至发生脂肪泻，从而体重下降，并有贫血等一系列营养障碍的表现。

5. 评估患者有无发热症状　溃疡型肠结核有结核毒血症，表现为午后低热、不规则热、弛张热或稽留高热，体温多在 38℃，伴有盗汗。增殖型肠结核可无发热或有时低热。

6. 评估患者有无肠外表现　可有倦怠、消瘦、苍白，随病程发展可出现维生素缺乏、脂肪肝、营养不良性水肿等表现。部分患者可出现活动性肺结核的临床表现。

7. 评估患者有无肠梗阻、肠出血、肠穿孔的症状　并发肠梗阻时有腹绞痛，常位于右下腹或脐周，伴有腹胀、肠鸣音亢进、肠型与蠕动波；并发肠穿孔时，由于病变周围多有组织粘连，弥漫性腹膜炎较少见。

（三）辅助检查评估

1. 血液检查　溃疡型肠结核可有中度贫血，无并发症时白细胞计数一般正常，90% 的病例血沉明显增快。

2. 粪便检查　外观常为糊状不成形便，或有黏液，镜检见少量脓细胞或红细胞，潜血可呈弱阳性。

3. 纯化（结核）蛋白衍生物皮内试验（purified protein derivative test, PPD）　如为强阳性有助于本病的诊断。

4. X 线检查　X 线征象有：①肠蠕动过快，钡剂通过加速，有间歇性张力亢进，病变部位黏膜皱襞僵硬和增厚。②钡剂通过病变部位出现激惹现象，称为 Stierlin 征。③小肠有梗阻时有肠管扩张、钡剂排空延迟和分节现象，钡剂呈雪花样分布、边缘锯齿状。④盲肠不充盈，升结肠缩短。⑤盲肠部位扭曲，回盲瓣出现裂隙，回肠末端出现宽底三角形、底向盲肠，称为 Fleischner 征。

5. 内镜检查　内镜特征有：①回盲部为主。②肠黏膜充血、水肿。③环形溃疡、溃疡边缘呈鼠咬状。④大小、形态各异的炎性息肉，肠腔变窄。⑤病理检查可见干酪样坏死性肉芽肿或用抗酸染色法发现抗酸结核杆菌。

6. 结核菌素（简称结素）试验　目前通用的结素有两类。一是旧结素（OT），是结核菌的代谢产物，由结核菌培养滤液制成，主要含结核蛋白。OT 抗原不纯可引起非特异反应。另一类是结核菌纯蛋白衍化物（PPD），是从旧结素滤液中提取结核蛋白精制而成，为纯结素，不产生非特异性反应，故临床上广泛使用。方法：通常在左前臂屈侧中部皮内注射 0.1ml（5IU），48～72h 后测皮肤硬结直径。阴性：<5mm；弱阳性：5～9mm；阳性：10～19mm；强阳性：>20mm 或局部有水疱、坏死。

（四）心理社会因素评估

（1）评估患者对肠结核的认识程度。

（2）评估患者心理承受能力、性格类型。

（3）评估患者是否缺少亲人及朋友的关爱。

（4）评估患者是否存在焦虑及恐惧心理。

（5）评估患者是否有经济负担。

（6）评估患者的生活方式及饮食习惯。

（五）腹部体征的评估

疼痛部位大多在右下腹部，也可在脐周、上腹或全腹部，因病变所在的部位不同而异。腹部肿块常位于右下腹，一般比较固定，中等质地，伴有轻度或中度压痛。

三、护理问题

1. 腹痛　由病变肠曲痉挛及蠕动增强所致。

2. 腹泻　由溃疡型肠结核所致肠功能紊乱所致。

3. 便秘　由肠道狭窄、梗阻或胃肠功能紊乱所致。

4. 体温过高　由结核毒血症所致。

5. 营养失调：低于机体需要量　由结核杆菌毒性作用、消化吸收功能障碍所致。

6. 有肛周皮肤完整性受损的危险　与腹泻有关。

7. 潜在的并发症：肠梗阻、肠穿孔　由溃疡愈合后或腹腔粘连后出现的瘢痕收缩所致。

8. 知识缺乏　缺乏结核病的预防及治疗知识。

9. 焦虑　由病程长、疗程长所致。

10. 活动无耐力　由肠结核引起的体质衰弱所致。

四、护理目标

（1）患者主诉腹痛缓解。

（2）患者主诉大便次数减少或恢复正常的排便。

（3）患者体温恢复正常。

（4）患者体重增加，或精神状况转好、面色红润。

（5）患者在住院期间肛周皮肤完整无破损。

（6）通过护士密切观察能够及早发现梗阻或穿孔症状和腹部体征，及时给予处理。

（7）患者在住院期间能够复述肠结核的预防、保健知识。

（8）患者焦虑程度减轻，能积极主动配合治疗。

（9）患者住院期间活动耐力不断增加。

五、护理措施

（一）一般护理

（1）为患者提供舒适安静的环境，嘱患者卧床休息，避免劳累。

（2）室内定时通风，保持空气清新，调节合适的温度湿度。

（3）患者大便次数多，指导患者保护肛周皮肤，每次便后用柔软的卫生纸擦拭，并用温水清洗，以软毛巾蘸干。避免用力搓擦，保持局部清洁干燥。如有发红，可局部涂抹鞣酸软膏或润肤油。

（4）对于便秘的患者应鼓励患者多饮水、定时如厕，养成规律排便的习惯；适量进食蔬菜水果，保持大便通畅。

（二）心理护理

（1）患者入院时主动接待，热情服务，向患者及家属介绍病房环境及规章制度，取得患者及家属的合作，消除恐惧心理。

（2）患者腹痛、腹泻时，应耐心倾听患者主诉，安慰患者，稳定患者情绪，帮助患者建立战胜疾病的信心。

（3）向患者讲解肠结核的相关知识，介绍各种检查的必要性、术前准备及术后注意事项，消除患者紧张、恐惧的心理，使其积极配合治疗。

（三）治疗配合

（1）注意观察患者腹痛的部位、性质、持续时间、缓解方式，腹部体征的变化，及时发现，避免肠梗阻、肠穿孔等并发症的发生。协助患者采取舒适的卧位。

（2）注意观察患者大便次数、性状、量的变化，以及有无黏液脓血，及时通知医生给予药物治疗。

（3）注意观察患者生命体征变化，尤其是体温的变化，遵医嘱给予物理及药物降温。

（4）评估患者营养状况，监测血电解质、血红蛋白及血清总蛋白、清蛋白变化，观察患者皮肤黏膜有无干燥、皮下脂肪厚度、皮肤弹性。

（5）指导患者合理选择饮食，并向患者及家属解释营养对肠结核的重要性，与其共同制定饮食计划，选用清淡易消化、高维生素、高蛋白、高热量的食物，腹泻患者应限制纤维素、乳制品及高脂食物的摄入，便秘患者则应适量增加纤维素的摄取。

（6）指导患者合理用药，观察用药后效果及不良反应。

（7）每周测体重 1~2 次，如有腹腔积液每日测腹围一次。

（四）用药护理

（1）抗结核药（链霉素、异烟肼、利福平、乙胺丁醇、吡嗪酰胺等）：一般采用 2~3 种药物联合应用，用药时间 2~3 年。链霉素使用前应做皮试，抗结核药宜空腹服用，服药后可有恶心、呕吐、药疹等不良反应。以上药物存在肝毒性，应定期检查肝功能（表 7-2）。

表 7-2　抗结核药使用注意事项

抗结核药（链霉素、异烟肼、利福平、乙胺丁醇、吡嗪酰胺等）使用注意事项：
·药物联合应用，强调早期、联合、适量、规律、全程化学治疗的重要性
·用药时间长，2~3 年
·链霉素使用前应做皮试
·抗结核药宜空腹服用，服药后可有恶心、呕吐、药疹等不良反应，以上药物存在肝毒性，应定期检查肝功能
·检测有无不良反应
·注意有无巩膜黄染、肝区疼痛、胃肠不适、眩晕、耳鸣等不良反应
·切不可自行停药

（2）有计划、有目的地向患者及家属逐步介绍有关药物治疗的知识。

（3）强调早期、联合、适量、规律、全程化学治疗的重要性，使患者树立治愈疾病的信心，积极配合治疗。督促患者按医嘱服药、培养按时服药的习惯。

（4）解释药物不良反应时，重视强调药物的治疗效果，让患者认识到发生不良反应的可能性较小，以激励患者坚持全程治疗。

（5）嘱患者如出现巩膜黄染、肝区疼痛、胃肠不适、眩晕、耳鸣等不良反应时，应与医生联系，不可自行停药。

（五）健康教育

（1）向患者和家属讲解肠结核的保健知识，加强有关结核病的卫生宣教，肠结核患者的粪便要消毒处理，防止病原体传播。

（2）患者应保证充足的休息与营养，生活规律，劳逸结合，保持良好的心态，以增强机体抵抗力。

（3）指导患者坚持抗结核治疗，保证足够的剂量与疗程。定期复查。学会自我检测抗结核药物的作用和不良反应，如有异常，及时复诊。

（4）肺结核患者不可吞咽痰液，应保持排便通畅。提倡用公筷进餐，牛奶应经过灭菌。

（刘　颖）

第八章

肾内科疾病的护理

第一节 肾小球肾炎

一、急性肾小球肾炎

急性肾小球肾炎（acute glomerulonephritis，AGN）简称急性肾炎，是以急性肾炎综合征为主要表现的一组疾病。其特点为起病急，患者出现血尿、蛋白尿、水肿和高血压，可伴有一过性氮质血症。本病好发于儿童，男性居多。常有前驱感染，多见于链球菌感染后，其他细菌、病毒和寄生虫感染后也可引起。本部分主要介绍链球菌感染后急性肾炎。

（一）病因及发病机制

本病常发生于β－溶血性链球菌"致肾炎菌株"引起的上呼吸道感染（多为扁桃体炎）或皮肤感染（多为脓疱疮）后，感染导致机体产生免疫反应而引起双侧肾脏弥漫性的炎症反应。目前多认为，链球菌的主要致病抗原是胞质或分泌蛋白的某些成分，抗原刺激机体产生相应抗体，形成免疫复合物沉积于肾小球而致病。同时，肾小球内的免疫复合物可激活补体，引起肾小球内皮细胞及系膜细胞增生，并吸引中性粒细胞及单核细胞浸润，导致肾脏病变。

（二）临床表现

前驱感染后常有 1~3 周（平均 10 日左右）的潜伏期。呼吸道感染的潜伏期较皮肤感染短。本病起病较急，病情轻重不一，轻者仅尿常规及血清补体 C3 异常，重者可出现急性肾功能衰竭。大多预后良好，常在数月内临床自愈。典型者呈急性肾炎综合征的表现。

1. 尿异常　几乎所有患者均有肾小球源性血尿，约 30% 出现肉眼血尿，且常为首发症状或患者就诊的原因。可伴有轻、中度蛋白尿，少数（＜20%）患者可呈大量蛋白尿。

2. 水肿　80% 以上患者可出现水肿，常为起病的首发表现，表现为晨起眼睑水肿，呈"肾炎面容"，可伴有下肢轻度凹陷性水肿，少数严重者可波及全身。

3. 高血压　约 80% 患者患病初期水钠潴留时，出现一过性轻、中度高血压，经利尿后血压恢复正常。少数患者可出现高血压脑病、急性左心衰竭等。

4. 肾功能异常　大部分患者起病时尿量减少（400~700ml/d），少数为少尿（＜400ml/d）。可出现一过性轻度氮质血症。一般于 1~2 周后尿量增加，肾功能于利尿后数日恢复正常，极少数出现急性肾功能衰竭。

（三）辅助检查

1. 尿液检查　均有镜下血尿，呈多形性红细胞。尿蛋白多为＋~＋＋。尿沉渣中可有红细胞管型、颗粒管型等。早期尿中白细胞、上皮细胞稍增多。

2. 血清 C3 及总补体　发病初期下降，于 8 周内恢复正常，对本病诊断意义很大。血清抗链球菌溶血素"O"滴度可增高。

3. 肾功能检查　可有内生肌酐清除率（Ccr）降低，血尿素氮（BUN）、血肌酐（Cr）升高。

（四）诊断要点

链球菌感染后 1~3 周出现血尿、蛋白尿、水肿和高血压等肾炎综合征典型表现，血清 C3 降低，病情于发病 8 周内逐渐减轻至完全恢复者，即可诊断为急性肾小球肾炎。病理类型需行肾活组织检查确诊。

（五）治疗要点

本病患者的治疗以卧床休息、对症处理为主。本病为自限性疾病，不宜用糖皮质激素及细胞毒性药物。急性肾功能衰竭患者应予透析。

1. 对症治疗　利尿治疗可消除水肿，降低血压。尿后高血压控制不满意时，可加用其他降压药物。

2. 控制感染灶　以往主张使用青霉素或其他抗生素 10~14 日，现其必要性存在争议。对于反复发作的慢性扁桃体炎，待肾炎病情稳定后，可作扁桃体摘除术，手术前后两周应注射青霉素。

3. 透析治疗　对于少数发生急性肾功能衰竭者，应予血液透析或腹膜透析治疗，帮助患者度过急性期，一般不需长期维持透析。

（六）护理诊断/合作性问题

1. 体液过多　与肾小球滤过率下降、水钠潴留有关。

2. 活动无耐力　与疾病处于急性发作期、水肿、高血压等有关。

3. 潜在并发症　急性左心衰竭、高血压脑病、急性肾功能衰竭。

（七）护理措施

1. 一般护理　如下所述：

（1）休息与运动：急性期患者应绝对卧床休息，以增加肾血流量和减少肾脏负担。当其卧床休息 6 周~2 月，尿液检查只有蛋白尿和镜下血尿时，方可离床活动。病情稳定后逐渐增加运动量，避免劳累和剧烈活动，坚持 1~2 年，待完全康复后才能恢复正常的体力劳动。

（2）饮食护理：当患者有水肿、高血压或心力衰竭时，应严格限制盐的摄入，一般进盐应低于 3g/d，对于特别严重病例应完全禁盐。在急性期，为减少蛋白质的分解代谢，还应限制蛋白质的摄取量为 0.5~0.8g/（kg·d）。当血压下降、水肿消退、尿蛋白减少后，即可逐渐增加食盐和蛋白质的量。

除限制钠盐外，也应限制进水量，进水量的控制本着宁少勿多的原则。每日进水量应为不显性失水量（约 500ml）加上前一天 24h 尿量，此进水量包括饮食、饮水、服药、输液等所含水分的总量。另外，饮食应注意热量充足、易于消化和吸收。

2. 病情观察　注意观察水肿的范围、程度，有无胸腔积液、腹腔积液，有无呼吸困难、肺部湿啰音等急性左心衰竭的征象；监测高血压动态变化，监测有无头痛、呕吐、颈项强直等高血压脑病的表现；观察尿的变化及肾功能的变化，及早发现有无肾功能衰竭的可能。

3. 用药护理　在使用降压药的过程中，要注意一定要定时、定量服用，随时监测血压的变化，还要嘱患者服药后在床边坐几分钟，然后缓慢站起，防止眩晕及直立性低血压。

4. 心理护理　患者尤其是儿童对长期的卧床会产生忧郁、烦躁等心理反应，加上担心血尿、蛋白尿是否会恶化，会进一步加重精神负担。故应尽量多关心、巡视患者，随时注意患者的情绪变化和精神需要，按照患者的要求予以尽快解决。关于卧床休息需要持续的时间和病情的变化等，应适当予以说明，并要组织一些有趣的活动活跃患者的精神生活，使患者能以愉快、乐观的态度安心接受治疗。

（八）健康指导

1. 预防指导　平时注意加强锻炼，增强体质。注意个人卫生，防止化脓性皮肤感染。有上呼吸道或皮肤感染时，应及时治疗。注意休息和保暖，限制活动量。

2. 生活指导　急性期严格卧床休息，按照病情进展调整作息制度。掌握饮食护理的意义及原则，切实遵循饮食计划。指导患者及其家属掌握本病的基本知识和观察护理方法，消除各种不利因素，防止疾病进一步加重。

3. 用药指导　遵医嘱正确使用抗生素、利尿药及降压药等，掌握不同药物的名称、剂量、给药方法，观察各种药物的疗效和不良反应。

4. 心理指导　增强战胜疾病的信心，保持良好的心境，积极配合诊疗计划。

二、急进性肾小球肾炎

急进性肾小球肾炎（rapidly progressive glomerulonephritis，RPGN），是一组病情发展急骤，由血尿、蛋白尿迅速发展为少尿或无尿直至急性肾功能衰竭的急性肾炎综合征。临床上，肾功能呈急剧进行性恶化，常在3个月内肾小球滤过率（GFR）下降50%以上，发展至终末期肾功能衰竭一般为数周或数月。该病进展迅速，病情危重，预后差。病理改变特征为肾小球囊内细胞增生、纤维蛋白沉着，表现为广泛的新月体形成，故又称新月体肾炎。这组疾病发病率较低，危险性大，及时诊断、充分治疗尚可有效改变疾病的预后，临床上应高度重视。

（一）病因及发病机制

由多种原因所致的一组疾病，包括：①原发性急进性肾小球肾炎。②继发于全身性疾病（如系统性红斑狼疮肾炎）的急进性肾小球肾炎。③在原发性肾小球病（如系膜毛细血管性肾小球肾炎）的基础上形成广泛新月体，即病理类型转化而来的新月体性肾小球肾炎。本文着重讨论原发性急进性肾小球肾炎（以下简称急进性肾炎）。

RPGN根据免疫病理可分为三型，其病因及发病机制各不相同：①Ⅰ型又称抗肾小球基底膜型肾小球肾炎，由于抗肾小球基底膜抗体与肾小球基底膜（GBM）抗原相结合激活补体而致病。②Ⅱ型又称免疫复合物型，因肾小球内循环免疫复合物的沉积或原位免疫复合物形成，激活补体而致病。③Ⅲ型为少或无免疫复合物型，肾小球内无或仅微量免疫球蛋白沉积。现已证实50%~80%该型患者为原发性小血管炎肾损害，肾脏可为首发、甚至唯一受累器官或与其他系统损害并存。原发性小血管炎患者血清抗中性粒细胞胞质抗体（ANCA）常呈阳性。我国以Ⅱ型多见，Ⅰ型好发于青、中年，Ⅱ型及Ⅲ型常见于中、老年患者，男性居多。

RPGN患者约半数以上有上呼吸道感染的前驱病史，其中少数为典型的链球菌感染，其他多为病毒感染，但感染与RPGN发病的关系尚未明确。接触某些有机化学溶剂、碳氢化合物如汽油，与RPGN Ⅰ型发病有较密切的关系。某些药物如丙硫氧嘧啶（PTU）、肼苯达嗪等可引起RPGNⅢ型。RPGN的诱发因素包括吸烟、吸毒、接触碳氢化合物等。此外，遗传的易感性在RPGN发病中作用也已引起重视。

（二）病理

肾脏体积常较正常增大。病理类型为新月体性肾小球肾炎。光镜下通常以广泛（50%以上）的肾小球囊腔内有大量新月体形成（占肾小球囊腔50%以上）为主要特征，病变早期为细胞性新月体，后期为纤维性新月体。另外，Ⅱ型常伴有肾小球内皮细胞和系膜细胞增生，Ⅲ型常可见肾小球节段性纤维素样坏死。免疫病理学检查是分型的主要依据，Ⅰ型IgG及C3呈光滑线条状沿肾小球毛细血管壁分布；Ⅱ型IgG及C3呈颗粒状沉积于系膜区及毛细血管壁；Ⅲ型肾小球内无或仅有微量免疫沉积物。电镜下可见Ⅱ型电子致密物在系膜区和内皮下沉积，Ⅰ型和Ⅲ型无电子致密物。

（三）临床表现

患者可有前驱呼吸道感染，起病多较急，病情急骤进展。Ⅰ型的临床特征为急性肾炎综合征（起病急、血尿、蛋白尿、少尿、水肿、高血压），且多在早期出现少尿或无尿，进行性肾功能恶化并发展成尿毒症；Ⅱ型患者约半数可伴肾病综合征；Ⅲ型患者常有不明原因的发热、乏力、关节痛或咯血等系统性血管炎的表现。

（四）辅助检查

1. 尿液检查　常见肉眼血尿，镜下大量红细胞、白细胞和红细胞管型，尿比重及渗透压降低，蛋白尿常呈阳性（+~++++）。

2. 肾功能检查　血尿素氮、肌酐浓度进行性升高，肌酐清除率进行性降低。

3. 免疫学检查　主要有抗 GBM 抗体阳性（Ⅰ型）、ANCA 阳性（Ⅲ型）。此外，Ⅱ型患者的血液循环免疫复合物及冷球蛋白可呈阳性，并可伴血清 C3 降低。

4. 影像学检查　半数患者 B 型超声显示双肾增大。

（五）治疗要点

包括针对急性免疫介导性炎症病变的强化治疗以及针对肾脏病变后果（如水钠潴留、高血压、尿毒症及感染等）的对症治疗两方面。尤其强调在早期作出病因诊断和免疫病理分型的基础上尽快进行强化治疗。

1. 强化疗法　如下所述：

（1）强化血浆置换疗法：应用血浆置换机分离患者的血浆和血细胞并弃去血浆，再以等量正常人的血浆（或血浆白蛋白）和患者血细胞混合后重新输入患者体内。通常每日或隔日 1 次，每次置换血浆 2~4L，直到血清抗体（如抗 GBM 抗体、ANCA）或免疫复合物转阴、病情好转，一般需置换约 6~10 次左右。该疗法需配合糖皮质激素［口服泼尼松 1mg/（kg·d），2~3 个月后渐减］及细胞毒性药物［环磷酰胺 2~3mg/（kg·d）口服，累积量一般不超过 8g］，以防止在机体大量丢失免疫球蛋白后有害抗体大量合成而造成"反跳"。该疗法适用于各型急进性肾炎，但主要适用于Ⅰ型；对于 Goodpasture 综合征和原发性小血管炎所致急进性肾炎（Ⅲ型）伴有威胁生命的肺出血作用较为肯定、迅速，应首选。

（2）甲泼尼龙冲击伴环磷酰胺治疗：为强化治疗之一。甲泼尼龙 0.5~1.0g 溶于 5% 葡萄糖中静脉滴入，每日或隔日 1 次，3 次为一疗程。必要时间隔 3~5 天可进行下一疗程，一般不超过 3 个疗程。甲泼尼龙冲击疗法也需辅以泼尼松及环磷酰胺常规口服治疗，方法同前。近年有人用环磷酰胺冲击疗法（0.8~1g 溶于 5% 葡萄糖静脉滴入，每月 1 次）替代常规口服，可减少环磷酰胺的不良反应，其确切优缺点和疗效尚待进一步总结。该疗法主要适用Ⅱ、Ⅲ型，Ⅰ型疗效较差。用甲泼尼龙冲击治疗时，应注意继发感染和水钠潴留等不良反应。

2. 替代治疗　凡急性肾功能衰竭已达透析指征者应及时透析。对强化治疗无效的晚期病例或肾功能已无法逆转者，则有赖于长期维持透析。肾移植应在病情静止半年（Ⅰ型、Ⅲ型患者血中抗 GBM 抗体、ANCA 需转阴）后进行。

3. 对症治疗　对水钠潴留、高血压及感染等需积极采取相应的治疗措施。

（六）护理诊断/合作性问题

1. 潜在并发症　急性肾功能衰竭。

2. 体液过多　与肾小球滤过率下降、大量激素治疗导致水钠潴留有关。

3. 有感染的危险　与激素、细胞毒性药物的应用、血浆置换、大量蛋白尿致机体抵抗力下降有关。

4. 恐惧　与疾病的病情进展快、预后差有关。

5. 知识缺乏　缺乏疾病防治的相关知识。

（七）护理措施

1. 病情监测　密切观察病情变化，及时识别急性肾功能衰竭的发生。监测项目包括：①生命体征：观察有无气促、端坐呼吸、肺部湿啰音等心力衰竭表现。②尿量：若尿量迅速减少或出现无尿，提示发生急性肾功能衰竭。③血肌酐、尿素氮、内生肌酐清除率：急性肾功能衰竭时可出现血尿素氮、肌酐浓度迅速进行性升高，肌酐清除率快速降低。④血清电解质：重点观察有无高血钾，急性肾功能衰竭时常可出现高血钾，并诱发心律失常、心脏骤停。⑤消化道症状：了解患者有无消化道症状，如食欲减退、恶心、呕吐、呕血或黑便等表现。⑥神经系统症状：有无意识模糊、定向障碍、甚至昏迷等神经系统症状。

2. 用药护理　严格遵医嘱用药，密切观察激素、免疫抑制剂、利尿剂的效果和不良反应。糖皮质激素可导致水钠潴留、血压升高、精神兴奋、消化道出血、骨质疏松、继发感染、伤口愈合缓慢以及类肾上腺皮质功能亢进症的表现，如满月脸、水牛背、腹部脂肪堆积、多毛等。对肾脏患者，使用糖皮质激素后应特别注意有无加重肾损害导致病情恶化的水钠潴留、血压升高和继发感染等不良反应。激素和细胞毒性药物冲击治疗时，可明显抑制机体的免疫功能，必要时需要对患者实施保护性隔离，防止感染。血浆置换和透析治疗时，应注意严格无菌操作。

（八）健康指导

1. 疾病防护指导　部分患者的发病与前驱感染病史、吸烟或接触某些有机化学溶剂有关，应积极预防，注意保暖，避免受凉和感冒。

2. 疾病知识指导　向患者家属介绍疾病特点。

3. 用药指导　对患者及家属强调遵医嘱用药的重要性，告知激素及细胞毒性药物的作用、可能出现的不良反应和服药的注意事项，鼓励患者配合治疗。

4. 病情监测指导　向患者解释如何监测病情变化和病情经治疗缓解后的长期随访，防止疾病复发及恶化。

（九）预后

患者若能得到及时明确诊断和早期强化治疗，预后可得到显著改善。早期强化治疗可使部分患者得到缓解，避免或脱离透析，甚至少数患者肾功能得到完全恢复。若诊断不及时，早期未接受强化治疗，患者多于数周至半年内进展至不可逆肾功能衰竭。影响患者预后的主要因素有：①免疫病理类型：Ⅲ型较好，Ⅰ型差，Ⅱ型居中。②强化治疗是否及时：临床无少尿，血肌酐<530μmol/L，病理尚未显示广泛不可逆病变（纤维性新月体、肾小球硬化或间质纤维化）时，即开始治疗者预后较好，否则预后差。③老年患者预后相对较差。

本病缓解后的长期转归，以逐渐转为慢性病变并发展为慢性肾功能衰竭较为常见，故应特别注意采取措施保护残存肾功能，延缓疾病进展和慢性肾功能衰竭的发生。部分患者可长期维持并缓解。仅少数患者（以Ⅲ型多见）可复发，必要时需重复肾活检，部分患者强化治疗仍可有效。

三、慢性肾小球肾炎

慢性肾小球肾炎（chronic glomerulonephritis，CGN），简称慢性肾炎，是一组以血尿、蛋白尿、高血压、水肿为基本临床表现的肾小球疾病。临床特点是病程长，起病初无症状，进展缓慢，最终可发展成慢性肾功能衰竭。由于不同的病理类型及病程阶段不同，疾病表现可多样化。可发生于任何年龄，以青、中年男性居多。

（一）病因及发病机制

绝大多数慢性肾炎由不同病因、不同病理类型的原发性肾小球疾病发展而来，仅少数由急性链球菌感染后肾小球肾炎所致。其发病机制主要与原发病的免疫炎症损伤有关。此外，高血压、大量蛋白尿、高血脂等非免疫非炎症性因素亦参与其慢性化进程。

（二）病理类型

慢性肾炎的常见病理类型有系膜增生性肾小球肾炎（包括IgA肾病和非IgA系膜增生性肾小球肾炎）、系膜毛细血管性肾炎、膜性肾病及局灶节段性肾小球硬化等。上述所有类型均可转化为不同程度的肾小球硬化、肾小管萎缩和间质纤维化，最终肾脏体积缩小，晚期进展成硬化性肾小球肾炎，临床上进入尿毒症阶段。

（三）临床表现

本病起病多缓慢、隐匿，部分患者因感染、劳累呈急性发作。临床表现多样，病情时轻时重，逐渐发展为慢性肾功能衰竭。

1. 一般表现　蛋白尿、血尿、高血压、水肿为基本临床表现。早期患者可有乏力、纳差、腰部疼痛；水肿可有可无；轻度尿异常，尿蛋白定量常在1~3g/d，多有镜下血尿；血压可正常或轻度升高；

肾功能正常或轻度受损。以上情况持续数年，甚至数十年，肾功能逐渐恶化出现相应临床表现（贫血、血压增高等）。

2. 特殊表现　有的患者可表现为血压（特别是舒张压）持续性升高，出现眼底出血、渗出，甚至视盘水肿；感染、劳累、妊娠和使用肾毒性药物可使病情急剧恶化，可能引起不可逆慢性肾功能衰竭。

（四）辅助检查

1. 尿液检查　尿蛋白 + ~ + + +，24h 尿蛋白定量常在 1~3g。尿中可有多形性的红细胞 + ~ + +，红细胞颗粒管型等。

2. 血液检查　肾功能不全的患者可有肾小球滤过率（GFR）下降，血尿素氮（BUN）、血肌酐（Cr）增高、内生肌酐清除率下降。贫血患者出现贫血的血象改变。部分患者可有血脂升高，血浆白蛋白降低。另外，血清补体 C3 始终正常，或持续降低 8 周以上不恢复正常。

3. B 超检查　双肾可有结构紊乱、缩小、皮质变薄等改变。

4. 肾活组织检查　可以确定慢性肾炎的病理类型，对指导治疗和估计预后有重要价值。

（五）诊断要点

凡蛋白尿持续 1 年以上，伴血尿、水肿、高血压和肾功能不全，排除继发性肾炎、遗传性肾炎和慢性肾盂肾炎后，可诊断为慢性肾炎。

（六）治疗要点

慢性肾炎的治疗应以防止或延缓肾功能进行性恶化、改善或缓解临床症状及防治严重并发症为目标，主要治疗如下。

1. 优质低蛋白饮食和必需氨基酸治疗　限制食物中蛋白质及磷的摄入量，低蛋白及低磷饮食可减轻肾小球内高压力、高灌注及高滤过状态，延缓肾小球的硬化。根据肾功能的状况给予优质低蛋白饮食（每日 0.6~0.8g/kg），同时控制饮食中磷的摄入。在进食低蛋白饮食时，应适当增加糖类的摄入以满足机体生理代谢所需要的热量，防止负氮平衡。在低蛋白饮食 2 周后可使用必需氨基酸或 α - 酮酸（每日 0.1~0.2g/kg）。极低蛋白饮食者，0.3g/（kg·d），应适当增加必需氨基酸（8~12g/d）或 α - 酮酸，防止负氮平衡。有明显水肿和高血压时，需低盐饮食。

2. 对症治疗　主要是控制高血压。控制高血压尤其肾内毛细血管高血压是延缓慢性肾功能衰竭进展的重要措施。一般多选用血管紧张素转换酶抑制剂（ACEI）、血管紧张素 II 受体拮抗剂（ARB）或钙通道阻滞剂。临床与实验研究结果均证实，ACEI 和 ARB 具有降低肾小球内血压、减少蛋白尿及保护肾功能的作用。肾功能损害的患者使用此类药物时应注意高钾血症的防治。其他降压药如 β - 受体阻滞剂、α - 受体阻滞剂、血管扩张药及利尿剂等亦可应用。患者应限盐，有明显水钠潴留的容量依赖型高血压患者选用噻嗪类利尿药。肾功能较差时，噻嗪类利尿剂无效或疗效较差，应改用襻利尿剂。

血压控制欠佳时，可联合使用多种抗高血压药物把血压控制到靶目标值。多数学者认为肾病患者的血压应较一般患者控制更严格，蛋白尿 ≥ 1.0g/24h，血压应控制在 125/75mmHg 以下；如果蛋白尿 ≤ 1.0g/24h，血压应控制在 130/80mmHg 以下。应尽量选用具有肾脏保护作用的降压药如 ACEI 和 ARB。

3. 特殊治疗　目前研究结果显示，大剂量双嘧达莫（300~400mg/d）、小剂量阿司匹林（40~300mg/d）对系膜毛细血管性肾小球肾炎有降低尿蛋白的作用。对糖皮质激素和细胞毒性药物一般不主张积极应用，但对病理类型较轻、肾体积正常、肾功能轻度受损而尿蛋白较多的患者在无禁忌时可试用。

4. 防治肾损害因素　包括：①预防和治疗各种感染，尤其是上呼吸道感染，因其可致慢性肾炎急性发作，使肾功能急剧恶化。②纠正水电解质和酸碱平衡紊乱。③禁用肾毒性药物，包括中药（如含马兜铃酸的中药关木通、广防己等）和西药（如氨基糖苷类、两性霉素、磺胺类抗生素等）。④及时治疗高脂血症、高尿酸血症。

（七）护理诊断/合作性问题

1. 营养失调：低于机体需要量　与限制蛋白饮食、低蛋白血症等有关。

2. 有感染的危险　与皮肤水肿、营养失调、应用糖皮质激素和细胞毒性药物致机体抵抗力下降有关。

3. 焦虑　与疾病的反复发作、预后不良有关。

4. 潜在并发症　慢性肾功能衰竭。

（八）护理措施

1. 一般护理　如下所述：

（1）休息与活动：慢性肾炎患者每日在保证充分休息和睡眠的基础上，应有适度的活动。尤其是肥胖者应通过活动减轻体重，以减少肾脏和心脏的负担。但对病情急性加重及伴有血尿、心力衰竭或并发感染的患者，应限制活动。

（2）饮食护理：慢性肾炎患者肾小管的重吸收作用不良，在排尿量达到一般标准时，应充分饮水，增加尿量以排泄体内废物。一般情况下不必限制饮食，但若肾功能已受到严重损害，伴有高血压且有发展为尿毒症的倾向时，应限制盐为 $3 \sim 4g/d$，蛋白质为 $0.3 \sim 0.4g/$（$kg \cdot d$），且宜给予优质的动物蛋白，使之既能保证身体所需的营养，又可达到低磷饮食的要求，起到保护肾功能的作用。另外，应提供足够热量、富含维生素、易消化的饮食，适当调节高糖和脂类在饮食热量中的比例，以减轻自体蛋白质的分解，减轻肾脏负担。

2. 病情观察　密切观察血压的变化，因血压突然升高或持续高血压可加重肾功能的恶化。注意观察水肿的消长情况，注意患者有无出现胸闷、气急及腹胀等胸、腹腔积液的征象。监测患者的尿量变化及肾功能，如血肌酐（Cr）、血尿素氮（BUN）升高和尿量迅速减少，应警惕肾功能衰竭的发生。

3. 用药护理　使用利尿剂注意监测有无电解质、酸碱平衡紊乱，如低钾血症、低钠血症等；肾功能不全患者在应用 ACEI 降压时，应监测电解质，防止高血钾，另外注意观察有无持续性干咳的不良反应，如果发现要及时提醒医生换药；用血小板解聚药时注意观察有无出血倾向，监测出血、凝血时间等；激素或免疫抑制剂常用于慢性肾炎伴肾病综合征的患者，应观察该类药物可能出现的不良反应。

4. 心理护理　本病病程长，病情反复，长期服药疗效差、不良反应大，预后不良，患者易产生悲观、恐惧等不良情绪反应。且长期患病使患者生活、工作能力下降，经济负担加重，更进一步增加了患者及亲属的思想负担。因此心理护理尤为重要。积极主动与患者沟通，鼓励其说出内心的感受，对提出的问题予以耐心解答。与亲属一起做好患者的疏导工作，联系单位和社区解决患者的后顾之忧，使患者以良好的心态正确面对现实。

（九）健康指导

1. 预防感染指导　保持环境清洁、空气流通、阳光充足；注意休息，避免剧烈运动和过重的体力劳动；注意个人卫生，预防呼吸道和泌尿道感染，如出现感染症状时，应及时治疗。

2. 生活指导　严格按照饮食计划进餐；能够劳逸结合；学会与疾病有关的家庭护理知识，如如何控制饮水量、自我监测血压等。

3. 怀孕指导　在血压和 BUN 正常时，可安全怀孕。如曾有高血压症，且 BUN 较高，应该避孕，必要时行人工流产。

4. 用药指导　掌握利尿剂、降压药等各种药物的使用方法、用药过程中的注意事项；不使用对肾功能有害的药物，如氨基糖苷类抗生素、抗真菌药等。

5. 心理指导　能明确不良心理对疾病的危害性，学会有效的调适方法，心境平和，积极配合医护工作。

（十）预后

慢性肾炎呈持续进行性进展，最终发展至终末期肾功能衰竭。其进展的速度主要取决于肾脏病理类型、延缓肾功能进展的措施以及避免各种危险因素。其中长期大量蛋白尿、伴高血压或肾功能受损者预后较差。

（白玉琴）

第二节 肾病综合征

肾病综合征（nephrotic syndrome，NS）是指由各种肾小球疾病引起的以大量蛋白尿（尿蛋白定量 > 3.5g/d）、低蛋白血症（血浆白蛋白 < 30g/L）、水肿、高脂血症为临床表现的一组综合征。

一、病因

NS 分为原发性和继发性两大类，本节主要讨论原发性 NS。原发性 NS 为各种不同病理类型的肾小球病，常见的有：①微小病变肾病。②系膜增生性肾小球肾炎。③局灶节段性肾小球硬化。④膜性肾病。⑤系膜毛细血管性肾小球肾炎。

二、病理生理

1. 大量蛋白尿 在正常生理情况下，肾小球滤过膜具有分子屏障及电荷屏障作用，这些屏障作用受损致使原尿中蛋白含量增多，当其增多明显超过近曲小管回吸收量时，形成大量蛋白尿。而高血压、高蛋白饮食或大量输注血浆蛋白等因素均可加重尿蛋白的排出。尿液中主要含白蛋白和与白蛋白近似分子量的蛋白。大分子蛋白如纤维蛋白原、α_1 和 α_2 巨球蛋白等，因其无法通过肾小球滤过膜，从而在血浆中的浓度保持不变。

2. 低白蛋白血症 大量白蛋白从尿中丢失的同时，如肝白蛋白合成增加不足以克服丢失和分解，则出现低白蛋白血症。同时，NS 患者因胃肠黏膜水肿导致食欲减退、蛋白摄入不足、吸收不良或丢失也可加重低白蛋白血症。另外，某些免疫球蛋白（如 IgG）和补体、抗凝及纤溶因子、金属结合蛋白及内分泌素蛋白也可减少，尤其是肾小球病理损伤严重，大量蛋白尿和非选择性蛋白尿时更为显著。患者易产生感染、高凝、微量元素缺乏、内分泌紊乱和免疫功能低下等并发症。

由于免疫球蛋白和补体成分的丢失，NS 患者的抵抗力降低，易患感染。B 因子和 D 因子的丢失导致患者对致病微生物的易感性增加。激素结合蛋白随尿液的丢失会导致体内一系列内分泌和代谢紊乱。少数患者会在临床上表现出伴 NS 的甲状腺功能低下，并且会随着 NS 的缓解而得到恢复。NS 时，血钙和维生素 D 水平也受到明显的影响。血浆中维生素 D 水平下降，又同时使用激素或者有肾功能损害时，就会加速骨病的产生。因此，对于这样的患者应及时进行骨密度、血浆激素水平的监测，同时补充维生素 D 及相关药物，防止骨病的发生。

3. 水肿 NS 时低白蛋白血症、血浆胶体渗透压下降，使水分从血管腔内进入组织间隙，是造成 NS 水肿的基本原因。此外，部分患者有效循环血容量不足，肾素 - 血管紧张素 - 醛固酮系统激活和抗利尿激素分泌增加，可增加肾小管对钠的重吸收，进一步加重水肿。但也有研究发现，约 50% 的 NS 患者血容量并不减少甚至增加，血浆肾素水平正常或下降，提示 NS 患者的水钠潴留并不依赖于肾素，血管紧张素，醛固酮系统的激活，而是肾脏原发的水钠潴留的结果。

4. 高脂血症 患者表现为高胆固醇血症和（或）高三酰甘油血症，并可伴有低密度脂蛋白（LDL）、极低密度脂蛋白（VLDL）及脂蛋白 a [Lp（a）] 的升高，高密度脂蛋白（HDL）正常或降低。高脂血症的发生与肝脏脂蛋白合成的增加和外周组织利用及分解减少有关，后者可能是高脂血症更为重要的原因。高胆固醇血症的发生与肝脏合成过多富含胆固醇和载脂蛋白 B 的 LDL 及 LDL 受体缺陷致 LDL 清除减少有关。高三酰甘油血症在 NS 中也常见，其产生的原因更多是由于分解减少而非合成增多。

三、临床表现

引起原发性 NS 的肾小球疾病的病理类型有五种，各种病理类型的临床特征、对激素的治疗反应和预后不尽相同。

1. 微小病变型肾病 微小病变型肾病占儿童原发性 NS 的 80% ~ 90%，占成人原发性 NS 的 5% ~

10%。好发于儿童，男性多于女性。典型临床表现为 NS，15% 左右伴镜下血尿，一般无持续性高血压及肾功能减退。60 岁以上的患者，高血压和肾功能损害较多见。90% 对糖皮质激素治疗敏感，但复发率高达 60%。

2. **系膜增生性肾小球肾炎** 此类型在我国的发病率显著高于西方国家，占原发性 NS 的 30%，男性多于女性，好发于青少年。约 50% 于前驱感染后急性起病，甚至出现急性肾炎的表现。如为非 IgA 系膜增生性肾小球肾炎，约 50% 表现为 NS，约 70% 伴有血尿；如为 IgA 肾病，约 15% 出现 NS，几乎均有血尿。肾功能不全和高血压随着病变程度加重会逐渐增加。对糖皮质激素及细胞毒性药物的治疗反应与病理改变轻重有关，轻者疗效好，重者疗效差。50% 以上的患者经激素治疗后可获完全缓解。

3. **系膜毛细血管性肾小球肾炎** 此类型占我国原发性 NS 的 10%，男性多于女性，好发于青壮年。约半数患者有上呼吸道的前驱感染史。50%～60% 表现为 NS，30% 的患者表现为无症状蛋白尿，常伴有反复发作的镜下血尿或肉眼血尿。20%～30% 的患者表现为急性肾炎综合征。高血压、贫血及肾功能损害常见，常呈持续进行性进展。75% 的患者有持续性低补体血症，是本病的重要特征之一。糖皮质激素及细胞毒性药物对成人疗效差，发病 10 年后约 50% 的病例将进展为慢性肾功能衰竭。肾移植术后常复发。

4. **膜性肾病** 此型占我国原发性 NS 的 25%～30%，男性多于女性，好发于中老年。起病隐匿，70%～80% 表现为 NS，约 30% 可伴有镜下血尿。肾静脉血栓发生率可高达 40%～50%，肾静脉血栓最常见。有自发缓解倾向，约 25% 的患者会在 5 年内自发缓解。单用激素治疗无效；必须与细胞毒性药物联合使用可使部分患者缓解，但长期和大剂量使用激素和细胞毒性药物有较多的不良反应，因此必须权衡利弊，慎重选择。此外，应适当使用调脂药和抗凝治疗。患者常在发病 5～10 年后逐渐出现肾功能损害。

5. **局灶性节段性肾小球硬化** 此型占我国原发性 NS 的 20%～25%，好发于青少年男性。多隐匿起病，NS 为主要临床表现，其中约 3/4 伴有血尿，约 20% 可见肉眼血尿。确诊时约半数伴高血压、约 30% 有肾功能减退，部分患者可伴有近曲小管功能障碍。部分患者可由微小病变型肾病转变而来。对激素和细胞毒性药物治疗的反应性较差，激素治疗无效者达 60% 以上，疗程要较其他病理类型的 NS 适当延长。预后与激素治疗的效果及蛋白尿的程度密切相关。激素治疗反应性好者，预后较好。

四、并发症

1. **感染** 是 NS 的常见并发症，与大量蛋白质营养不良、免疫功能紊乱及激素治疗有关。常见感染部位的顺序为：呼吸道、泌尿道、皮肤。感染是 NS 复发和疗效不佳的主要原因之一。

2. **血栓和栓塞** NS 患者的高脂血症以及蛋白质从尿中丢失会造成血液黏稠度增加，加之 NS 时血小板功能亢进、利尿剂和糖皮质激素等因素进一步加重高凝状态，使血栓、栓塞易发，其中以肾静脉血栓最为多见（发生率为 10%～50%，其中 3/4 病例无临床症状）。此外，肺血管血栓、栓塞，下肢静脉、脑血管、冠状血管血栓也不少见。

3. **急性肾功能衰竭** NS 时有效循环血容量的减少导致肾血流量不足，易诱发肾前性氮质血症。少数患者可出现急性肾功能衰竭，尤以微小病变型肾病居多。其机制可能是肾间质高度水肿压迫肾小管及大量管型阻塞肾小管，导致肾小管腔内高压、肾小球滤过率骤然减少所致。

4. **蛋白质和脂肪代谢紊乱** 可出现低蛋白血症，蛋白代谢呈负平衡。长期低蛋白血症可造成患者营养不良、机体抵抗力下降、生长发育迟缓、内分泌紊乱等。低蛋白血症还可导致药物与蛋白结合减少，游离药物增多，影响药物的疗效，增加部分药物的毒性作用；金属结合蛋白丢失可使微量元素（铁、铜、锌等）缺乏；内分泌素结合蛋白不足可诱发内分泌紊乱。高脂血症增加血液黏稠度，促进血栓、栓塞并发症的发生，还将增加心血管系统并发症冠状动脉粥样硬化、心肌梗死，并可促进肾小球硬化和肾小管 – 间质病变的发生，促进肾脏病变的慢性进展。

五、辅助检查

1. **尿液检查** 尿蛋白定性一般为 + + + ～ + + + +，尿中可有红细胞、管型等。24h 尿蛋白定量超过 3.5g。

2. 血液检查　血浆清蛋白低于 30g/L，血中胆固醇、三酰甘油、低及极低密度脂蛋白增高。肾功能衰竭时血尿素氮、血肌酐升高。

3. 肾活检　可明确肾小球的病理类型。

4. 肾 B 超检查　双肾正常或缩小。

六、诊断要点

根据大量蛋白尿、低蛋白血症、高脂血症、水肿等临床表现，排除继发性 NS 即可确立诊断，其中尿蛋白 >3.5g/d、血浆清蛋白 <30g/L 为诊断的必备条件。NS 的病理类型有赖于肾活组织病理检查。

七、治疗要点

治疗原则以抑制免疫与炎症反应为主，同时防治并发症。

（一）一般治疗

1. 适当休息，预防感染　NS 患者应注意休息，避免到公共场所并预防感染。病情稳定者适当活动是必需的，以防止静脉血栓形成。

2. 限制水钠，优质蛋白饮食　水肿明显者应适当限制水钠摄入（NaCl <3g/d）。肾功能良好者不必限制蛋白的摄入，但 NS 患者摄入高蛋白饮食会加重蛋白尿，促进肾脏病变的进展。因此，主张给予 NS 患者正常量 0.8~1.0g/（kg·d）的优质蛋白（富含必需氨基酸的动物蛋白）饮食。

（二）对症治疗

1. 利尿消肿　一般患者在使用激素并限制水、钠摄入后可达到利尿消肿的目的。对于水肿明显、经上述处理仍无效者可适当选用利尿剂。利尿治疗的原则是不宜过快、过猛，以免引起有效血容量不足、加重血液高黏倾向，诱发血栓、栓塞并发症。常用噻嗪类利尿剂（氢氯噻嗪）和保钾利尿剂（螺内酯）作基础治疗，二者并用可提高利尿的效果，同时可减少钾代谢紊乱。上述治疗无效时，改为渗透性利尿剂（低分子右旋糖酐、羟乙基淀粉）并用袢利尿剂（呋塞米），可获良好利尿效果。注意在通过输注血浆或血浆白蛋白利尿时要严格掌握适应证，只有对病情严重的患者在必需利尿时方可使用，且要避免过频、过多。对伴有心脏病的患者应慎用此法利尿。

2. 提高血浆胶体渗透压　血浆或白蛋白等静脉输注均可提高血浆胶体渗透压，促进组织中水分回吸收并利尿，如继而使用呋塞米 60~120mg 加于葡萄糖溶液中缓慢静脉滴注，有时能获得良好的利尿效果。但由于输入的蛋白均将于 24~48h 内由尿中排出，可引起肾小球高滤过及肾小管高代谢造成肾小球脏层及肾小管上皮细胞损伤、促进肾间质纤维化，轻者影响糖皮质激素疗效，延迟疾病缓解，重者可损害肾功能，多数学者认为非必要时不宜多用。故应严格掌握适应证，对严重低蛋白血症、高度水肿而又少尿（尿量 <400ml/d）的 NS 患者，在必需利尿的情况下方可考虑使用，但也要避免过频、过多使用。心力衰竭者慎用。

3. 减少尿蛋白　持续性大量蛋白尿本身可导致肾小球高滤过、加重肾小管 - 间质损伤、促进肾小球硬化，是影响肾小球病预后的重要因素。已证实减少尿蛋白可以有效延缓肾功能的恶化。应用 ACEI 如贝那普利和（或）ARB 如氯沙坦，可通过有效地控制高血压，降低肾小球内压和直接影响肾小球基底膜对大分子蛋白的通透性，有不依赖于降低全身血压而减少尿蛋白作用。所用剂量一般应比常规降压药剂量大，才能获得良好疗效。

4. 调脂　高脂血症可加速肾小球疾病的发展，增加心、脑血管疾病的发生率，因此，NS 患者并发高脂血症应使用调脂药，尤其是有高血压及冠心病家族史、高 LDL 及低 HDL 血症的患者更需积极治疗。常用降脂药有：①3 - 羟基 - 3 - 甲基戊二酰单酰辅酶 A 还原酶抑制剂，如洛伐他汀、辛伐他汀。②纤维酸类药物，如非诺贝特、吉非贝齐；③普罗布考，本品除降脂作用外还具有抗氧化作用，可防止低密度脂蛋白的氧化修饰，抑制粥样斑块的形成，长期使用可预防肾小球硬化。若 NS 缓解后高脂血症自行缓解则不必使用调脂药。

5. 抗凝　由于凝血因子的改变及激素的使用，常处于高凝状态，有较高血栓并发症的发生率，尤其是在血浆白蛋白 <20g/L 时，更易并发静脉血栓的形成。建议当血浆白蛋白 <20g/L 时常规使用抗凝剂，可使用普通肝素或低分子肝素，维持 APTT 在正常的 2 倍。此外，也可使用口服抗血小板药如双嘧达莫、阿司匹林。一旦出现血栓或栓塞时，应及早予尿激酶或链激酶溶栓，并配合应用抗凝药。治疗期间应密切观察出、凝血情况，避免药物过量而致出血。

6. 抗感染　用激素治疗时，不必预防性使用抗生素，因其不能预防感染，反而可能诱发真菌双重感染。一旦出现感染，应及时选用敏感、强效及无肾毒性的抗生素。

7. 透析　急性肾功能衰竭时，利尿无效且达到透析指征时应进行血液透析。

（三）抑制免疫与炎症反应

1. 糖皮质激素　该药可能是通过抑制免疫与炎症反应，抑制醛固酮和抗利尿激素的分泌，影响肾小球基底膜通透性而达到治疗作用。应用激素时应注意以下几点：①起始用量要足：如泼尼松始量为 1mg/（kg·d），共服 8～12 周。②撤减药要慢：足量治疗后每 1～2 周减少原用量的 10%，当减至 20mg/d 时疾病易反跳，应更加缓慢减量。③维持用药要久：最后以最小有效剂量（10mg/d）作为维持量，再服半年至 1 年或更久。激素可采用全日量顿服，维持用药期间两日量隔日一次顿服，以减轻激素的不良反应。

NS 患者对激素治疗的反应可分为三种类型：①激素敏感型：即治疗 8～12 周内 NS 缓解。②激素依赖型：即药量减到一定程度即复发。③激素抵抗型：即对激素治疗无效。

2. 细胞毒性药物　目前国内外最常用的细胞毒性药物为 CTX，细胞毒性药物常用于"激素依赖型"或"激素抵抗型"NS，配合激素治疗有可能提高缓解率。一般不首选及单独应用。

3. 环孢素　该药可选择性抑制辅助性 T 细胞及细胞毒效应 T 细胞。近年来已开始用该药治疗激素及细胞毒性药物都无效的难治性 NS，但此药昂贵，不良反应大，停药后病情易复发，因而限制了它的广泛应用。

4. 霉酚酸酯　霉酚酸酯（mycophenolate mofetil，MMF）是一种新型有效的免疫抑制剂，在体内代谢为霉酚酸，通过抑制次黄嘌呤单核苷酸脱氢酶、减少鸟嘌呤核苷酸的合成，从而抑制 T、B 淋巴细胞的增殖。可用于激素抵抗及细胞毒性药物治疗无效的 NS 患者。推荐剂量为 1.5～2.0g/d，分两次口服，共用 3～6 个月，减量维持半年。不良反应相对较少，有腹泻及胃肠道反应等，偶有骨髓抑制作用。其确切的临床效果及不良反应还需要更多临床资料证实。

（四）中医中药治疗

一般主张与激素及细胞毒性药物联合使用，不但可降尿蛋白，还可拮抗激素及细胞毒性药物的不良反应，如雷公藤总苷、真武汤等。

八、护理评估

（一）健康史

1. 病史　询问本病的有关病因，如有无原发性肾疾病、糖尿病、过敏性紫癜、系统性红斑狼疮等病史。询问有关的临床表现，如水肿部位、程度、特点及消长情况，有无出现胸闷、气促、腹胀等胸腔、心包、腹腔积液的表现；有无肉眼血尿、高血压、尿量减少等。注意有无发热、咳嗽、咳痰、尿路刺激征、腹痛等感染征象；有无腰痛、下肢疼痛等肾静脉血栓、下肢静脉血栓的表现。

2. 治疗经过　询问患者的用药情况，如激素的剂量、用法、减药情况、疗程、治疗效果、有无不良反应等；有无用过细胞毒性药及其他免疫抑制剂，其用量及疗效等。

（二）身心状况

1. 身体评估　评估患者的一般状态，如精神状态、营养状况、生命体征、体重等有无异常。评估水肿范围、特点，有无胸腔、腹腔、阴囊水肿和心包积液。

2. 心理－社会状况　患者有无因形象的改变产生自卑、悲观、失望等不良的情绪反应；患者及家属的应对能力；患者的社会支持情况、患者出院后的社区保健资源等。

（三）辅助检查

观察实验室及其他检查结果，如 24h 尿蛋白定量结果、血浆白蛋白浓度的变化、肝肾功能、血清电解质、血脂浓度的变化、凝血功能等；肾活组织的病理检查结果等。

九、护理诊断/合作性问题

1. 体液过多　与低蛋白血症致血浆胶体渗透压下降等有关。

2. 营养失调：低于机体需要量　与大量蛋白质的丢失、胃肠黏膜水肿致蛋白质吸收障碍等因素有关。

3. 焦虑　与疾病造成的形象改变及病情复杂，易反复发作有关。

4. 有感染的危险　与皮肤水肿，大量蛋白尿致机体营养不良，激素、细胞毒性药物的应用致机体免疫功能低下有关。

5. 潜在并发症　血栓形成、急性肾功能衰竭、心脑血管并发症等。

十、护理目标

（1）患者能积极配合治疗，水肿程度减轻或消失。

（2）能按照饮食原则进食，营养状况逐步改善。

（3）能正确应对疾病带来的各种问题，焦虑程度减轻。

（4）无感染发生。

（5）无血栓形成及急性肾功能衰竭、心脑血管等并发症的发生。

十一、护理措施

1. 一般护理　如下所述：

（1）休息与活动：NS 如有全身严重水肿、胸腹腔积液时应绝对卧床休息，并取半坐卧位。护理人员可协助患者在床上作关节的全范围运动，以防止关节僵硬及挛缩，并可防止肢体血栓形成。对于有高血压的患者，应适当限制活动量。老年患者改变体位时不可过快，以防止直立性低血压。

水肿减轻后患者可进行简单的室内活动，尿蛋白定量下降到 2g/d 以下时可恢复适量的室外活动，恢复期的患者应在其体能范围内适当进行活动。但需注意在整个治疗、护理及恢复阶段，患者应避免剧烈运动，如跑、跳、提取重物等。

（2）饮食护理：NS 患者的饮食要求既能改善患者的营养状况，又不增加肾脏的负担。饮食原则如下：①蛋白质：高蛋白饮食可增加肾脏负担，对肾不利，故提倡正常量的优质蛋白（富含必需氨基酸的动物蛋白）摄入，按 1g/（kg·d）供给。但当肾功能不全时，应根据肌酐清除率调整蛋白质的摄入量。②热量供给要充足，不少于 126～147kJ［30～35kcal/（kg·d）］。③为减轻高脂血症，应少食富含饱和脂肪酸的食物如动物油脂，而多吃富含多聚不饱和脂肪酸的食物如植物油及鱼油，以及富含可溶性纤维的食物如燕麦、豆类等。④水肿时低盐饮食，勿食腌制食品。⑤注意各种维生素及微量元素（如铁、钙）的补充。且应定期测量血浆白蛋白、血红蛋白等指标以反映机体营养状态。

由于 NS 患者一般食欲欠佳，因此可采用增加餐次的方法以提高摄入量。同时在食谱内容上注意色、香、味。在烹调方法上可用糖醋汁、番茄汁等进行调味以改善低盐膳食的味道。

2. 病情观察　监测生命体征、体重、腹围、出入量的变化，定时查看各种辅助检查结果，结合临床表现判断病情进展情况。如根据体温有无升高，患者有无出现咳嗽、咳痰、肺部湿啰音、尿路刺激征、皮肤破溃化脓等判断是否并发感染；根据患者有无腰痛、下肢疼痛、胸痛、头痛等判断是否并发肾静脉、下肢静脉、冠状血管及脑血管血栓；根据患者有无少尿、无尿及血 BUN、血肌酐升高等判断有无肾功能衰竭。同时，注意观察有无营养不良、内分泌紊乱及微量元素缺乏的改变。

3. 感染的预防及护理　保持水肿皮肤清洁、干燥，避免皮肤受摩擦或损伤；指导和协助患者进行口腔黏膜、眼睑结膜及阴部等的清洁；定期做好病室的空气消毒，用消毒药水拖地板、湿擦桌椅等；尽量减少病区的探访人次，对有上呼吸道感染者应限制探访；同时指导患者少去公共场所等人多聚集的地方；遇寒冷季节，嘱患者减少外出，注意保暖。出现感染情况时，按医嘱正确采集患者的血、尿、痰、腹腔积液等标本送检，根据药敏试验使用有效的抗生素，观察用药后感染有无得到有效控制。

4. 用药护理　如下所述：

（1）激素和细胞毒性药物：应用环孢素的患者，服药期间应注意监测血药浓度，观察有无不良反应的出现，如肝肾毒性、高血压、高尿酸血症、高血钾、多毛及牙龈增生等。

（2）抗凝药：如在使用肝素、双嘧达莫等的过程中，若出现皮肤黏膜、口腔、胃肠道等的出血倾向时，应及时减药并给予对症处理，必要时停药。

（3）中药：使用雷公藤制剂时，应注意监测尿量、性功能及肝肾功能、血常规的变化。因其可造成性腺抑制、肝肾损害及外周血白细胞减少等不良反应。

5. 心理护理　针对本病病程长、表现复杂、易反复发作带给患者及家属的忧虑。首先允许患者发泄自己的郁闷，对患者的表现表示理解；还要引导患者多说话，随时将自己的需要说出来，这样消极的寂寞会逐渐变为积极的配合；在此期间，随时向患者及家属报告疾病的进展情形，对任何微小的进步都应给予充分的认可，使他们重建信心。同时，要根据评估资料，调动患者的社会支持系统，为患者提供最大限度的物质和精神支持。

十二、护理评价

（1）患者水肿程度有无减轻并逐渐消退。

（2）营养状况有无改善。

（3）焦虑程度有无减轻。

（4）是否发生感染。

（5）有无血栓形成、急性肾功能衰竭、心脑血管等并发症的发生。

十三、健康指导

1. 预防指导　认识到积极预防感染的重要性，能够加强营养、注意休息、保持个人卫生，积极采取措施防止外界环境中病原微生物的侵入。

2. 生活指导　能够根据病情适度活动，注意避免肢体血栓等并发症的产生。饮食上注意限盐，每日不会摄入过多蛋白。

3. 病情监测指导　学会每日用浓缩晨尿自测尿蛋白，出院后坚持定期门诊随访，密切观察肾功能的变化。

4. 用药指导　坚持遵医嘱用药，勿自行减量或停用激素，了解激素及细胞毒性药物的常见不良反应。

5. 心理指导　意识到良好的心理状态有利于提高机体的抵抗力，增强适应能力。能保持乐观开朗的心态，对疾病治疗充满信心。

十四、预后

影响 NS 预后的因素主要有：①病理类型：微小病变型肾病和轻度系膜增生性肾小球肾炎预后较好，系膜毛细血管性肾炎、局灶节段性肾小球硬化、重度系膜增生性肾小球肾炎预后较差。早期膜性肾病也有一定的缓解率，晚期则难于缓解。②临床表现：大量蛋白尿、严重高血压及肾功能损害者预后较差。③激素治疗效果：激素敏感者预后相对较好，激素抵抗者预后差。④并发症：反复感染导致 NS 经常复发者预后差。

（白玉琴）

第三节 急性肾功能衰竭

急性肾功能衰竭（acute renal failure，ARF）是由于各种病因引起的短期内（数小时或数日）肾功能急剧、进行性减退而出现的临床综合征。当肾功能衰竭发生时，原来应由尿液排出的废物，因为尿少或无尿而积存于体内，导致血肌酐（Cr）、尿素氮（BUN）升高，水、电解质和酸碱平衡失调，以及全身各系统并发症。

一、病因及发病机制

1. 病因　分三类：①肾前性：主要病因包括有效循环血容量减少和肾内血流动力学改变（包括肾前小动脉收缩或肾后小动脉扩张）等。②肾后性：肾后性肾功能衰竭的原因是急性尿路梗阻，梗阻可发生于从肾盂到尿道的任一水平。③肾性：肾性肾功能衰竭有肾实质损伤，包括急性肾小管坏死（acute tubular necrosis，ATN）、急性肾间质病变及肾小球和肾血管病变。其中急性肾小管坏死是最常见的急性肾功能衰竭类型，可由肾缺血或肾毒性物质损伤肾小管上皮细胞引起，其结局高度依赖于并发症的严重程度。如无并发症，肾小管坏死的死亡率为7%~23%，而在手术后或并发多器官功能衰竭时，肾小管坏死的死亡率高达50%~80%。在此主要以急性肾小管坏死为代表进行叙述。

2. 发病机制　不同病因、病理类型的急性肾小管坏死有不同的发病机制。中毒所致的急性肾小管坏死，是年龄、糖尿病等多种因素的综合作用。对于缺血所致急性肾小管坏死的发病机制，当前主要有三种解释：①肾血流动力学异常：主要表现为肾皮质血流量减少，肾髓质瘀血等。目前认为造成以上结果最主要的原因为：血管收缩因子产生过多，舒张因子产生相对过少。②肾小管上皮细胞代谢障碍：缺血引起缺氧，进而影响到上皮细胞的代谢。③肾小管上皮脱落，管腔中管型形成：肾小管管型造成管腔堵塞，使肾小管内压力过高，进一步降低了肾小球滤过，加剧了肾小管间质缺血性障碍。

二、临床表现

临床典型病程可分为三期。

1. 起始期　此期急性肾功能衰竭是可以预防的，患者常有诸如低血压、缺血、脓毒病和肾毒素等病因，无明显的肾实质损伤。但随着肾小管上皮损伤的进一步加重，GFR下降，临床表现开始明显，进入维持期。

2. 维持期　又称少尿期。典型持续7~14d，也可短至几日，长达4~6周。患者可出现少尿，也可没有少尿，称非少尿型急性肾功能衰竭，其病情较轻，预后较好。但无论尿量是否减少，随着肾功能减退，可出现一系列尿毒症表现。

1）全身并发症

（1）消化系统症状：食欲降低、恶心、呕吐、腹胀、腹泻等，严重者有消化道出血。

（2）呼吸系统症状：除感染的并发症外，尚可因容量负荷增大出现呼吸困难、咳嗽、憋气、胸闷等。

（3）循环系统症状：多因尿少和未控制饮水，导致体液过多，出现高血压和心力衰竭；可因毒素滞留、电解质紊乱、贫血及酸中毒引起各种心律失常及心肌病变。

（4）其他：常伴有肺部、尿路感染，感染是急性肾功能衰竭的主要死亡原因之一，死亡率高达70%。此外，患者也可出现神经系统表现，如意识不清、昏迷等。严重患者可有出血倾向，如DIC等。

2）水、电解质和酸碱平衡失调：其中高钾血症、代谢性酸中毒最为常见。

（1）高钾血症：其发生与肾排钾减少、组织分解过快、酸中毒等因素有关。高钾血症对心肌细胞有毒性作用，可诱发各种心律失常，严重者出现心室颤动、心跳骤停。

（2）代谢性酸中毒：主要因酸性代谢产物排出减少引起，同时急性肾功能衰竭常并发高分解代谢状态，又使酸性产物明显增多。

（3）其他：主要有低钠血症，由水潴留过多引起。还可有低钙、高磷血症，但远不如慢性肾功能衰竭明显。

3. 恢复期 肾小管细胞再生、修复，肾小管完整性恢复，肾小球滤过率逐渐恢复正常或接近正常范围。患者开始利尿，可有多尿表现，每日尿量可达 3000~5000ml，通常持续1~3 周，继而再恢复正常。少数患者可遗留不同程度的肾结构和功能缺陷。

三、辅助检查

1. 血液检查 少尿期可有轻、中度贫血；血肌酐每日升高 44.2~88.4μmol/L（0.5~1.0mg/dl），血 BUN 每日可升高 3.6~10.7mmol/L（10~30mg/dl）；血清钾浓度常大于 5.5mmol/L，可有低钠、低钙、高磷血症；血气分析提示代谢性酸中毒。

2. 尿液检查 尿常规检查尿蛋白多为 +~++，尿沉渣可见肾小管上皮细胞，少许红、白细胞，上皮细胞管型、颗粒管型等；尿比重降低且固定，多在 1.015 以下；尿渗透浓度低于 350mmol/L；尿钠增高，多在 20~60mmol/L 之间。

3. 其他 尿路超声显像对排除尿路梗阻和慢性肾功能不全很有帮助。如有足够理由怀疑梗阻所致，可做逆行性或下行性肾盂造影。另外，肾活检是进一步明确致病原因的重要手段。

四、诊断要点

患者尿量突然明显减少，肾功能急剧恶化（即血肌酐每天升高超过 44.2μmol/L 或在24~72h 内血肌酐值相对增加 25%~100%），结合临床表现、原发病因和实验室检查，一般不难做出诊断。

五、治疗要点

1. 起始期治疗 治疗重点是纠正可逆的病因，预防额外的损伤。对于严重外伤、心力衰竭、急性失血等都应进行治疗，同时停用影响肾灌注或肾毒性的药物。

2. 维持期治疗 治疗重点为调节水、电解质和酸碱平衡、控制氮质潴留、供给足够营养和治疗原发病。

（1）高钾血症的处理：当血钾超过 6.5mmol/L，心电图表现异常变化时，应紧急处理如下：①10% 葡萄糖酸钙 10~20ml 稀释后缓慢静注。②5% NaHCO₃ 100~200ml 静滴。③50% 葡萄糖液 50ml 加普通胰岛素 10IU 缓慢静脉注射。④用钠型离子交换树脂15~30g，每日 3 次口服。⑤透析疗法是治疗高钾血症最有效的方法，适用于以上措施无效和伴有高分解代谢的患者。

（2）透析疗法：凡具有明显尿毒症综合征者都是透析疗法的指征，具体包括：心包炎、严重脑病、高钾血症、严重代谢性酸中毒及容量负荷过重对利尿剂治疗无效。重症患者主张早期进行透析。对非高分解型、尿量正常的患者可试行内科保守治疗。

（3）其他：纠正水、电解质和酸碱平衡紊乱，控制心力衰竭，预防和治疗感染。

3. 多尿期治疗 此期治疗重点仍为维持水、电解质和酸碱平衡，控制氮质血症，防治各种并发症。对已进行透析者，应维持透析，当一般情况明显改善后可逐渐减少透析，直至病情稳定后停止透析。

4. 恢复期治疗 一般无需特殊处理，定期复查肾功能，避免肾毒性药物的使用。

六、护理诊断/合作性问题

1. 体液过多 与急性肾功能衰竭所致肾小球滤过功能受损、水分控制不严等因素有关。

2. 营养失调：低于机体需要量 与患者食欲低下、限制饮食中的蛋白质、透析、原发疾病等因素有关。

3. 有感染的危险 与限制蛋白质饮食、透析、机体抵抗力降低等有关。

4. 恐惧 与肾功能急骤恶化、症状重等因素有关。

5. 潜在并发症 高血压脑病、急性左心衰竭、心律失常、心包炎、DIC、多脏器功能衰竭等。

七、护理措施

1. **一般护理** 如下所述：

1）**休息与活动**：少尿期要绝对卧床休息，保持安静，以减轻肾脏的负担，对意识障碍者，应加床护栏。当尿量增加、病情好转时，可逐渐增加活动量，但应注意利尿后的过分代谢，患者会有肌肉无力的现象，应避免独自下床。患者若因活动使病情恶化，应恢复前一日的活动量，甚至卧床休息。

2）**饮食护理**

（1）糖及热量：对发病初期因恶心、呕吐无法由口进食者，应由静脉补充葡萄糖，以维持基本热量。少尿期应给予足够的糖类（150g/d）。若患者能进食，可将乳糖75g、葡萄糖和蔗糖各37.5g溶于指定溶液中，使患者在一日中饮完。多尿期可自由进食。

（2）蛋白质：对一般少尿期的患者，蛋白质限制为0.5g/（kg·d），其中60%以上应为优质蛋白，如尿素氮太高，则应给予无蛋白饮食。接受透析的患者予高蛋白饮食，血液透析患者的蛋白质摄入量为1.0~1.2g/（kg·d），腹膜透析为1.2~1.3g/（kg·d）。对多尿期的患者，如尿素氮低于8.0mmol/L时，可给予正常量的蛋白质。

（3）其他：对少尿期患者，尽可能减少钠、钾、磷和氯的摄入量。多尿期时不必过度限制。

3）**维持水平衡**：急性肾功能衰竭少尿时，对于水分的出入量应严格测量和记录，按照"量出为入"的原则补充入液量。补液量的计算一般以500ml为基础补液量，加前一日的出液量。在利尿的早期，应努力使患者免于发生脱水，给予适当补充水分，以维持利尿作用。当氮质血症消失后，肾小管对盐和水分的再吸收能力改善，即不需要再供给大量的液体。

2. **病情观察** 应对急性肾功能衰竭的患者进行临床监护。监测患者的神志、生命体征、尿量、体重，注意尿常规、肾功能、电解质及血气分析的变化。观察有无高血钾、低血钠或代谢性酸中毒的发生；有无严重头痛、恶心、呕吐及不同意识障碍等高血压脑病的表现；有无气促、端坐呼吸、肺部湿啰音等急性左心衰竭的征象；有无出现水中毒或稀释性低钠血症的症状，如头痛、嗜睡、意识障碍、共济失调、昏迷、抽搐等。

3. **用药护理** 用甘露醇、呋塞米利尿治疗时应观察有无脑萎缩、溶血、耳聋等不良反应；使用血管扩张剂时注意监测血压的变化，防止低血压发生；纠正高血钾及酸中毒时，要随时监测电解质；使用肝素或双嘧达莫要注意有无皮下或内脏出血；输血要禁用库血；抗感染治疗时避免选用有肾毒性的抗生素。

4. **预防感染** 感染是急性肾功能衰竭少尿期的主要死亡原因，故应采取切实措施，在护理的各个环节预防感染的发生。具体措施为：①尽量将患者安置在单人房间，做好病室的清洁消毒，避免与有上呼吸道感染者接触。②避免任意插放保留导尿管，可利用每24~48h导尿一次，获得每日尿量。③需留置尿管的患者应加强消毒、定期更换尿管和进行尿液检查以确定有无尿路感染。④卧床及虚弱的患者应定期翻身，协助做好全身皮肤的清洁，防止皮肤感染的发生。⑤意识清醒者，鼓励患者每小时进行深呼吸及有效排痰；意识不清者，定时抽取气管内分泌物，以预防肺部感染的发生。⑥唾液中的尿素可引起口角炎及腮腺炎，应协助做好口腔护理，保持口腔清洁、舒适。⑦对使用腹膜或血液透析治疗的患者，应按外科无菌技术操作。⑧避免其他意外损伤。

5. **心理护理** 病情的危重会使患者产生对于死亡和失去工作的恐惧，同时因治疗费用的昂贵又会进一步加重患者及家属的心理负担。观察了解患者的心理变化及家庭经济状况，通过讲述各种检查和治疗进展信息，解除患者的恐惧，树立患者战胜疾病的信心；通过与社会机构的联系取得对患者的帮助，解除患者的经济忧患。还应给予患者高度同情、安慰和鼓励，以高度的责任心认真护理，使患者具有安全感、信赖感及良好的心理状态。

八、健康指导

1. **生活指导** 合理休息，劳逸结合、防止劳累；严格遵守饮食计划，并注意加强营养；注意个人清洁卫生，注意保暖。

2. 病情监测　学会自测体重、尿量；明确高血压脑病、左心衰竭、高钾血症及代谢性酸中毒的表现；定期门诊随访，监测肾功能、电解质等。

3. 心理指导　在日常生活中能理智调节自己的情绪，保持愉快的心境；遇到病情变化时不恐慌，能及时采取积极的应对措施。

4. 预防指导　禁用库血；慎用氨基糖苷类抗生素；避免妊娠、手术、外伤；避免接触重金属、工业毒物等；误服或误食毒物，立即进行洗胃或导泻，并采用有效解毒剂。

（舒世琼）

第四节　慢性肾功能衰竭

慢性肾功能衰竭（chronic renal failure，CRF）简称肾衰，是在各种慢性肾脏病的基础上，肾功能缓慢减退至衰竭而出现的临床综合征。据统计，每1万人口中，每年约有1人发生肾功能衰竭。

随着病情的进展，根据肾小球滤过功能降低的程度，将慢性肾功能衰竭分为四期：①肾储备能力下降期：GFR减至正常的50%～80%，血肌酐正常，患者无症状。②氮质血症期：是肾功能衰竭早期，GFR降至正常的25%～50%，出现氮质血症，血肌酐已升高，但小于450μmol/L，无明显症状。③肾功能衰竭期：GFR降至正常的10%～25%，血肌酐显著升高（为450～707μmol/L），患者贫血较明显，夜尿增多及水电解质失调，并可有轻度胃肠道、心血管和中枢神经系统症状。④尿毒症期：是肾功能衰竭的晚期，GFR减至正常的10%以下，血肌酐大于707μmol/L，临床出现显著的各系统症状和血生化异常。

一、病因及发病机制

任何能破坏肾的正常结构和功能的泌尿系统疾病，均可导致肾功能衰竭。国外最常见的病因依次为：糖尿病肾病、高血压肾病、肾小球肾炎、多囊肾等；在我国则为：原发性慢性肾小球肾炎、糖尿病肾病、高血压肾病、多囊肾、梗阻性肾病等。有些由于起病隐匿、到肾功能衰竭晚期才就诊的患者，往往因双侧肾已固缩而不能确定病因。

肾功能恶化的机制尚未完全明了。目前多数学者认为，当肾单位破坏至一定数量，"健存"肾单位代偿性地增加排泄负荷，因此发生肾小球内"三高"，即肾小球毛细血管的高灌注、高压力和高滤过，而肾小球内"三高"会引起肾小球硬化、肾小球通透性增加，使肾功能进一步恶化。此外，血管紧张素Ⅱ、蛋白尿、遗传因素都在肾功能衰竭的恶化中起着重要的作用。尿毒症各种症状的发生与水电解质酸碱平衡失调、尿毒症毒素、肾的内分泌功能障碍等有关。

二、临床表现

肾功能衰竭早期仅表现为基础疾病的症状，到残余肾单位不能调节适应机体的最低要求时，尿毒症使各器官功能失调的症状才表现出来。

1. 水、电解质和酸碱平衡失调　可表现为钠、水平衡失调，如高钠或低钠血症、水肿或脱水；钾平衡失调，如高钾或低钾血症；代谢性酸中毒；低钙血症、高磷血症；高镁血症等。

2. 各系统表现　如下所述：

1）心血管和肺症状：心血管病变是肾功能衰竭最常见的死因，可有以下几个方面：

（1）高血压和左心室肥大：大部分患者存在不同程度的高血压，个别可为恶性高血压。高血压主要是由于水钠潴留引起的，也与肾素活性增高有关，使用重组人红细胞生成素（recombinant human erythropoietin，rHuEPO）、环孢素等药物也会发生高血压。高血压可引起动脉硬化、左心室肥大、心力衰竭，并可加重肾损害。

（2）心力衰竭：是常见死亡原因之一。其原因大多与水钠潴留及高血压有关，部分患者亦与尿毒症性心肌病有关。尿毒症心肌病的病因可能与代谢废物的潴留和贫血等有关。

（3）心包炎：主要见于透析不充分者（透析相关性心包炎），临床表现与一般心包炎相同，但心包积液多为血性，可能与毛细血管破裂有关。严重者有心包填塞征。

（4）动脉粥样硬化：本病患者常有高三酰甘油血症及轻度胆固醇升高，动脉粥样硬化发展迅速，是主要的死亡原因之一。

（5）肺症状：体液过多可引起肺水肿，尿毒症毒素可引起"尿毒症肺炎"。后者表现为肺充血，肺部 X 线检查出现"蝴蝶翼"征。

2）血液系统表现

（1）贫血：尿毒症患者常有贫血，为正常色素性正细胞性贫血，主要原因有：①肾脏产生红细胞生成激素（erythropoietin，EPO）减少。②铁摄入不足；叶酸、蛋白质缺乏。③血透时失血及经常性的抽血检查。④肾功能衰竭时红细胞生存时间缩短。⑤有抑制血细胞生成的物质等因素。

（2）出血倾向：常表现为皮下出血、鼻出血、月经过多等。出血倾向与外周血小板破坏增多、出血时间延长、血小板聚集和黏附能力下降等有关。

（3）白细胞异常：中性粒细胞趋化、吞噬和杀菌的能力减弱，因而容易发生感染。部分患者白细胞减少。

3）神经、肌肉系统表现：早期常有疲乏、失眠、注意力不集中等精神症状，后期可出现性格改变、抑郁、记忆力下降、谵妄、幻觉、昏迷等。晚期患者常有周围神经病变，患者可出现肢体麻木、深反射迟钝或消失、肌无力等。但最常见的是肢端袜套样分布的感觉丧失。

4）胃肠道表现：食欲不振是常见的早期表现。另外，患者可出现口腔有尿味、恶心、呕吐、腹胀、腹泻、舌和口腔黏膜溃疡等。上消化道出血在本病患者也很常见，主要与胃黏膜糜烂和消化性溃疡有关，尤以前者常见。慢性肾功能衰竭患者的消化性溃疡发生率较正常人为高。

5）皮肤症状：常见皮肤瘙痒。患者面色较深而萎黄，轻度水肿，称尿毒症面容，与贫血、尿素霜的沉积等有关。

6）肾性骨营养不良症：简称肾性骨病，是尿毒症时骨骼改变的总称。依常见顺序排列包括：纤维囊性骨炎、肾性骨软化症、骨质疏松症和肾性骨硬化症。骨病有症状者少见。早期诊断主要靠骨活组织检查。肾性骨病的发生与继发性甲状旁腺功能亢进、骨化三醇缺乏、营养不良、代谢性酸中毒等有关。

7）内分泌失调：肾功能衰竭时内分泌功能出现紊乱。患者常有性功能障碍，小儿性成熟延迟，女性性欲差，晚期可闭经、不孕，男性性欲缺乏和阳痿。

8）易于并发感染：尿毒症患者易并发严重感染，与机体免疫功能低下、白细胞功能异常等有关。以肺部和尿路感染常见，透析患者易发生动静脉瘘或腹膜入口感染、肝炎病毒感染等。

9）其他：可有体温过低、糖类代谢异常、高尿酸血症、脂代谢异常等。

三、辅助检查

1. 血液检查　血常规可见红细胞数目下降，血红蛋白含量降低，白细胞可升高或降低；肾功能检查结果为内生肌酐清除率降低，血肌酐增高；血清电解质增高或降低；血气分析有代谢性酸中毒等。

2. 尿液检查　尿比重低，为 1.010。尿沉渣中有红细胞、白细胞、颗粒管型、蜡样管型等。

3. B 超或 X 线平片　显示双肾缩小。

四、诊断要点

根据慢性肾功能衰竭的临床表现，内生肌酐清除率下降，血肌酐、血尿素氮升高，B 超显示双肾缩小，即可做出诊断。之后应进一步查明原发病。

五、治疗要点

1. 治疗原发疾病和纠正加重肾功能衰竭的因素　如治疗狼疮性肾炎可使肾功能有所改善，纠正水钠缺失、控制感染、解除尿路梗阻、控制心力衰竭、停止使用肾毒性药物等可使肾功能有不同程度的恢复。

2. 延缓慢性肾功能衰竭的发展　应在肾功能衰竭的早期进行。

（1）饮食治疗：饮食治疗可以延缓肾单位的破坏速度，缓解尿毒症的症状，因此，慢性肾功能衰竭的饮食治疗非常关键。要注意严格按照饮食治疗方案，保证蛋白质、热量、钠、钾、磷及水的合理摄入。

（2）必需氨基酸的应用：对于因各种原因不能透析、摄入蛋白质太少的尿毒症患者，为了使其维持良好的营养状态，必须加用必需氨基酸（essential amino acid，EAA）或必需氨基酸与 α - 酮酸混合制剂。α - 酮酸可与氨结合成相应的 EAA，EAA 在合成蛋白过程中，可利用一部分尿素，故可减少血中的尿素氮水平，改善尿毒症症状。EAA 的适应证为肾功能衰竭晚期患者。

（3）控制全身性和（或）肾小球内高压力：肾小球内高压力会促使肾小球硬化，全身性高血压不仅会促使肾小球硬化，且能增加心血管并发症的发生，故必须控制。首选血管紧张素 II 抑制药。

（4）其他：积极治疗高脂血症、有痛风的高尿酸血症。

3. 并发症的治疗　如下所述：

1）水、电解质和酸碱平衡失调

（1）钠、水平衡失调：对单纯水肿者，除限制盐和水的摄入外，可使用呋塞米利尿处理；对水肿伴稀释性低钠血症者，需严格限制水的摄入；透析者加强超滤并限制钠水摄入。

（2）高钾血症：如血钾中度升高，主要治疗引起高钾的原因，并限制钾的摄入。如血钾 >6.5mmol/L，心电图有高钾表现，则应紧急处理。

（3）钙、磷失调和肾性骨病：为防止继发性甲旁亢和肾性骨病，肾功能衰竭早期应积极限磷饮食，并使用肠道磷结合物，如口服碳酸钙 2g，每日 3 次。活性维生素 D_3（骨化三醇）主要用于长期透析的肾性骨病患者，使用过程中要注意监测血钙、磷浓度，防止异位钙化的发生。对与铝中毒有关的肾性骨病，主要是避免铝的摄入，并可通过血液透析降低血铝水平。目前对透析相关性淀粉样变骨病还没有好的治疗方案。

（4）代谢性酸中毒：一般口服碳酸氢钠，严重者静脉补碱。透析疗法能纠正各种水、电解质、酸碱平衡失调。

2）心血管和肺

（1）高血压：通过减少水和钠盐的摄入，及对尿量较多者选用利尿剂清除水、钠潴留，多数患者的血压可恢复正常。对透析者可用透析超滤脱水降压。其他的降压方法与一般高血压相同，首选 ACEI。

（2）心力衰竭：除应特别强调清除水、钠潴留外，其他与一般心力衰竭治疗相同，但疗效较差。

（3）心包炎：积极透析可望改善，当出现心包填塞时，应紧急心包穿刺或心包切开引流。

（4）尿毒症肺炎：透析可迅速获得疗效。

3）血液系统：透析、补充叶酸和铁剂均能改善肾功能衰竭贫血。而使用 rHuEPO 皮下注射疗效更为显著，同时注意补充造血原料，如铁、叶酸等。

4）感染：治疗与一般感染相同，但要注意在疗效相近时，尽量选择对肾毒性小的药物。

5）其他：充分透析、肾移植、使用骨化三醇和 EPO 可改善肾功能衰竭患者神经、精神和肌肉系统症状；外用乳化油剂、口服抗组胺药及强化透析对部分患者的皮肤瘙痒有效。

4. 替代治疗　透析（血液透析、腹膜透析）和肾移植是替代肾功能的治疗方法。尿毒症患者经药物治疗无效时，便应透析治疗。血液透析和腹膜透析的疗效相近，各有优缺点，应综合考虑患者的情况来选用。透析一个时期后，可考虑是否做肾移植。

六、护理评估

询问本病的有关病史，如有无各种原发性肾脏病史；有无其他导致继发性肾脏病的疾病史；有无导致肾功能进一步恶化的诱因。评估患者的临床症状，如有无出现厌食、恶心、呕吐、口臭等消化道症状；有无头晕、胸闷、气促等缺血的表现；有无出现皮肤瘙痒，及鼻、牙龈、皮下等部位出血等症状；

有无兴奋、淡漠、嗜睡等精神症状。评估患者的体征，如生命体征、精神意识状态有无异常；有无出现贫血面容，尿毒症面容；皮肤有无出血点、瘀斑、尿素霜的沉积等；皮肤水肿的部位、程度、特点，有无出现胸腔、心包积液，腹腔积液征；有无心力衰竭、心包填塞征的征象；肾区有无叩击痛；神经反射有无异常等。判断患者的辅助检查结果，如有无血红蛋白含量降低；血尿素氮及血肌酐升高的程度；肾小管功能有无异常；血电解质和二氧化碳结合力的变化；肾影像学检查的结果。此外，应注意评估患者及其家属的心理变化及社会支持情况，如有无抑郁、恐惧、绝望等负性情绪；家庭、单位、社区的支持度如何等。

七、护理诊断/合作性问题

1. 营养失调：低于机体需要量　与长期限制蛋白质摄入、消化功能紊乱、水电解质紊乱、贫血等因素有关。

2. 体液过多　与肾小球滤过功能降低导致水钠潴留，多饮水或补液不当等因素有关。

3. 活动无耐力　与心脏病变，贫血，水、电解质和酸碱平衡紊乱有关。

4. 有感染的危险　与白细胞功能降低、透析等有关。

5. 绝望　与病情危重及预后差有关。

八、护理目标

（1）患者能保持足够营养物质的摄入，身体营养状况有所改善。

（2）能遵守饮食计划，水肿减轻或消退。

（3）自诉活动耐力增强。

（4）住院期间不发生感染。

（5）能按照诊疗计划配合治疗和护理，对治疗有信心。

九、护理措施

1. 一般护理　如下所述：

1）休息与活动：慢性肾功能衰竭患者以休息为主，尽量减少对患者的干扰，并协助其做好日常的生活护理，如对视力模糊的患者，将物品放在固定易取的地方，对因尿素霜沉积而皮肤瘙痒的患者，每日用温水擦澡。但对病情程度不同的患者还应有所区别，如症状不明显、病情稳定者，可在护理人员或亲属的陪伴下活动，活动以不出现疲劳、胸痛、呼吸困难、头晕为度；对症状明显、病情加重者，应绝对卧床休息，且应保证患者的安全与舒适，如对意识不清者，加床护栏，防止患者跌落；对长期卧床者，定时为患者翻身和做被动肢体活动，防止压疮或肌肉萎缩。

2）饮食护理

（1）蛋白质：在高热量的前提下，应根据患者的 GFR 来调整蛋白质的摄入量。当 GFR < 50ml/min 时，就应开始限制蛋白质的摄入，其中 50% ~ 60% 以上的蛋白质必须是富含必需氨基酸的蛋白（即高生物价优质蛋白），如鸡蛋、鱼、牛奶、瘦肉等。当 GFR < 5ml/min 时，每日摄入蛋白约为 20g（0.3g/kg），此时患者需应用 EAA 疗法；当 GFR 在 5 ~ 10ml/min 时，每日摄入的蛋白约为 25g（0.4g/kg）；GFR 在 10 ~ 20ml/min 者约为 35g（0.6g/kg）；GFR > 20ml/min 者，可加 5g。尽量少摄入植物蛋白，如花生、豆类及其制品，因其含非必需氨基酸多。米、面中所含的植物蛋白也要设法去除，如可部分采用麦淀粉作主食。

静脉输入必需氨基酸应注意输液速度。输液过程中若有恶心、呕吐应给予止吐剂，同时减慢输液速度。切勿在氨基酸内加入其他药物，以免引起不良反应。

（2）热量与糖类：患者每日应摄取足够的热量，以防止体内蛋白质过度分解。每日供应热量至少 125.6kJ/kg（30kcal/kg），主要由糖类和脂肪供给。低蛋白摄入会引起患者的饥饿感，这时可食芋头、马铃薯、苹果、马蹄粉等补充糖类。

（3）盐分与水分：肾功能衰竭早期，患者无法排出浓缩的尿液，需要比正常人摄入或排出更多的水分和盐分，才能处理尿中溶质。又因肾小管对钠的重吸收能力减退，而每日从尿中流失的钠增加，所以应增加水分和盐分的摄入。到肾功能衰竭末期，由于肾小球的滤过率降低，尿量减少，钠由尿的丢失已不明显，应注意限制水分和盐分的摄入。

（4）其他：低蛋白饮食时，钙、铁及维生素 B_{12} 含量不足，应注意补充；避免摄取含钾量高的食物，如白菜、萝卜、梨、桃、葡萄、西瓜等；低磷饮食，不超过 600mg/d；还应注意供给富含维生素 C、B 族维生素的食物。

2. 病情观察　认真观察身体症状和体征的变化；严密监测意识状态、生命体征；每日定时测量体重，准确记录出入水量。注意观察有无液体量过多的症状和体征，如短期内体重迅速增加、血压升高、意识改变、心率加快、肺底湿啰音、颈静脉怒张等；结合肾功能、血清电解质、血气分析结果，观察有无高血压脑病、心力衰竭、尿毒症性肺炎及电解质代谢紊乱和酸碱平衡失调等并发症的表现。观察有无感染的征象，如体温升高、寒战、疲乏无力、咳嗽、咳脓性痰、肺部湿啰音、尿路刺激征、白细胞增高等。

3. 预防感染　要注意慢性肾功能衰竭患者皮肤和口腔护理的特殊性。慢性肾功能衰竭患者由于尿素霜的刺激，常感皮肤瘙痒，注意勿用力搔抓，可每日用温水清洗后涂抹止痒剂。此外，慢性肾功能衰竭患者口腔容易发生溃疡、出血及口唇干裂，应加强口腔护理，保持口腔湿润，可增进食欲。

4. 用药护理　用红细胞生成激素纠正患者的贫血时，注意观察用药后副反应，如头痛、高血压、癫痫发作等，定期查血红蛋白和血细胞比容等。使用骨化三醇治疗肾性骨病时，要随时监测血钙、磷的浓度，防止内脏、皮下、关节血管钙化和肾功能恶化。用降压、强心、降脂等其他药物时，注意观察其不良反应。

5. 心理护理　慢性肾功能衰竭患者的预后不佳，加上身体形象改变以及性方面的问题，常会有退缩、消极、自杀等行为。护理人员应以热情、关切的态度去接近他，使其感受到真诚与温暖。并应鼓励家属理解并接受患者的改变，安排有意义的知觉刺激环境或鼓励其参加社交活动，使患者意识到自身的价值，积极接受疾病的挑战。对于患者的病情和治疗，应使患者和家属都有所了解，因为在漫长的治疗过程中，需要家人的支持、鼓励和细心的照顾。

十、护理评价

（1）患者的贫血状况有无所好转，血红蛋白、人血白蛋白在正常范围。

（2）机体的水肿程度是否减轻或消退。

（3）自诉活动耐力是否增强。

（4）体温是否正常，有无发生感染。

（5）患者情绪稳定，生活规律，定时服药或透析。

十一、健康指导

1. 生活指导　注意劳逸结合，避免劳累和重体力活动。严格遵从饮食治疗的原则，注意水钠限制和蛋白质的合理摄入。

2. 预防指导　注意个人卫生，保持口腔、皮肤及会阴部的清洁。皮肤痒时避免用力搔抓。注意保暖，避免受凉。尽量避免妊娠。

3. 病情观察指导　准确记录每日的尿量、血压、体重。定期复查肾功能、血清电解质等。

4. 用药指导　严格遵医嘱用药，避免使用肾毒性较大的药物，如氨基糖苷类抗生素等。

5. 透析指导　慢性肾功能衰竭患者应注意保护和有计划地使用血管，尽量保留前臂、肘等部位的大静脉，以备用于血透治疗。已行透析治疗的患者，血液透析者应注意保护好动 - 静脉瘘管，腹膜透析者保护好腹膜透析管道。

6. 心理指导　注重心理调节，保持良好的心态，培养积极的应对能力。

（舒世琼）

第九章

内分泌科疾病的护理

第一节 甲状腺功能亢进症

一、概述

甲状腺功能亢进症（简称甲亢）可分为 Graves、继发性和高功能腺瘤三大类。Graves 甲亢最常见，指甲状腺肿大的同时，出现功能亢进症状。腺体肿大为弥漫性，两侧对称，常伴有突眼，故又称"突眼性甲状腺肿"。继发性甲亢较少见，由于垂体 TSH 分泌瘤分泌过多 TSH 所致。高功能腺瘤少见，多见于老人，病史有 10 多年，腺瘤直径多数大于 4～5cm，腺体内有单个的自主性高功能结节，结节周围的甲状腺呈萎缩改变，患者无突眼。

甲亢主要累及妇女，男女之比为 1 ∶ 4，一般患者较年轻，年龄多在 20～40 岁之间。

二、病因及发病机制

病因迄今尚未完全明了，可能与下列因素有关。

（一）自身免疫性疾病

近来研究发现，Graves 甲亢患者血中促甲状腺激素（TSH）浓度不高甚至低于正常，应用促甲状腺释放激素（TRH）也不能刺激这类患者的血中 TSH 浓度升高，故目前认为 Graves 甲亢是一种自身免疫性疾病。患者血中有刺激甲状腺的自身抗体，即甲状腺刺激免疫球蛋白，这种物质属于 G 类免疫球蛋白，来自患者的淋巴细胞，与甲状腺滤泡的 TSH 受体结合，从而加强甲状腺细胞功能，分泌大量 T_3 和 T_4。

（二）遗传因素

同一家族中多人患病，甚至连续几代患病，单卵双生胎患病率高达 50%，本病患者家族成员患病率明显高于普通人群。目前发现与主要组织相容性复合物（MHC）相关。

（三）精神因素

精神因素可能是本病的诱发因素，许多患者在发病前有精神刺激史，推测可能因应激刺激情况下，T 细胞的监测功能障碍，使有免疫功能遗传缺陷者发病。

三、病理

甲状腺多呈不同程度弥漫性、对称性肿大，或伴峡部肿大。质脆软，包膜表面光滑、透亮，也可不平或呈分叶状。甲状腺内血管增生、充血，腺泡细胞增生肥大，滤泡间组织中淋巴样组织呈现不同程度的增生，从弥漫性淋巴细胞浸润至形成淋巴滤泡，或出现淋巴组织生发中心扩大。有突眼者，球后组织中常有脂肪浸润，眼肌水肿增大，纤维组织增多，黏多糖沉积与透明质酸增多，淋巴细胞及浆细胞浸润。眼外肌纤维增粗，纹理模糊，球后脂肪增多，肌纤维透明变性、断裂及破坏，肌细胞内黏多糖也有

— 148 —

增多。骨骼肌、心肌也有类似眼肌的改变。病变皮肤可有黏蛋白样透明质酸沉积，伴多数带有颗粒的肥大细胞、吞噬细胞和含有内质网的成纤维细胞浸润。

四、护理评估

（一）健康史

评估患者的年龄、性别；询问患者是否曾患结节性甲状腺肿大；了解患者家族中是否曾有甲亢患者；询问患者近期是否有精神刺激或感染史。

（二）身体评估

1. **高代谢综合征** 甲状腺激素分泌增多导致交感神经兴奋性增高和代谢加速。患者怕热、多汗、体重下降、疲乏无力、皮肤温暖湿润，可有低热，体温常在38℃左右，糖类、蛋白质及脂肪代谢异常，出现消瘦软弱。

2. **神经系统** 患者表现为神经过敏、烦躁多虑、多言多动、失眠、多梦、思想不集中、记忆力减退，有时有幻觉，甚至表现为焦虑症。少数患者出现寡言抑郁、神情淡漠（尤其是老年人），舌平伸及手举表现细震颤、腱反射活跃、反射时间缩短。

3. **心血管系统** 患者的主要症状有心悸、气促，窦性心动过速，心率高达100～120次/分，休息与睡眠时心率仍快。血压收缩压增高，舒张压降低，脉压增大。严重者发生甲亢性心脏病，表现为心律失常，出现期前收缩（早搏）、阵发性心房颤动或心房扑动、房室传导阻滞等。第一心音增强，心尖区心音亢进，可闻及收缩期杂音；长期患病的患者可出现心肌肥厚或心脏扩大，心力衰竭等。

4. **消化系统** 患者出现食欲亢进，食量增加，但体重明显下降。少数患者（老人多见）表现厌食，消瘦明显，病程长者表现为恶病质。由于肠蠕动增加，患者大便次数增多或顽固性腹泻，粪便不成形，含较多不消化的食物。由于伴有营养不良、心力衰竭等原因，肝脏受损，患者可出现肝大和肝功能受损，重者出现黄疸。

5. **运动系统** 肌肉萎缩导致软弱无力，行动困难。严重时称为甲亢性肌病，表现为浸润性突眼伴眼肌麻痹、急性甲亢性肌病或急性延髓麻痹、慢性甲亢性肌病、甲亢性周期性四肢麻痹、甲亢伴重症肌无力和骨质疏松。

6. **生殖系统** 女性可出现月经紊乱，表现为月经量少，周期延长，久病可出现闭经、不孕，经抗甲状腺药物治疗后，月经紊乱可以恢复。男性性功能减退，常出现阳痿，偶可发生乳房发育、不育。

7. **内分泌系统** 可以影响许多内分泌腺体，其中性腺功能异常，表现为性功能和性激素异常。本病早期肾上腺皮质可增生肥大，功能偏高，久病及病情加重时，功能相对减退，甚至功能不全。患者表现为色素轻度沉着和血 ACTH 及皮质醇异常。

8. **造血系统** 因消耗增多，营养不良，维生素 B_{12} 缺乏和铁利用障碍，部分患者伴有贫血。部分患者有白细胞和血小板减少，淋巴细胞及单核细胞相对增加，其可能与自身免疫破坏有关。

9. **甲状腺肿大** 甲状腺常呈弥漫性肿大（表9-1），增大2～10倍不等，质较柔软、光滑，随吞咽上下移动。少数为单个或多发的结节性肿大，质地为中等硬度或坚硬不平。由于甲状腺的血管扩张，血流量和流速增加，可在腺体上下极外侧触及震颤和闻及血管杂音。

表9-1 甲状腺肿大临床分度

分度	体征
一度	甲状腺触诊可发现肿大，但视诊不明显
二度	视诊即可发现肿大
三度	甲状腺明显肿大，其外缘超过胸锁乳突肌外缘

10. **突眼** 多为双侧性，可分为非浸润性和浸润性突眼两种。

（1）非浸润性突眼（良性突眼）：主要由于交感神经兴奋性增高，使眼外肌群和上睑肌兴奋性增高，球后眶内软组织改变不大，病情控制后，突眼常可自行恢复，预后良好。患者出现眼球突出，可不对称，突眼度一般小于18mm，表现为下列眼征：①凝视征（Darymple 征）：因上眼睑退缩，引起睑裂增宽，呈凝视或惊恐状。②瞬目减少征（Stellwag 征）：瞬目减少。③上睑挛缩征（Von Graefe 征）：上睑挛缩，双眼下视时，上睑不能随眼球同时下降，使角膜上方巩膜外露。④辐辏无能征（Mobius 征）：双眼球内聚力减弱，视近物时，集合运动减弱。⑤向上看时，前额皮肤不能皱起（Joffroy 征）。

（2）浸润性突眼（恶性突眼）：目前认为其发生与自身免疫有关，在患者的血清中已发现眶内成纤维细胞结合抗体水平升高。患者除眼外肌张力增高外，球后脂肪和结缔组织出现水肿、淋巴细胞浸润，眼外肌显著增粗。突眼度一般在19mm以上，双侧多不对称。除上述眼征外，患者常有眼内异物感、畏光、流泪、视力减退，因眼肌麻痹而出现复视、斜视、眼球活动度受限。严重突眼者，可出现眼睑闭合困难，球结膜及角膜外露引起充血、水肿，易继发感染形成角膜溃疡或全角膜炎而失明。

（三）辅助检查

1. 基础代谢率测定　基础代谢率是指人体在清醒、空腹、无精神紧张和外界环境刺激的影响下的能量消耗。了解基础代谢率的高低有助于了解甲状腺的功能状态。基础代谢率的正常值为 ±10%，增高至 +20% ~ +30% 为轻度升高，+30% ~ +60% 为中度升高，+60% 以上为重度甲亢。检验公式可用脉率和脉压进行估计：基础代谢率 =（脉率 + 脉压）－111。

做此检查前数日应指导患者停服影响甲状腺功能的药物，如甲状腺制剂、抗甲状腺药物和镇静剂等。测定前一日晚餐应较平时少进食，夜间充分睡眠（不要服安眠药）。护士应向患者讲解测定的过程，消除顾虑。检查日清晨嘱患者进食，可少量饮水，不活动，不多讲话，测定前排空大小便，用轮椅将患者送至检查室，患者卧床 0.5 ~ 1.0h 后再进行测定。由于基础代谢率测定方法繁琐，受影响因素较多，临床已较少应用。

2. 血清甲状腺激素测定　血清游离甲状腺素（FT_4）与游离三碘甲腺原氨酸（FT_3）是循环血中甲状腺激素的活性部分，直接反映甲状腺功能状态，其敏感性和特异性高，正常值为 FT_4 9 ~ 25pmol/L，FT_3 为 3 ~ 9pmol/L。血清中总甲状腺素（TT_4）是判断甲状腺功能最基本的筛选指标，与血清总三碘甲腺原氨酸（TT_3）均能反映甲状腺功能状态，正常值为 TT_4 65 ~ 156nmol/L，TT_3 1.7 ~ 2.3nmol/L。甲亢时血清甲状腺激素升高比较明显，测定血清甲状腺激素对甲状腺功能的诊断具有较高的敏感性和特异性。

3. TSH 免疫放射测定分析　血清 TSH 浓度的变化是反映甲状腺功能最敏感的指标。TSH 正常值为 0.3 ~ 4.8mIU/L，甲亢患者因 TSH 受抑制而减少，其血清高敏感 TSH 值往往 <0.1mIU/L。

4. 甲状腺摄^{131}I率测定　给受试者一定量的^{131}I，再探测甲状腺摄取^{131}I的程度，可以判断甲状腺的功能状态。正常人甲状腺摄取^{131}I的高峰在 24h 后，3h 为 5% ~ 25%，24h 为 20% ~ 45%。24h 内甲状腺摄^{131}I率超过人体总量的 50%，表示有甲亢。如果患者近期内食用含碘较多的食物，如海带、紫菜、鱼虾，或某些药物，如抗甲状腺药物、溴剂、甲状腺素片、复方碘溶液等，需停服两个月才能做此试验，以免影响检查的效果。

5. TSH 受体抗体（TRAb）　甲亢患者血中 TRAb 抗体阳性检出率可达 80% ~ 95%，可作为疾病早期诊断、病情活动判断、是否复发及能否停药的重要指标。

6. TSH 受体刺激抗体（TSAb）　是诊断 Graves 病的重要指标之一。与 TRAb 相比，TSAb 反映了这种抗体不仅与 TSH 受体结合，而且这种抗体产生了对甲状腺细胞的刺激功能。

（四）心理－社会评估

患者的情绪因内分泌紊乱而受到不良的影响，心情可有周期性的变化，从轻微的欣快状态到活动过盛，甚至到谵妄的地步。过度的活动导致极度的疲倦和抑郁，接着又是极度的活动，如此循环往复。因患者纷乱的情绪状态，使其人际关系恶化，于是更加重了患者的情绪障碍。患者外形的改变，如突眼、颈部粗大，可造成患者自我形象紊乱。

五、护理诊断及医护合作性问题

1. 营养失调：低于机体需要量　与基础代谢率升高有关。

2. 活动无耐力　与基础代谢过高而致机体疲乏、负氮平衡、肌肉萎缩有关。

3. 腹泻　与肠蠕动增加有关。

4. 有受伤的危险　与突眼造成的眼睑不能闭合、有潜在的角膜溃烂、角膜感染而致失明的可能有关。

5. 体温过高　与基础代谢率升高、甲状腺危象有关。

6. 睡眠形态紊乱　与基础代谢率升高有关。

7. 有体液不足的危险　与腹泻及大量出汗有关。

8. 自我形象紊乱　与甲状腺肿大及突眼有关。

9. 知识缺乏　与患者缺乏甲亢治疗、突眼护理及并发症预防的知识有关。

10. 潜在并发症　甲亢性肌病，心排出量减少，甲状腺危象，手术中并发症包括出血，喉上、喉返神经损伤，手足抽搐等。

六、计划与措施

患者能够得到所需热量，营养需求得到满足，体重维持在标准体重的90%～110%；眼结膜无溃烂、感染的发生；能够进行正常的活动，保证足够的睡眠；体温37℃；无腹泻，出入量平衡，无脱水征象；能够复述出甲亢治疗、突眼护理及并发症预防的知识；正确对待自我形象，社交能力改善，与他人正常交往；护士能够及时发现并发症，通知医师及时处理。

（一）病情观察

护士每天监测患者的体温、脉搏、心率（律）、呼吸改变、出汗、皮肤状况、排便次数、有无腹泻、脱水症状、体重变化、突眼症状改变、甲状腺肿大情况及有无精神、神经、肌肉症状：如失眠、情绪不安、神经质、指震颤、肌无力、肌力消失等改变。准确记录每日饮水量、食欲与进食量、尿量及液体量出入平衡情况。

（二）提供安静轻松的环境

因患者常有乏力、易疲劳等症状，故需要充分的休息，避免疲劳，且休息可使机体代谢率降低。重症甲亢及甲亢并发心功能不全、心律失常、低钾血症等必须卧床休息。因而提供一个能够使患者身心均获得休息的环境，帮助患者放松和休息，对于患者疾病的恢复非常重要。病室要保持安静，室温稍低、色调和谐，避免患者精神刺激或过度兴奋，使患者得到充分休息和睡眠。必要时可给患者提供单间，以防止患者间的相互打扰。患者的被子不宜太厚，衣服应轻便宽松，定期沐浴，勤更换内衣。为患者提供一些活动，分散患者的注意力，如拼图、听轻松、舒缓的音乐，看电视等。

（三）饮食护理

为满足机体代谢亢进的需要，应为患者提供高热量、高蛋白、高维生素的均衡饮食。因患者代谢率高，常常会感到很饿，大约每天需6餐才能满足患者的需要，护士应鼓励患者吃高蛋白质、高热量、高维生素的食物，如瘦肉、鸡蛋、牛奶、水果等。不要让患者吃增加肠蠕动和易导致腹泻的食物，如味重刺激性食物、粗纤维多的食物。每天测体重，当患者体重降低2kg以上时需通知医师。在患者持续出现营养不良时，要补充维生素，尤其是B族维生素。由于患者出汗较多，应给饮料以补充出汗等所丢失的水分，忌饮浓茶、咖啡等对中枢神经有兴奋作用的饮料。

（四）心理护理

甲亢是与精神、神经因素有关的内分泌系统心身疾病，必须注意对躯体治疗的同时应进行心理、精神治疗。

甲亢患者常有神经过敏、多虑、易激动、失眠、思想不集中、烦躁易怒，严重时可抑郁或躁狂等，任何不良的外界刺激均可使症状加重，故医护人员应耐心、温和、体贴，建立良好的护患关系，解除患者焦虑和紧张心理，增强治愈疾病的信心。指导患者自我调节，采取自我催眠、放松训练、自我暗示等方法来恢复已丧失平衡的心身调节能力，必要时辅以镇静、安眠药。同时医护人员给予精神疏导、心理支持等综合措施。向患者介绍甲亢的治疗方法以减少因知识缺乏所造成的不安，常用治疗方法有抗甲状腺药物治疗、放射性碘治疗和手术治疗三种方法。同时护士应向患者家属、亲友说明患者任何怪异的、难懂的行为都是暂时性的，可随着治疗而获得稳定的改善。在照顾患者时，应保持一种安静和理解的态度，接受患者的烦躁不安及情绪的暴发，将之视为疾病的自然表现，通过家庭的支持促进甲亢患者的早日康复。

（五）突眼的护理

对严重突眼者应加强心理护理，多关心体贴，帮助其树立治疗的信心，避免烦躁焦虑。

加强眼部护理，对于眼睑不能闭合者必须注意保护角膜和结膜，经常点眼药，防止干燥、外伤及感染，外出戴墨镜或使用眼罩以避免强光、风沙及灰尘的刺激。睡眠时头部抬高，以减轻眼部肿胀。当患者不易或根本无法闭上眼睛时，应涂抗生素眼膏，并覆盖纱布或眼罩，预防结膜炎和角膜炎。结膜发生充血水肿时，用0.5%醋酸可的松滴眼，并加用冷敷。眼睑闭合严重障碍者可行眼睑缝合术。

配合全身治疗，给予低盐饮食，限制进水量，可减轻球后水肿。

突眼异常严重者，应配合医师做好手术前准备，做眶内减压术，球后注射透明质酸酶，以溶解眶内组织的黏多糖类，减轻眶内压力。

（六）用药护理

药物治疗较方便和安全，为甲亢的基础治疗方法，常用抗甲状腺药物分为硫脲类和咪唑类。硫脲类包括丙硫氧嘧啶和甲硫氧嘧啶。咪唑类包括甲巯咪唑和卡比马唑等。主要作用是阻碍甲状腺激素的合成，但对已合成的甲状腺激素不起作用，故须待体内储存的过多甲状腺激素消耗到一定程度才能显效。近年来发现此类药物可轻度抑制免疫球蛋白生成，使甲状腺中淋巴细胞减少，血循环中的 TRAb 抗体下降。此类药物适用于病情较轻、甲状腺肿大不明显、甲状腺无结节的患者。用药剂量区别对待，护士应告诉患者整个药物治疗需要较长时间，一般需要 1.5～2.0 年，分为初治期、减量期及维持期。按病情轻重决定药物剂量，疗程中除非有较严重的反应，一般不宜中断，并定期随访疗效。

该类药物存在一些不良反应，如粒细胞减少和粒细胞缺乏，变态反应如皮疹、发热、肝脏损害，部分患者出现转氨酶升高，甚至出现黄疸。护士应督促患者按时按量服药，告诉患者用药期间监测血常规及肝功能变化，密切观察有无发热、咽痛、乏力、黄疸等症状，发现异常及时告知医师，告诉患者进餐后服药，以减少胃肠反应。

（七）放射性碘治疗患者的护理

口服放射性^{131}I 后，碘浓集在甲状腺中。^{131}I 产生的 β 射线可以损伤甲状腺，使腺泡上皮细胞破坏而减少甲状腺激素的分泌，但很少损伤其他组织，起到药物性切除作用。同时，也可使甲状腺内淋巴细胞产生抗体减少，从而起到治疗甲亢的作用。

2007 年，中华医学会内分泌学会和核医学分科学会制定的《中国甲状腺疾病诊治指南》达成共识。放射性碘的适应证：①成人 Graves 甲亢伴甲状腺肿大二度以上。②对药物治疗有严重反应，长期治疗失效或停药后复发者。③甲状腺次全切除后复发者。④甲状腺毒症心脏病或甲亢伴其他病因的心脏病。⑤甲亢并发白细胞和/或血小板减少或全血细胞减少。⑥老年甲亢。⑦甲亢并发糖尿病。⑧毒性多结节性甲状腺肿。⑨自主功能性甲状腺结节并发甲亢。相对适应证：①青少年和儿童甲亢，使用抗甲状腺药物治疗失败，拒绝手术或有手术禁忌证。②甲亢并发肝、肾器官功能损害。③Graves 眼病，对轻度和稳定期的中、重度病例可单用^{131}I 治疗，对病情处于进展期患者，可在^{131}I 治疗前后加用泼尼松。

禁忌证：①妊娠或哺乳妇女。②有严重肝、肾功能不全。③甲状腺危象。④重症浸润性突眼。⑤以往使用大量碘使甲状腺不能摄碘者。

凡采用放射性碘治疗者，治疗前和治疗后一个月内避免使用碘剂及其他含碘食物及药物。^{131}I 治疗本病的疗效较满意，缓解率达90%以上。一般一次空腹口服，于服^{131}I后2～4周症状减轻，甲状腺缩小，体重增加，于3～4个月后大多数患者的甲状腺功能恢复正常。

^{131}I治疗甲亢后的主要并发症是甲状腺功能减退。国内报告早期甲减发生率为10%，晚期达59.8%。^{131}I治疗的近期反应较轻微，由于放射性甲状腺炎，可在治疗后第一周有甲亢症状的轻微加重，护士应严密观察病情变化，注意预防感染和避免精神刺激。

（八）手术治疗患者的护理

甲状腺大部分切除是一种有效的治疗方法，其优点是疗效较药物治疗迅速，不易复发，并发甲状腺功能减退的机会较放射性碘治疗低，其缺点是有一定的手术并发症。

适应证：①甲状腺中度肿大以上的甲亢。②高功能腺瘤。③腺体大，伴有压迫症状的甲亢或有胸骨后甲状腺肿。④抗甲状腺药物或放射性碘治疗后复发者。⑤妊娠中期（即妊娠前4～6个月）具有上述适应证者，妊娠后期的甲亢可待分娩后再行手术。

禁忌证：①妊娠早期（1～3个月）和后期（7～9个月）的甲亢患者。②老年患者或有严重的器质性疾病，不能耐受手术者。

1. 术前护理　如下所述：

（1）术前评估：对于接受甲状腺手术治疗的患者，护士要在术前对患者进行仔细评估，包括甲状腺功能是否处于正常状态，甲状腺激素的各项检验是否处于正常范围内，营养状况是否正常。心脏问题是否得到控制，脉搏是否正常，心电图有无心律不齐，患者是否安静、放松，患者是否具有与手术有关的知识如手术方式、适应证、禁忌证、手术前的准备和手术后的护理及有哪些生理、心理等方面的需求。

（2）心理护理：甲亢患者性情急躁、容易激动，极易受环境因素的影响，对手术顾虑较重，存在紧张情绪，术前应多与患者交谈，给予必要的安慰，解释手术的有关问题。必要时可安排甲亢术后恢复良好的患者现身说法，以消除患者的顾虑。避免各种不良刺激，保持室内安静和舒适。对精神过度紧张或失眠者给予口服镇静剂或安眠药，使患者消除恐惧，配合治疗。

（3）用药护理：术前给药降低基础代谢率，减轻甲状腺肿大及充血是术前准备的重要环节，主要方法有：①通常先用硫氧嘧啶类药物，待甲亢症状基本控制后减量继续服药，加服1～2周的碘剂，再进行手术。大剂量碘剂可使腺体减轻充血，缩小变硬，有利于手术。常用的碘剂是复方碘化钾溶液，每日3次。每次10滴，2～3周可以进行手术。由于碘剂可刺激口腔和胃黏膜，引发恶心、呕吐、食欲不振等不良反应，因此护士可指导患者于饭后用冷开水稀释后服用，或在用餐时将碘剂滴在馒头或饼干上一同服用。值得注意的是大剂量碘剂只能抑制甲状腺素的释放，而不能抑制其合成，因此一旦停药后，贮存于甲状腺滤泡内的甲状腺球蛋白分解，大量甲状腺素释放到血液，使甲亢症状加重。因此，碘剂不能单独治疗甲亢，仅用于手术前准备。②开始即用碘剂，2～3周后甲亢症状得到基本控制（患者情绪稳定，睡眠好转，体重增加，脉率稳定在每分钟90次以下），便可进行手术。少数患者服用碘剂2周后，症状减轻不明显者，可在继续服用碘剂的同时，加用硫氧嘧啶类药物，直至症状基本控制后，再停用硫氧嘧啶类药物，但仍继续单独服用碘剂1～2周，再进行手术。③对用上述药物准备不能耐受或不起作用的病例，主张单用普萘洛尔（心得安）或与碘剂合用作术前准备，普萘洛尔剂量为每6h给药1次，每次20～60mg，一般在4～7d后脉率即降至正常水平，可以施行手术。要注意的是普萘洛尔在体内的有效半衰期不到8h，所以最末一次口服普萘洛尔要在术前1～2h，术后继续口服4～7d。此外，术前不宜使用阿托品，以免引起心动过速。

（4）床单位准备：患者离开病房后，护士应做好床单位的准备，床旁备气管切开包、无菌手套、吸引器、照明灯、氧气和抢救物品。

（5）体位练习：术前要指导患者练习手术时的头、颈过伸体位和术后用于帮助头部转动的方法，以防止瘢痕挛缩，可指导患者点头、仰头，尽量伸展颈部，及向左向右转动头部。

2. 术后护理　如下所述：

1）术后评估：患者返回病室后，护士应仔细评估患者的生命体征，伤口敷料，观察患者有无出血、喉返神经及甲状旁腺损伤等并发症，观察有无呼吸困难、窒息、手足抽搐等症状。

2）体位：术后患者清醒和生命体征平稳后，取半卧位，有利于渗出液的引流和保持呼吸道通畅。

3）饮食护理：术后 1~2d，进流质饮食，随病情的恢复逐渐过渡到正常饮食，但不可过热，以免引起颈部血管扩张，加重创口渗血。患者如有呛咳，可给静脉补液或进半固体食物，协助患者坐起进食。

4）指导颈部活动：术前护士已经教会患者颈部活动的方法，术后护士应提醒并协助患者做点头、仰头，及向左向右转动头部，尽量伸展颈部。

5）并发症的观察与护理

（1）术后呼吸困难和窒息：是术后最危急的并发症，多发生在术后 48h 内。常见原因为：①切口内出血压迫气管：主要是手术时止血不彻底、不完善，或因术后咳嗽、呕吐、过频活动或谈话导致血管结扎滑脱所引起。②喉头水肿：手术创伤或气管插管引起。③气管塌陷：气管壁长期受肿大的甲状腺压迫，发生软化，切除大部分甲状腺体后，软化的气管壁失去支撑所引起。④痰液阻塞。⑤双侧喉返神经损伤：患者发生此并发症时，务必及时采取抢救措施。

患者临床表现为进行性呼吸困难、烦躁、发绀，甚至发生窒息。如因切口内出血所引起者，还可出现颈部肿胀，切口渗出鲜血等。护士在巡回时应严密观察呼吸、脉搏、血压及伤口渗血情况，有时血液自颈侧面流出至颈后，易被忽视，护士应仔细检查。如发现患者有颈部紧压感、呼吸费力、气急烦躁、心率加速、发绀等应及时处理，包括立即检查伤口，必要时剪开缝线，敞开伤口，迅速排除出血或血肿压迫。如血肿清除后，患者呼吸仍无改善，应果断施行气管切开，同时吸氧。术后痰多而不易咳出者，应帮助和鼓励患者咳痰，进行雾化吸入以保持呼吸道通畅。护士应告诉患者术后 48h 内避免过于频繁的活动、谈话，若患者有咳嗽、呕吐等症状时，应告知医务人员采取对症措施，并在咳嗽、呕吐时保护好伤口。

（2）喉返神经损伤：患者清醒后，应诱导患者说话，以了解有无喉返神经损伤。暂时性损伤可由术中钳夹、牵拉或血肿压迫神经引起，永久性损伤多因切断、结扎神经引起。喉返神经损伤的患者术后可出现不同程度的声嘶或失音，喉镜检查可见患侧声带外展麻痹。对已有喉返神经损伤的患者，护士应认真做好安慰解释工作，告诉患者暂时性损伤经针刺、理疗可于 3~6 个月内逐渐恢复；一侧的永久性损伤也可由对侧代偿，6 个月内发音好转。双侧喉返神经损伤会导致两侧声带麻痹，引起失音或严重呼吸困难，需做气管切开，护士应做好气管切开的护理。

（3）喉上神经损伤：手术时损伤喉上神经外支会使环甲肌瘫痪，引起声带松弛，音调降低。如损伤其内支，则喉部黏膜感觉丧失，表现为进食时，特别是饮水时发生呛咳，误咽。护士应注意观察患者进食情况，如进水及流质时发生呛咳，要协助患者坐起进食或进半流质饮食，并向患者解释该症状一般在治疗后自行恢复。

（4）手足抽搐：手术时甲状旁腺被误切、挫伤或其血液供应受累，均可引起甲状旁腺功能低下，出现低血钙，从而使神经肌肉的应激性显著增高。症状多发生于术后 1~3d，轻者只有面部、口唇周围和手、足针刺感和麻木感或强直感，2~3 周后由于未损伤的甲状旁腺代偿增生而使症状消失，重症可出现面肌和手足阵发性痛性痉挛，甚至可发生喉及膈肌痉挛，引起窒息死亡。

护士应指导患者合理饮食，限制含磷较高的食物，如牛奶、瘦肉、蛋黄、鱼类等。症状轻者可口服碳酸钙 1~2g，每日 3 次；症状较重或长期不能恢复者，可加服维生素 D_3，每日 5 万~10 万 IU，以促进钙在肠道内的吸收。最有效的治疗是口服二氢速固醇（ATIO）油剂，有迅速提高血中钙含量的特殊作用，从而降低神经肌肉的应激性。抽搐发作时，立即用压舌板或匙柄垫于上下磨牙间，以防咬伤舌头，并静脉注射 10% 葡萄糖酸钙或氯化钙 10~20ml，并注意保证患者安全，避免受伤。

（5）甲状腺危象：是由于甲亢长期控制不佳，涉及心脏、感染、营养障碍、危及患者生命的严重并发症，而手术、感染、电解质紊乱等的应激会诱发危象。危象先兆症状表现为甲亢症状加重，患者严重乏力、烦躁、发热（体温 39℃ 以下）、多汗、心悸、心率每分钟为 120~160 次，伴有食欲不振、恶心、腹泻等。甲状腺危象临床表现为高热（体温 39℃ 以上）脉快而弱，大汗、呕吐、水泻、谵妄，甚至昏迷，心率每分钟常在 160 次以上。如处理不及时或不当，患者常很快死亡。因此护士应严密观察病情变化，一旦发现上述症状，应立即通知医师，积极采取措施。

甲状腺危象处理包括以下几方面：①吸氧：以减轻组织的缺氧。②降温：使用物理降温、退热药物、冬眠药物等综合措施，使患者的体温保持在 37℃ 左右。③静脉输入大量葡萄糖溶液。④碘剂：口服复方碘化钾溶液 3~5ml，紧急时用 10% 碘化钠 5~10ml 加入 10% 葡萄糖溶液 500ml 中做静脉滴注，以降低循环血液中甲状腺素水平，或抑制外周 T_4 转化为 T_3。⑤氢化可的松：每日 200~400mg，分次做静脉滴注，以拮抗应激。⑥利血平 1~2mg 肌内注射，或普萘洛尔 5mg，加入葡萄糖溶液 100ml 中做静脉滴注，以降低周围组织对儿茶酚胺的反应。⑦镇静剂：常用苯巴比妥 100mg，或冬眠合剂Ⅱ号半量肌内注射，6~8h 一次。⑧有心力衰竭者，加用洋地黄制剂。护士应密切观察用药后的病情变化，病情一般于 36~72h 逐渐好转。

七、预期结果与评价

（1）患者能够得到所需热量，营养需求得到满足，体重维持在标准体重的 100%±10% 左右。

（2）患者基础代谢率维持正常水平，体温 37℃，无腹泻，出入量平衡，无脱水征象。

（3）患者眼结膜无溃烂、感染的发生。

（4）患者能够进行正常的活动，保证足够的睡眠。

（5）患者能够复述出甲亢治疗、突眼护理及并发症预防的知识。

（6）患者能够正确对待自我形象，社交能力改善，与他人正常交往。

（7）护士能够及时发现并发症，通知医师及时处理。

（叶祎烜）

第二节　甲状腺功能减退症

甲状腺功能减退症（hypothyroidism，简称甲减）是由各种原因导致的低甲状腺激素血症或甲状腺激素抵抗而引起的全身性低代谢综合征。按起病年龄分为三型，起病于胎儿或新生儿，称为呆小病；起病于儿童者，称为幼年性甲减；起病于成年，称为成年性甲减。前两者常伴有智力障碍。

一、病因

1. 原发性甲状腺功能减退症　由于甲状腺腺体本身病变引起的甲减，占全部甲减的 95% 以上，且 90% 以上原发性甲减是由自身免疫、甲状腺手术和甲亢 ^{131}I 治疗所致。

2. 继发性甲状腺功能减退症　由下丘脑和垂体病变引起的促甲状腺激素释放激素（TRH）或者促甲状腺激素（TSH）产生和分泌减少所致的甲减，垂体外照射、垂体大腺瘤、颅咽管瘤及产后大出血是其较常见的原因；其中由于下丘脑病变引起的甲减称为三发性甲减。

3. 甲状腺激素抵抗综合征　由于甲状腺激素在外周组织实现生物效应障碍引起的综合征。

二、临床表现

1. 一般表现　易疲劳、怕冷、体重增加、记忆力减退、反应迟钝、嗜睡、精神抑郁、便秘、月经不调、肌肉痉挛等。体检可见表情淡漠，面色苍白，皮肤干燥发凉、粗糙脱屑，颜面、眼睑和手皮肤水肿，声音嘶哑，毛发稀疏、眉毛外 1/3 脱落。由于高胡萝卜素血症，手脚皮肤呈姜黄色。

2. 肌肉与关节　肌肉乏力，暂时性肌强直、痉挛、疼痛，嚼肌、胸锁乳突肌、股四头肌和手部肌肉可有进行性肌萎缩。腱反射的弛缓期特征性延长，超过 350ms（正常为 240~320ms），跟腱反射的半弛缓时间明显延长。

3. 心血管系统　心肌黏液性水肿导致心肌收缩力损伤、心动过缓、心排血量下降。ECG 显示低电压。由于心肌间质水肿、非特异性心肌纤维肿胀。左心室扩张和心包积液导致心脏增大，有学者称之为甲减性心脏病。冠心病在本病中高发。10%患者伴发高血压。

4. 血液系统　由于下述四种原因发生贫血：①甲状腺激素缺乏引起血红蛋白合成障碍。②肠道吸收铁障碍引起铁缺乏。③肠道吸收叶酸障碍引起叶酸缺乏。④恶性贫血是与自身免疫性甲状腺炎伴发的器官特异性自身免疫病。

5. 消化系统　厌食、腹胀、便秘，严重者出现麻痹性肠梗阻或黏液水肿性巨结肠。

6. 内分泌系统　女性常有月经过多或闭经。长期严重的病例可导致垂体增生、蝶鞍增大。部分患者血清催乳素（PRI）水平增高，发生溢乳。原发性甲减伴特发性肾上腺皮质功能减退和 1 型糖尿病者，属自身免疫性多内分泌腺体综合征的一种。

7. 黏液性水肿昏迷　本病的严重并发症，多在冬季寒冷时发病。诱因为严重的全身性疾病、甲状腺激素替代治疗中断、寒冷、手术、麻醉和使用镇静药等。临床表现为嗜睡、低体温（T < 35℃）、呼吸徐缓、心动过缓、血压下降、四肢肌肉松弛、反射减弱或消失，甚至昏迷、休克、肾功能不全危及生命。

三、实验室检查

1. 血常规　多为轻、中度正细胞正色素性贫血。

2. 生化检查　血清三酰甘油、总胆固醇、LDL – C 增高，HDL – C 降低，同型半胱氨酸增高，血清 CK、LDH 增高。

3. 甲状腺功能检查　血清 TSH 增高、T_4、FT_4 降低是诊断本病的必备指标。在严重病例血清 T_3 和 FT_3 减低。亚临床甲减仅有血清 TSH 增高，但是血清 T_4 或 FT_4 正常。

4. TRH 刺激试验　主要用于原发性甲减与中枢性甲减的鉴别。静脉注射 TRH 后，血清 TSH 不增高者提示为垂体性甲减；延迟增高者为下丘脑性甲减；血清 TSH 在增高的基值上进一步增高，提示原发性甲减。

5. X 线检查　可见心脏向两侧增大，可伴心包积液和胸腔积液，部分患者有蝶鞍增大。

四、治疗要点

1. 替代治疗　左甲状腺素（L – T_4）治疗，治疗的目标是将血清 TSH 和甲状腺激素水平恢复到正常范围内，需要终身服药。治疗的剂量取决于患者的病情、年龄、体重和个体差异。补充甲状腺激素，重新建立下丘脑 – 垂体 – 甲状腺轴的平衡一般需要 4 ~ 6 周，所以治疗初期，每 4 ~ 6 周测定激素指标。然后根据检查结果调整 L – T_4 剂量，直到达到治疗的目标。治疗达标后，需要每 6 ~ 12 个月复查 1 次激素指标。

2. 对症治疗　有贫血者补充铁剂、维生素 B_{12}、叶酸等胃酸低者补充稀盐酸，并与 TH 合用疗效好。

3. 黏液水肿性昏迷的治疗　如下所述：

（1）补充甲状腺激素：首选 TH 静脉注射，直至患者症状改善，至患者清醒后改为口服。

（2）保温、供氧、保持呼吸道通畅，必要时行气管切开、机械通气等。

（3）氢化可的松 200 ~ 300mg/d 持续静脉滴注，患者清醒后逐渐减量。

（4）根据需要补液，但是入水量不宜过多。

（5）控制感染，治疗原发病。

五、护理措施

（一）基础护理

1. 加强保暖　调节室温在 22 ~ 23℃，避免病床靠近门窗，以免患者受凉。适当地使体温升高，冬天外出时，戴手套，穿棉鞋，以免四肢暴露在冷空气中。

2. 活动与休息　鼓励患者进行适当的运动，如散步、慢跑等。

3. 饮食护理 饮食以高维生素、高蛋白、高热量为主。多进食水果、新鲜蔬菜和含碘丰富的食物如海带等。桥本甲状腺炎所致甲状腺功能减退者应避免摄取含碘食物，以免诱发严重黏液性水肿。不宜食生凉冰食物，注意食物与药物之间的关系，如服中药忌饮茶。

4. 心理护理 加强与患者沟通，语速适中，并观察患者反应，告诉患者本病可以用替代疗法达到较好的效果，树立患者配合治疗的信心。

5. 其他 建立正常的排便形态，养成规律、排便的习惯。

（二）专科护理

1. 观察病情 监测生命体征变化，观察精神、神志、语言状态、体重、乏力、动作、皮肤情况，注意胃肠道症状，如大便的次数、性状、量的改变，腹胀、腹痛等麻痹性肠梗阻的表现有无缓解等。

2. 用药护理 甲状腺制剂从小剂量开始，逐渐增加，注意用药的准确性。用药前后分别测脉搏、体重及水肿情况，以便观察药物疗效；用药后若有心悸、心律失常、胸痛、出汗、情绪不安等药物过量的症状时，要立即通知医师处理。

3. 对症护理 对于便秘患者，遵医嘱给予轻泻剂，指导患者每天定时排便，适当增加运动量，以促进排便。注意皮肤防护，及时清洗并用保护霜，防止皮肤干裂。适量运动，注意保护，防止外伤的发生。

4. 黏液性水肿昏迷的护理 如下所述：

（1）保持呼吸道通畅，吸氧，备好气管插管或气管切开设备。

（2）建立静脉通道，遵医嘱给予急救药物，如 $L-T_3$，氢化可的松静滴。

（3）监测生命体征和动脉血气分析的变化，观察神志，记录出入量。

（4）注意保暖，主要采用升高室温的方法，尽量不给予局部热敷，以防烫伤。

（三）健康教育

1. 用药指导 告诉患者终身坚持服药的重要性和必要性及随意停药或变更药物剂量的危害；告知患者服用甲状腺激素过量的表现，提醒患者发现异常及时就诊；长期用甲状腺激素替代者每6~12个月到医院检测1次。

2. 日常生活指导 指导患者注意个人卫生，注意保暖，注意行动安全。防止便秘、感染和创伤。慎用催眠、镇静、止痛、麻醉等药物。

3. 自我观察 指导患者学会自我观察，一旦有黏液性水肿的表现，如低血压、体温低于35℃、心动过缓，应及时就诊。

（叶祎烜）

第三节 糖尿病

一、概述

糖尿病是一组由遗传和环境因素相互作用而引起的临床综合征。由于胰岛素相对或绝对不足及靶组织细胞对胰岛素敏感性降低而引起糖、蛋白质、脂肪、水和电解质代谢的紊乱。以葡萄糖耐量减低、血糖增高和糖尿为特征，临床表现有多饮、多尿、多食、疲乏及消瘦等，并可并发心血管、肾、视网膜及神经的慢性病变，病情严重或应激时可发生急性代谢紊乱。

据世界卫生组织（WHO）估计，全球目前有超过1.5亿糖尿病患者，到2025年这一数字将增加一倍。西方发达国家糖尿病患病率为5%。我国糖尿病调查于1979—1980年调查成人糖尿病患病率为1%，1994—1995年调查成人糖尿病患病率为2.5%，1995—1996年调查成人糖尿病患病率为3.21%。随着经济发展和生活方式改变，糖尿病患病率正在逐渐上升。估计我国现有糖尿病患者超过4千万，居世界第2位。本病多见于中老年，患病率随年龄而增长，自45岁后明显上升，至60岁达高峰，年龄在

40 岁以上者患病率高达 40‰，年龄在 40 岁以下者患病率低于 2‰，男女患病率无明显差别。国内各地区患病率相差悬殊，以宁夏最高（10.94‰），北京次之，贵州最低（1.15‰）。职业方面，干部、知识分子、退休工人、家庭妇女较高，农民最低，脑力劳动者高于体力劳动者，城市高于农村。体重超重者（身体体重指数 BMI≥24）患病率是体重正常者的 3 倍。民族方面以回族最高，汉族次之。我国糖尿病绝大多数属 2 型糖尿病（非胰岛素依赖性糖尿病）。

（一）胰腺的分泌功能

胰腺横卧于 $L_{1\sim2}$ 腰椎前方，前面被后腹膜所覆盖，固定于腹后壁，它既是外分泌腺，也是内分泌腺。胰腺的外分泌功能是由腺泡细胞和导管壁细胞来完成的，这些细胞分泌出能消化蛋白质、糖类和脂肪的消化酶；内分泌来源于胰岛，胰岛是大小不一、形态不定的细胞集团，散布在腺泡之间，在胰体、尾部较多。胰岛有多种细胞，其中以 β 细胞较多，产生胰岛素，有助于蛋白质、糖类和脂肪的代谢；α 细胞产生胰高血糖素，通过促进肝糖分解成葡萄糖来升高血糖。

（二）影响糖代谢的激素

影响糖代谢作用的激素包括胰岛素、胰高血糖素、促肾上腺皮质激素（ACTH）、皮质激素、肾上腺素及甲状腺激素。

1. 胰岛素和胰高血糖素　胰岛素和胰高血糖素是控制糖代谢的两种主要激素，均属小分子蛋白质。胰岛素是体内降血糖的唯一激素，并有助于调节脂肪和蛋白质的新陈代谢。它的功能包括：

（1）刺激葡萄糖主动运输进入肌肉及脂肪组织细胞内，为能穿过细胞膜，葡萄糖必须与胰岛素结合，而且必须与细胞上的受体连接在一起。有些糖尿病患者虽然有足够的胰岛素，但是受体减少，因此减少了胰岛素送入细胞的量。其他的人则是胰岛素分泌不足，当胰岛素分泌不足时，葡萄糖就留在细胞外，使血糖浓度升高，超过正常值。

（2）调节细胞将糖类转变成能量的速率。

（3）促进葡萄糖转变成肝糖原贮存起来，并抑制肝糖原转变成葡萄糖。

（4）促进脂肪酸转变成脂肪，形成脂肪组织贮存起来，且能抑制脂肪的破坏、脂肪的利用及脂肪转换成酮体。

（5）刺激组织内的蛋白质合成作用，且能抑制蛋白质转变成氨基酸。

总之，正常的胰岛素可主动地促进以上过程，以降低血糖，抑制血糖升高。

胰岛 β 细胞分泌胰岛素的速率是由血中葡萄糖的量来调节的，当血糖升高时，胰岛细胞就分泌胰岛素进入血中，从而使葡萄糖进入细胞内，并将葡萄糖转变成肝糖原；当血糖降低时，胰岛分泌胰岛素的速率降低；当食物消化吸收后，胰岛细胞再分泌胰岛素。

当胰岛素分泌不足时，血糖浓度便高于正常值；当胰岛素过量时，如体外补充胰岛素过量时，血糖过低会发生胰岛素诱发的低血糖反应（胰岛素休克）。

胰高血糖素的作用与胰岛素相反，当血糖降低时，刺激胰高糖素分泌，胰高糖素通过促进肝糖原转化为葡萄糖的方式来升高血糖。糖尿病患者常常同时有胰岛素与胰高血糖素分泌异常的情况，单独影响胰岛 α 细胞的疾病（胰高血糖素的分泌过量或不足）非常罕见。下面通过进餐后血糖的变化，来说明胰岛素与胰高血糖素相反而互补的作用。

如当一个人早上 7：00 用早餐，血糖开始升高，胰岛素约在 7：15 开始分泌，大约在上午 9：30 血糖升到最高值，稍后胰岛素的分泌将减少，到了上午 11：00，因为胰岛素促进葡萄糖进入到细胞内，因此机体会利用这些葡萄糖作为两餐间的能量来源。胰岛素与胰高血糖素的合成及释放依赖以下三种要素：

（1）健全的胰脏：具有正常功能的 α 细胞及 β 细胞。

（2）含有充分蛋白质饮食：胰岛素和胰高血糖素都是蛋白质物质。

（3）正常的血钾浓度：低血钾会使胰岛素分泌减少，当胰岛素或胰高血糖素分泌不足对，患者可由胃肠以外的途径补充。因为胃肠中的蛋白溶解酶可使它们失去活性，注射胰高血糖素可逆转因注射过量胰岛素导致的低血糖。

2. 其他激素的作用　如下所述:

(1) 肾上腺皮质所分泌的糖皮质激素刺激蛋白质转换成葡萄糖, 使血糖升高。在身体处于应激情况下, 或血糖非常低时, 这些激素便可分泌。

(2) 肾上腺素在人体处于应激时, 可将肝糖原转换成葡萄糖而使血糖升高。

(3) 甲状腺素和生长激素也可使血糖升高。

(三) 糖尿病分型

目前国际上通用 WHO 糖尿病专家委员会提出的病因学分型标准 (1999)。此标准将糖尿病分成四大类型, 包括 1 型糖尿病 (胰岛素依赖性糖尿病)、2 型糖尿病 (非胰岛素依赖性糖尿病)、其他特殊类型糖尿病和妊娠期糖尿病。

二、病因及发病机制

糖尿病的病因和发病机制目前尚未完全阐明, 不同类型的糖尿病其病因也不相同。

(一) 1 型糖尿病

1. 遗传易感性　糖尿病病因中遗传因素可以肯定, 1 型糖尿病患者的父母患病率为 11%, 三代直系亲属中遗传 6%, 这主要是因为基因异常所致人类白细胞组织相容抗原 (HLA) 与自身免疫相关的这些抗原是糖蛋白, 分布在全身细胞 (红细胞和精子除外) 的细胞膜上。研究发现, 携带 $HLA-DR_3$ 和/或 $HLA-DR_4$ 的白种人和携带 $HLA-DR_3$、$HLA-DR_9$ 的中国人易患糖尿病。

2. 病毒感染　1 型糖尿病与病毒感染有明显关系。已发现的病毒有柯萨奇 B 病毒、腮腺炎病毒、风疹病毒、巨细胞病毒。病毒感染可直接损伤胰岛组织引起糖尿病, 也可能损伤胰岛组织后, 诱发自身免疫反应, 进一步损伤胰岛组织引起糖尿病。

3. 自身免疫　目前发现 90% 新发生的 1 型糖尿病患者, 其循环血中有多种胰岛细胞自身抗体。此外, 细胞免疫在发病中也起重要作用。临床观察 1 型患者常伴有其他自身免疫病, 如 Graves 病、桥本病、重症肌无力等。

总之, HIA-D 基因决定了 1 型糖尿病的遗传易感性, 易感个体在环境因素的作用下, 通过直接或间接的自身免疫反应, 引起胰岛 β 细胞破坏, 体内可检测出各种胰岛细胞抗体, 胰岛 β 细胞数目开始减少, 但仍能维持糖耐量正常。当胰岛 β 细胞持续损伤达一定程度 (通常只残存 10% β 细胞), 胰岛素分泌不足, 糖耐量降低或出现临床糖尿病, 需用胰岛素治疗, 最后胰岛 β 细胞完全消失, 需依赖胰岛素维持生命。

(二) 2 型糖尿病

2 型糖尿病与遗传和环境因素的关系更为密切, 其遗传方式与 1 型糖尿病患者不同, 不存在特殊的HLA 单型的优势。中国人与 2 型糖尿病关联的基因有 4 个, 即胰岛素受体基因载脂蛋白 A_1 和 B 基因、葡萄糖激酶基因。不同的糖尿病患者可能与不同的基因缺陷有关此为 2 型糖尿病的遗传异质性特点。2 型糖尿病有明显的家族史, 其父母糖尿病患病率达 85%, 单卵双生子中, 两人同患糖尿病的比例达90% 以上。环境因素中, 肥胖是 2 型糖尿病发病的重要诱因, 肥胖者因外周靶组织细胞膜胰岛素受体数目减少, 亲和力降低, 周围组织对胰岛素敏感性降低, 即胰岛素抵抗, 胰岛 β 细胞长期超负荷, 其分泌功能将逐渐下降一旦胰岛 β 细胞分泌的胰岛素不足以代偿胰岛素抵抗, 即可发生糖尿病。此外, 感染、应激、缺乏体力活动、多次分娩均可能是 2 型糖尿病的诱因。胰高血糖素、肾上腺素等胰岛素拮抗激素分泌过多, 对糖尿病代谢紊乱的发生也有重要作用。2 型糖尿病早期存在胰岛素抵抗而胰岛 β 细胞代偿性分泌胰岛素增多时, 血糖可维持正常; 当 β 细胞功能出现缺陷而对胰岛素抵抗不能代偿时, 可进展为葡萄糖调节受损和糖尿病。

三、病理

1 型患者胰腺的病理改变明显, β 细胞数量减少, 仅为正常的 10% 左右, 50%~70% 可出现胰岛 β

细胞周围淋巴细胞和单核细胞浸润，另外还有胰岛萎缩和 β 细胞变形。2 型的主要病理改变有胰岛玻璃样变，胰腺纤维化，β 细胞空泡变性和脂肪变性。

糖尿病患者的大、中血管病变主要是动脉粥样硬化，微血管的基本病变为毛细血管基底膜增厚。神经病变的患者有末梢神经纤维轴突变性，继以节段性或弥漫性脱髓鞘改变，病变可累及神经根、椎旁交感神经节和颅神经。糖尿病控制不良时，常见的病理改变为肝脏脂肪沉积和变性。

由于胰岛素生物活性作用绝对或相对不足而引起糖、脂肪和蛋白质代谢的紊乱，葡萄糖在肝、肌肉和脂肪组织的利用减少，肝糖输出增多，因而发生高血糖。升高的血糖使细胞内液进入血液，从而导致细胞内液不足，当血糖浓度升高超过 10mmol/L 时，便超过肾糖阈，葡萄糖进入尿中，而引起糖尿。尿中葡萄糖的高渗透作用，阻止肾小管对水分的再吸收，引起细胞外液不足。脂肪代谢方面，因胰岛素不足，脂肪组织摄取葡萄糖及血浆清除甘油减少，脂肪合成减少，脂蛋白酶活性低下，使血浆游离脂肪酸和三酰甘油浓度升高。在胰岛素极度缺乏时，储存脂肪动员和分解加速，可使血游离脂肪酸浓度更高。脂肪代谢障碍，可产生大量酮体（包括乙酰乙酸、β－羟丁酸、丙酮酸）。当酮体生成超过组织利用和排泄能力时，大量酮体堆积形成酮症或进一步发展为酮症酸中毒。蛋白质代谢方面，肝、肌肉等组织摄取氨基酸减少，蛋白质合成减少，分解代谢加速，而出现负氮平衡。血浆中生糖氨基酸浓度降低，同时血中生酮氨基酸水平增高，导致肌肉摄取氨基酸合成蛋白质的能力下降，患者表现为消瘦、乏力，组织修复能力和抵抗力降低，儿童生长发育障碍、延迟。1 型患者和 2 型患者在物质代谢紊乱方面是相同的，但 2 型患者一般症状较轻，不少患者可在相当长时期内无代谢紊乱，有的患者基础胰岛素分泌正常，有的患者进食后胰岛素分泌高峰延迟。

四、护理评估

（一）健康史

评估患者家族中糖尿病的患病情况，详细询问患者的生活方式、饮食习惯、食量、妊娠次数、新生儿出生体重、身高等。

（二）身体评估

1. 代谢紊乱症状群 本病典型症状是"三多一少"，即多饮、多尿、多食及体重减轻，此外还有糖尿病并发症的症状。

（1）多尿：由于血糖升高，大量葡萄糖从肾脏排出，引起尿渗透压增高，阻碍水分在肾小管被重吸收，大量水分伴随葡萄糖排出，形成多尿，患者的排尿次数和尿量明显增多，每日排尿量 2～10L。血糖越高，排糖越多，尿量也越多。

（2）烦渴多饮：多尿使机体失去大量水分，因而口渴，饮水量增多。

（3）易饥多食：葡萄糖是体内能量及热量的主要来源，由于胰岛素不足，摄入的大量葡萄糖不能被利用而随尿丢失，机体处于半饥饿状态，为补偿失去的葡萄糖，大多患者有饥饿感，从而导致食欲亢进，易饥多食。

（4）消瘦（体重减轻）、乏力：由于机体不能充分利用葡萄糖，故需用蛋白质和脂肪来补充能量和热量，使体内蛋白质和脂肪消耗增多，加之水分的丧失，患者体重减轻，消瘦乏力。1 型糖尿病患者体型均消瘦，2 型糖尿病患者发病前多有肥胖，病后虽仍较胖，但较病前体重已有减轻。

（5）其他：患者常有皮肤疖肿及皮肤瘙痒，由于尿糖浓度较高和尿糖的局部刺激，患者外阴部瘙痒较常见，有时因局部湿疹或真菌感染引起。此外还可见腰背酸痛、视物模糊、月经失调等。

2. 并发症 如下所述：

1）酮症酸中毒：为最常见的糖尿病急症。糖尿病加重时，脂肪分解加速，大量脂肪酸在肝脏经 β 氧化产生酮体（包括乙酰乙酸、β－羟丁酸、丙酮酸），血酮升高时称酮血症，尿酮排出增多时称酮尿，统称酮症。乙酰乙酸和 β－羟丁酸的酸性较强，故易产生酸中毒。病情严重时可出现糖尿病昏迷，1 型糖尿病患者多见，2 型糖尿病患者在一定诱因作用下也可发生酮症酸中毒，尤其是老年人常因并发感染而易患此症。

酮症酸中毒的诱发因素很多，如急、慢性感染，以呼吸道、泌尿系、胃肠感染最常见。胰岛素突然中断或减量过多、饮食失调、过多摄入甜食和脂肪的食物或过分限制糖类，应激如外伤、手术麻醉、精神创伤、妊娠分娩均可诱发此病。

酮症酸中毒时患者可表现出糖尿病症状加重，如明显的软弱无力，极度口渴，尿量较前更多，食欲减退，恶心呕吐以至不能进水和食物。当 pH 值 < 7.2 或血浆 CO_2 结合力低于 15mmol/L 时，呼吸深大而快（Kussmaul 呼吸），患者呼气中含丙酮，故有烂苹果味。失水加重可致脱水表现，如尿量减少，皮肤干燥无弹性，眼球下陷，严重者出现休克，表现为心率加快，脉细速，血压下降，四肢厥冷等。患者早期有头晕、头痛、精神萎靡，继而嗜睡，烦躁不安，当病情恶化时，患者反应迟钝、消失，最后陷入昏迷。

2）高血糖高渗状态：是糖尿病急性代谢紊乱的另一临床类型。多见于老年 2 型糖尿病患者。发病前多无糖尿病史或症状轻微未引起注意，患者有严重高血糖、脱水及血渗透压增高而无显著的酮症酸中毒，可表现为突然出现神经精神症状，表现为嗜睡、幻觉、定向障碍、昏迷等，病死率高达 40%。

3）大血管病变：大、中动脉粥样硬化主要侵犯主动脉、冠状动脉、脑动脉、肾动脉和肢体外周动脉等，引起冠心病、缺血性或出血性脑血管病，肾动脉硬化、肢体动脉硬化等。

4）微血管病变：微血管病变是糖尿病的特异性并发症，其典型改变是微循环障碍和微血管基底膜增厚。其主要病变主要表现在视网膜、肾、神经和心肌组织，其中尤以糖尿病肾病和视网膜病为重要。

（1）糖尿病肾病：常见于病史超过 10 年的患者。包括肾小球毛细血管间硬化症、肾动脉硬化病和慢性肾盂肾炎。糖尿病肾损害的发生、发展分为Ⅰ~Ⅴ五期，患者可表现为蛋白尿、水肿和高血压，晚期伴氮质血症、肾衰竭。

（2）糖尿病视网膜病变：大部分病程超过 10 年的患者可并发不同程度的视网膜病变，是失明的主要原因之一。视网膜病变可分为六期，Ⅰ~Ⅲ期为背景性视网膜病变，Ⅳ~Ⅵ期为增殖性视网膜病变。出现增殖性病变时常伴有糖尿病肾病及神经病变。

5）神经病变：多发性周围神经病变最常见，患者出现对称性肢体隐痛、刺痛或烧灼样痛，夜间及寒冷时加重，一般下肢比上肢明显。肢端呈手套、袜子状分布的感觉异常。自主神经损害表现为瞳孔改变、排汗异常、便秘、腹泻、尿潴留、尿失禁、直立性低血压、持续心动过速、阳痿等。

6）糖尿病足：与下肢远端神经异常和不同程度周围血管病变相关的足部溃疡、感染和/或深层组织破坏。轻者表现为足部皮肤干燥苍白和发凉，重者可出现足部溃疡、坏疽。糖尿病足是糖尿病患者截肢、致残的主要原因。

7）感染：糖尿病患者易感染疖、痈等皮肤化脓性疾病，皮肤真菌的感染也较常见，如足癣、甲癣、体癣等。女性患者常并发真菌性阴道炎、肾盂肾炎和膀胱炎等常见的泌尿系感染，常反复发作，多转为慢性肾盂肾炎。

8）其他：糖尿病患者还容易出现白内障、青光眼、屈光改变和虹膜睫状体病变等其他眼部并发症。皮肤病变也很常见，大多数为非特异性，但临床表现和自觉症状较重。

（三）辅助检查

（1）尿糖测定：轻症患者空腹尿糖可阴性，但饭后尿糖均为阳性。每日尿糖总量一般与病情平行，因而是判断治疗控制程度的指标之一。但患有肾脏病变者血糖虽高但尿糖可为阴性，妊娠时血糖正常，但尿糖可阳性。

（2）尿酮体：并发酮症酸中毒时，尿酮体阳性。

（3）血糖测定：空腹及饭后 2h 血糖是诊断糖尿病的主要依据，同时也是判断糖尿病病情和疗效的主要指标。血糖值反映的是瞬间血糖状态。当空腹血糖≥7.0mmoL/L（126mg/dl）和/或餐后 2h 血糖≥11.1mmol/L（200mg/dl）时，可确诊为糖尿病。酮症酸中毒时，血糖可达 16.7~33.3mmol/L（300~600mg/dl）；高血糖高渗状态时，血糖高至 33.3mmol/L（600mg/dl）。空腹静脉血血糖正常值为 3.9~6.4mmol/L（70~115mg/dl）。诊断糖尿病时必须用静脉血浆测定血糖，随访血糖控制情况可用便携式血糖仪。

（4）口服葡萄糖耐量试验（OGTT）：对怀疑患有糖尿病，而空腹或饭后血糖未达到糖尿病诊断标准者，应进行本试验。OGTT 应在清晨进行。目前葡萄糖负荷量成人为 75g，溶于250～300ml 水中，5min 内饮完，2h 后测静脉血浆糖。儿童为 1.75g/kg，总量不超过 75g。

（5）糖化血红蛋白测定（GHbA1）：糖化血红蛋白的量与血糖浓度呈正相关，分为 a、b、c 三种，其中以 GHbA1c 最为主要，正常人 A1c 占血红蛋白总量的 3%～6%，可反映近8周～12周内血糖总的水平，为糖尿病控制情况的主要监测指标之一。

（6）病情未控制的患者，常见血三酰甘油、胆固醇、β 脂蛋白增高。并发肾脏病变者尿常规可见不同程度的蛋白质、白细胞、红细胞、管型等，并可有肾功能减退；并发酮症酸中毒时，血酮阳性，重者可大于 4.8mmol/L（50mg/dl），CO_2 结合力下降，可至 13.5～9.0mmol/L〔（40～20）vol%〕或以下，血 pH 值在 7.35 以下，外周血中白细胞增高。高血糖高渗状态者血钠可达 155mmol/L，血浆渗透压达330～460mOsm/（kg·H_2O）。

（四）心理－社会评估

1. 评估患者对疾病的反应　如否认、愤怒、悲伤。
2. 评估家庭成员情况　是否有家庭、社区的支持，家庭成员是否协助患者进行饮食控制，督促患者按时服药，胰岛素注射，定期进行血尿糖检验。
3. 评估家庭的经济状况　是否能够保证患者的终生用药。
4. 评估患者对疾病治疗的态度　有的患者认识不到糖尿病的危害，不注意饮食控制。继续吸烟、饮酒等不良生活习惯。对于 1 型糖尿病患者，能否坚持餐前胰岛素注射，2 型糖尿病患者是否按时服药，自觉地自测血糖、尿糖等。

五、护理诊断及医护合作性问题

1. 知识缺乏　与缺乏糖尿病疾病及治疗、护理知识有关。
2. 营养失调：低于机体需要量　与胰岛素分泌绝对或相对不足引起糖、蛋白质、脂肪代谢紊乱有关。
3. 有感染的危险　与糖、蛋白质、脂肪代谢紊乱所致的机体抵抗力下降和微循环障碍有关。
4. 潜在并发症　糖尿病酮症酸中毒、低血糖。
5. 焦虑　与疾病的慢性过程有关。

六、计划与实施

通过治疗与护理，患者情绪状态稳定，焦虑程度减轻，患者能够遵循医嘱按时用药，控制饮食、有运动计划。患者多饮、多尿、多食的症状缓解，体重增加，血糖正常或趋于正常。患者在健康教育之后，能够进行自我照顾、病情监测，如进行足部护理、胰岛素注射、正确测量血糖、尿糖等，护士能够及时发现并发症，及时通知医师，使并发症得到及时处理。患者顺利接受手术，术后无感染的发生。

（一）用药护理

护士在患者用药过程中应指导患者按时按量服药，不可随意增量或减量；用药后注意观察药物疗效，监测血糖、尿糖、尿量、体重变化，并观察药物不良反应。护士应给患者讲解胰岛素和口服降糖药对糖尿病控制的重要性，药物的作用及不良反应，演示胰岛素注射方法，说明用药与其他因素的关系，如饮食、锻炼等，保证患者及家属了解低血糖症状和治疗方法及持续高血糖、酮症酸中毒的处理方法。指导的对象包括患者及其家庭成员。

1. 胰岛素治疗患者的护理 如下所述:

(1) 胰岛素治疗的适应证: ①1 型糖尿病患者尤其是青少年、儿童,无论有否酮症酸中毒,都必须终身坚持用胰岛素替代治疗。②显著消瘦的成年糖尿病患者,与营养不良相关的糖尿病患者,及生长发育迟缓者,均应采用胰岛素治疗。③2 型糖尿病患者经严格饮食控制,适当运动及口服降糖药物未获良好控制者,可补充胰岛素治疗,以便减轻 β 细胞负担,尽快控制临床症状和高血糖。但胰岛素用量不宜过大,以免发生胰岛素抵抗性。④2 型糖尿病患者在严重感染、创伤、手术、结核病等消耗性疾病以及应激状态如急性心肌梗死等情况下,为预防酮症酸中毒或其他并发症的发生,宜用胰岛素治疗,待病情好转后可停用。⑤糖尿病伴有酮症酸中毒,高血糖高渗状态或乳酸性酸中毒等急性并发症的患者,都必须使用胰岛素治疗。⑥妊娠期糖尿病或糖尿病妇女妊娠期间,为了纠正代谢紊乱,保证胎儿正常发育,防止出现胎儿先天性畸形,宜采用胰岛素治疗。⑦糖尿病患者伴有视网膜病变、肾脏病变、神经病变、心脏病变或肝硬化、肝炎、脂肪肝、下肢坏疽等,宜采用胰岛素治疗。⑧外科手术前后患者,须采用胰岛素治疗。⑨成年或老年糖尿病患者起病很急,体重明显减轻,可采用胰岛素治疗。⑩伴重度外阴瘙痒,宜暂时用胰岛素治疗,有继发性糖尿病如垂体性糖尿病、胰源性糖尿病时,亦应采用。

(2) 胰岛素制剂类型及作用时间:按作用快慢和维持作用时间,胰岛素制剂可分为速(短)效、中效、长(慢)效三类。短效胰岛素可皮下、肌内、静脉注射,注射后吸收快、作用迅速,维持时间短。中效胰岛素又称中性鱼精蛋白锌胰岛素,只能皮下注射,其作用较慢,维持时间较长,可单独使用,也可与短效胰岛素合用。长效胰岛素又称鱼精蛋白锌胰岛素,只供皮下注射,不能做静脉注射,吸收速度慢,维持时间长。

(3) 胰岛素贮存:胰岛素的贮存温度为 2~3℃,贮存时间不宜过长,过期会影响胰岛素的效价,不能存放冰冻层,同时要避免剧烈晃动,不要受日光照射,短效胰岛素如不清亮或中、长效胰岛素呈块状时,不能使用。

(4) 胰岛素的抽吸:我国常用胰岛素制剂的浓度有每毫升 40IU 或 100IU,使用时应看清浓度。一般用 1ml 注射器抽取胰岛素以保证剂量准确,当患者需要长、短效胰岛素混合使用时,应先抽短效,再抽长效胰岛素,然后轻轻混匀,不可反向操作,以免将长效胰岛素混入短效胰岛素瓶内,影响其疗效。某些患者需混用短、中效胰岛素,现有各种比例的预混制作,最常用的是含 30% 短效和 70% 中效的制剂。胰岛素"笔"型注射器使用装满预混胰岛素笔芯,使用方便且便于携带。目前经肺、口腔黏膜和鼻腔黏膜吸收的 3 种胰岛素吸入剂已开始上市。

(5) 给药时间:生理性胰岛素分泌有两种模式,包括持续性基础分泌和进餐后胰岛素分泌迅速增加,胰岛素治疗应力求模拟生理性胰岛素分泌的模式。使用短效胰岛素,每次餐前半小时皮下注射一次,有时夜宵前再加一次,每日 3、4 次。使用中效胰岛素,早餐前 1h 皮下注射一次,或早餐及晚餐前分别皮下注射一次。使用长效胰岛素,每日于早餐前 1h 皮下注射一次。

(6) 胰岛素强化治疗:即强化胰岛素治疗法,目前较普遍应用的方案是餐前多次注射短效胰岛素加睡前注射中效或长效胰岛素。采用胰岛素强化治疗的患者有时早晨空腹血糖仍高,可能原因为夜间胰岛素作用不足、"黎明"现象和"苏木杰"效应,夜间多次测定血糖有助于鉴别上述原因。另外采用胰岛素强化治疗时,低血糖症发生率增加,应注意预防、早期识别和及时处理。

(7) 常见不良反应及护理:①低血糖反应:由于胰岛素使用剂量过大、饮食失调或运动过量,患者可出现低血糖反应,表现为饥饿、头昏、心悸多汗甚至昏迷。对于出现低血糖反应的患者,护士应及时检测血糖,根据患者的具体情况给患者进食糖类食物,如糖果、饼干、含糖饮料,或静脉推注 50%葡萄糖 40~100ml,随时观察病情变化。②变态反应:胰岛素变态反应是由 IgE 引起,患者首先出现注射部位瘙痒,随之出现荨麻疹样皮疹,可伴有恶心、呕吐、腹泻等胃肠症状。如出现变态反应,应立即更换胰岛素制剂的种类,使用抗组胺药物和糖皮质激素及脱敏疗法等,严重变态反应者需停止或暂时中断胰岛素治疗。③局部反应:胰岛素注射后可出现局部脂肪营养不良,在注射部位呈皮下脂肪萎缩或增生,停止该部位注射后自然恢复。护士在进行胰岛素注射时,应注意更换注射部位。另外,通过使用高纯度胰岛素制剂可明显减少脂肪营养不良。胰岛素注射部位包括前臂、大腿前侧、外侧、臀部和腹部（脐周不要注射），两周内同一个注射部位不能注射两次，每个注射点相隔2cm。

（8）护士应教会患者进行自我胰岛素注射方法，自我监测注射后的反应，讲解注意事项。先指导患者准确抽吸药液，注射前，用左拇指及食指将皮肤夹住提起，右手持注射器与皮肤呈45°～60°角的方向，迅速刺进皮肤，抽吸回血，确定无回血后，注入胰岛素。注射完毕后，用棉签轻压穿刺点，以防止少量胰岛素涌出，但不要按摩局部。

2. 口服降糖药患者的护理 如下所述：

1）促胰岛素分泌剂

（1）磺脲类：此类药物作用机制为通过作用于胰岛β细胞表面的受体，促进胰岛素释放。主要适用于通过饮食治疗和体育活动不能很好控制病情的2型糖尿病患者。1型糖尿病、有严重并发症或晚期β细胞功能很差的2型糖尿病、对磺脲类过敏或有严重不良反应等是本药的禁忌证或不适应证。药物主要的不良反应为低血糖反应，当剂量过大、饮食过少、使用长效制剂或同时应用增强磺脲类降血糖的药物时，可发生低血糖反应。患者还可出现胃肠反应，如恶心、呕吐、消化不良等，偶尔可出现药物变态反应如荨麻疹、白细胞减少等。常见的第二代药物有：①格列本脲（优降糖）：具有较强而迅速的降糖作用，剂量范围为2.5～20.0mg/d，分1～2次餐前半小时口服。②格列吡嗪（美吡达）：剂量范围为2.5～30.0mg/d，分1～2次口服，于餐前半小时口服。③格列齐特（达美康）：剂量范围为80～240mg/d，分1、2次口服，于餐前半小时口服。④格列喹酮（糖适平）：剂量范围为30～180mg/d，分1、2次服用，于餐前半小时口服，肾功能不全时仍可使用。

（2）格列奈类：此类药物的作用机制、禁忌证或适应证与磺脲类大致相同。降血糖作用快而短，主要用于控制餐后高血糖。低血糖症发生率低、程度较轻。较适用于餐后高血糖为主的老年2型糖尿病患者。常用药物为瑞格列奈（每次0.5～4.0mg）和那格列奈（每次60～120mg），于餐前或进餐时口服。

2）双胍类：此类药物的作用机制为通过促进肌肉等外周组织摄取葡萄糖加速无氧酵解、抑制葡萄糖异生、抑制或延缓葡萄糖在胃肠道吸收等作用改善糖代谢，与磺脲类联合使用，可增强降血糖作用。此类药物适用于肥胖或超重的2型糖尿病患者，常见的不良反应是胃肠反应，服药后患者出现口干苦、金属味、厌食、恶心、呕吐、腹泻等，偶见皮肤红斑、荨麻疹等。常用药物为甲福明（又称二甲双胍），每日剂量500～1500mg，分2、3次服，进餐中口服。

3）α-葡萄糖苷酶抑制剂：此类药物的作用机制为通过抑制小肠黏膜上皮细胞表面的α葡萄糖苷酶，延缓糖类的吸收，从而降低餐后高血糖。常见药物有阿卡波糖，开始服用剂量为25mg。每日3次，进食第一口饭时服药，若无不良反应，剂量可增至50mg，每日3次。最大剂量可增至100mg，每日3次。常见的不良反应有腹胀、腹泻、肠鸣音亢进、排气增多等胃肠反应。

4）噻唑烷二酮：格列酮类药物。其作用机制是增强靶组织对胰岛素的敏感性，减轻胰岛素抵抗，被视为胰岛素增敏剂。此类药物有罗格列酮，用法为4～8mg/d，每日1次或分次服用；吡格列酮，剂量为15mg，每日1次。

（二）饮食护理

糖尿病治疗除采用必要的口服降糖药或胰岛素注射外，饮食治疗是治疗糖尿病的重要措施。适当节制饮食可减轻胰岛β细胞的负担。对于老年人，肥胖者而无症状或轻型患者，尤其是空腹及餐后血浆胰岛素不低者，饮食控制非常重要。护士可组织患者、家属、营养师共同参与制定饮食计划，在制定计划过程中，要考虑患者的种族、宗教、文化背景及饮食习惯。

糖尿病患者的饮食原则是在合理控制热量的基础上，合理分配糖类、脂肪、蛋白质的进量，以纠正糖代谢紊乱引起的血糖、尿糖、血脂异常等。

1. 合理控制总热量 人体所需总热量由基础代谢、体力劳动及食物在消化吸收代谢过程所需热量三部分组成。

总热量＝基础代谢热量＋体力劳动热量＋食物消化吸收代谢所需热量

患者总热量的摄入以能维持标准体重为宜，热量的需要应根据患者的具体情况而定。肥胖者应先减少热量的摄入，减轻体重；消瘦者应提高热量的摄入，增加体重，使之接近标准体重；孕妇、乳母、儿童需增加热量摄入，维持其特殊的生理需要和正常生长发育。

糖尿病患者每日所需总热量应根据标准体重和每日每千克体重所需热量来计算。标准体重由身高来定，而每日每千克所需热量与患者的体型和活动性质有关。

标准体重（kg）＝身高（cm）－105

每日所需总热量（kJ）＝标准体重（kg）×热量（kJ/kg体重）

2. 糖尿病患者所需三大营养素量及其分配比例　如下所述：

（1）糖类：应根据患者的实际情况限制糖类的摄入量，但不能过低。饮食中糖类太少，患者不易耐受。大量实验和临床观察表明，在控制热能的基础上提高糖类进量，不但可以改善葡萄糖耐量，而且还可以提高胰岛素的敏感性。机体因少糖而利用脂肪代谢供给能量，更易发生酸中毒。对于空腹血糖高于11.2mmol/L（200ml/dl）的患者，不宜采用高糖类饮食，但每日摄入量不应少于150g；对于空腹血糖正常或同时应用磺脲类降糖药患者，及某些使用胰岛素的患者，糖类的供给量应占总热量的50%～65%，折合主食250～400g/d。

有利于患者血糖控制的糖类食品有：燕麦片、莜麦粉、荞麦粉、玉米渣、白芸豆饭、绿豆、海带、粳米、二合一面或三合一面窝头。

（2）蛋白质：蛋白质是人体细胞的重要组成部分，对人体的生长发育、组织的修补和更新起着极为重要的作用。在糖尿病患者的饮食中，蛋白质摄入量应比正常人高一些。这主要因为糖尿病患者蛋白质代谢紊乱，如果蛋白质摄入不足，出现负氮平衡，会出现消瘦、乏力、抵抗力差、易感染、创口不易愈合、小儿生长发育受阻等。蛋白质摄入量成人按每日每千克体重0.8～1.2g供给，占总热量的15%～20%；孕妇、乳母、营养不良及消耗性疾病患者，酌情加至1.5g/（kg·d），个别可达2.0g/（kg·d）；小儿2～4g/（kg·d）。

蛋白质食物的选择包括动物性和植物性两类。其中至少应选用1/3的优质蛋白质，优质蛋白质的主要来源有瘦肉、鱼、虾、鸡、鸭、鸡蛋、牛奶、豆类等。

（3）脂肪：脂肪是人体结构的重要材料，在体内起着保护和固定作用，是体内热量的储存部分，有利于维生素A、维生素D、维生素E的吸收。脂肪可增加饱腹感，但可导致动脉粥样硬化。糖尿病患者每日进食脂肪量为每千克体重1.0g，占总热量的30%～35%。饮食中要限制动物性脂肪如羊、牛、猪油的进量，少吃胆固醇含量高的食物，如肝、肾、脑、蛋黄、鱼子等，偏向选用植物油。

3. 糖尿病患者的食物选择和禁忌　糖尿病患者主食可选用大米、白面、玉米面、小米、莜面，每日控制在250～450g之间。副食可选用富含蛋白质的食物，如瘦肉、鸡蛋、鱼、鸡、牛奶、豆类等。烹调油宜用豆油、菜子油、花生油、玉米油、芝麻油、葵花子油等，这类植物油含不饱和脂肪酸较高，有预防动脉粥样硬化的作用，但也不能大量食用。如按膳食单的标准吃完后，仍有饥饿感，可加食含糖3%以下的蔬菜，如芹菜、白菜、菠菜、韭菜、黄瓜、西红柿、生菜等。

糖尿病患者禁止食用含糖过高的甜食如红糖、白糖、冰淇淋、甜饮料、糖果、饼干、糕点、蜜饯、红薯等。如想吃甜味食品可采用木糖醇、山梨醇或甜叶菊等调味品；如想吃土豆、藕粉、胡萝卜等，则需从主食中相应减量。

（三）运动指导

体力活动或体力锻炼是糖尿病治疗的重要组成部分。运动可使身体强壮，改善机体的代谢功能，促进能量消耗，减少脂肪组织的堆积，提高机体对胰岛素的敏感性，增加肌肉对血糖的利用，改善血液循环，从而降低血糖，使肥胖者减轻体重，减少糖尿病并发症的发生。同时运动使糖尿病患者保持良好的心态，树立战胜疾病的信心，从而提高生存质量。

适用于糖尿病患者的锻炼方式多种多样，如散步、步行、健身操、太极拳、打球、游泳、滑冰、划船、骑自行车等。选择运动的方式应根据患者的年龄、性别、性格、爱好及糖尿病控制程度、身体状况和是否有并发症等具体情况而定。运动的强度应掌握在运动后收缩压不超过24.0kPa，中青年心率达

130～140 次/min，老年人不超过 120 次/min。运动每天可进行 1～2 次，每周不少于 5d。

糖尿病患者运动时要做好自我防护，如穿厚底防滑运动鞋、戴护膝、保护足跟等，随手携带易吸收的糖类食品，如糖果、饮品等，若感觉血糖过低，立即进食。运动宜在饭后 1h 左右开始，可从短时间的轻微活动开始，逐渐增加运动量。切忌过度劳累，每次活动以15～30min 为宜。不适合运动的情况包括：血糖太高、胰岛素用量太大、病情波动较大；有急性感染、发热；有酮症酸中毒，严重的心、肾病变，高血压，腹泻，反复低血糖倾向等。

（四）病情监测

1. 四次尿、四段尿糖　四次尿即早、午、晚餐前和睡觉前的尿液，做尿糖定性检查。应注意留尿前 30min 先把膀胱排空，然后收集半小时的尿液，这样才能根据每次尿糖多少，比较真实地反映和推测血糖水平。四段尿糖是指将 24h 分为四段：

第一段：早饭后到午饭前（7：30am～11：30am）。

第二段：午饭后到晚饭前（11：30am～5：30pm）。

第三段：晚饭后到晚睡前（5：30pm～10：30pm）。

第四段：睡觉后到次日早饭前（10：30pm～次日 7：30am）。

每段尿不论排尿几次，全放在一个容器内混匀，四段尿分别留在四个瓶子里，分别记录，做尿量定性检查，并将结果详细记录。

烧尿糖的方法用滴管吸班氏液 20 滴，放于玻璃试管中，再滴 2 滴尿，将试管放沸水中煮沸 5min 后，观察颜色改变。不要用火烧液面以上的试管，防止将试管烧裂。

2. 使用尿糖试纸法和酮体试纸法　①尿糖试纸法：将纸浸入尿液中，湿透（约 1min）后取出，1min 后观察试纸颜色，并与标准色板对照，即能测得结果。使用时注意试纸的有效期，把一次所需的试纸取出后，立即将瓶盖紧，保存于阴凉干燥处，以防受潮变质。②酮体试纸法：将酮体试纸浸于新鲜尿中后当即取出，多余尿液于容器边缘除去，3min 后在白光下与标准色板比较判断结果。

3. 血糖自测　①血糖仪的种类：目前血糖仪的类型较多，较具代表性的新产品有德国 BM 公司血糖仪。BM 公司产品准确、可靠、便携、简便。测试时间仅 12s，测试血糖范围 0.33～27.75mmol/L。美国强生公司生产的 ONE TOUCH Ⅱ 血糖仪，液晶显示，不需擦血，经济实惠，患者可根据自身情况进行选择。②自测血糖注意事项：采血前用温水、肥皂清洁双手，用酒精消毒手指，待酒精完全挥发后，方可采血。采血前手臂下垂 10～15s 使局部充血，有利于采血，每次更换采血部位。采血量要严格控制，血滴一定要全部覆盖试纸垫或试纸孔。

试纸拿出后随时盖紧瓶盖，不要使用过期或变质的试纸，采血针不可重复使用，用后加针帽再丢弃。

（五）足部护理

（1）每日检查足部是否有水泡、裂口、擦伤及其他改变。细看趾间及足底有无感染征象，一旦发现足部有伤口，特别是当足部出现水泡、皮裂和磨伤、鸡眼和胼胝及甲沟炎时，要及时进行有效处理，以预防糖尿病足的发生。

（2）每日晚上用温水（不超过 40℃）及软皂洗脚，并用柔软且吸水性强的毛巾轻柔地擦干双脚，特别要擦干足趾缝间，但注意不要擦得太重以防任何微小创伤，每次洗脚不要超过 10min。

（3）将脚擦干后，用羊毛脂或植物油涂抹，轻柔而充分地按摩皮肤，以保持皮肤柔软，清除鳞屑，防止干燥。

（4）汗多时，可用少许滑石粉放在趾间、鞋里及袜中。

（5）不要赤足行走，以免受伤。

（6）严禁使用强烈的消毒药物如碘酒等，不要用药膏抹擦鸡眼及胼胝，以免造成溃疡。

（7）禁用热水袋温热足部，不用电热毯或其他热源，避免暴晒于日光下，足冷时可多穿一双袜子。

（8）糖尿病患者早晚起床或晚睡前可穿拖鞋，平时不穿，最好不穿凉鞋。鞋要合脚，鞋尖宽大且够长，使脚在鞋内完全伸直，并可稍活动。鞋的透气性要好，以布鞋为佳，不穿高跟鞋。最好有两双鞋轮换穿用，保证鞋的干爽。袜子要穿吸水性好的毛袜或线袜，袜子要软、合脚，每日换洗，汗湿后及时更换。不要穿有松紧口的袜子，以免影响血液循环。不穿有洞或修补不平整的袜子，袜子尖部不要太紧。糖尿病患者应禁止吸烟。

（六）心理护理

糖尿病的慢性病程及疾病的治疗过程中，会给患者造成许多心理问题，如精神紧张、忧虑、发怒、恐惧、孤独、绝望、忧郁、沮丧等，而这些不良的心理问题使病情加重，甚至发生酮症酸中毒。相反，当消除紧张情绪时，血糖下降，胰岛素需要量也减少。因此糖尿病患者保持乐观稳定的情绪，对糖尿病的控制是有利的。护士应鼓励患者说出自己的感受，支持其恰当的应对行为。为了摆脱不良情绪的困扰，糖尿病患者可采用以下几种方法：

1. 加强健身运动　现代研究证实，人在运动之后，由于大脑血液供应的改善及血中电解质的不断置换，使人的精神状态趋向安逸、宁静，不良情绪得到发泄。运动引起舒畅心情的作用，是药物所达不到的。所以糖尿病患者在病情允许的情况下，在医师指导下，可根据自己的爱好去选择运动方式，如散步、慢跑、打太极拳、骑车、游泳等。每日一次，每次至少30min，以不感到明显疲劳为标准。

2. 观赏花草　许多研究表明，花香有益于健康，利于精神调节。糖尿病患者在心情烦闷时多到公园散步，多看看大自然的景色。若条件允许，也可自己栽培花卉以供观赏。

3. 欣赏音乐疗法　糖尿病的音乐保健必须根据不同的年龄、病情和情绪而有所选择。

4. 多接触自然光线　人的心态受自然光线照射的影响，自然光线照射太少令人缺乏生气，照射充分令人充满朝气和信心。故居室要明亮，多采用自然光线。要多到野外，室外活动，多沐浴阳光，这样可使患者心情舒畅，有利于疾病的治疗。

5. 进行自我安慰法　当糖尿病患者因患病而感到烦恼时，可想一想遭受更多不幸的人们，或许会感到一些安慰，进而从"精神胜利法"中增添治疗和战胜疾病的信心。

6. 培养有益的兴趣与爱好　有益的兴趣与爱好可消除不良情绪，使人愉快乐观、豁达、遇事心平气和，有利于心身健康。糖尿病患者尤其是老年患者，可根据自己的爱好，听听京剧，欣赏音乐，练习书法、绘画，养鸟，培育花草，或散步、打太极拳等，生活增添了乐趣，精神上有了寄托，心情愉快，情绪稳定，以利于糖尿病的康复。

7. 外出旅游　旅游是调剂精神的最好办法，但糖尿病患者外出旅游必须注意以下几点：

（1）胰岛素必须随身携带：胰岛素有效时间通常在24h以内，所以注射胰岛素的患者必须坚持每天定时注射，否则会产生严重的后果，即使是病情稳定的患者，1～2d不注射，血糖也会上升。因此糖尿病患者外出旅游，应该随身携带足够的胰岛素，胰岛素是比较稳定的激素，在室温25℃以下不会影响其性能，即使温度稍高也不影响太大。旅途中没有冰箱冷藏也没有关系，可放在随身携带的皮包或行李箱内。

（2）携带甜食以备低血糖：在旅游时必须把握饮食定时定量的原则。最好在平时进食时间的30min以前，就找好用餐场所。患者可随身携带面包、饼干等，以备错过吃饭时间时随时补充。吃饭时间不得已需要延迟时，以每延误1h，摄食20g食物为原则，如半个苹果、半个香蕉或6片全麦饼干等。还应随身准备巧克力或糖果等，以便在轻微低血糖时食用。另外，需根据活动量，随时补充些食物，以减少低血糖的发生。

（3）携带病历卡：患者外出旅游，最好随身携带病历卡，联络电话，目前所使用的药物及使用剂量，及"一旦意识障碍，请目击者即送医院急诊"的字条，以备一旦发生意外，可立即送往医院，及时得到救治。

（4）准备好舒适的鞋袜：旅游时比平时走路时间长得多，为防止足部的损伤，应准备适宜的鞋袜。为了确保途中不出问题，绝对不要穿新鞋上路，即使穿新鞋，也应在旅行前至少2周开始试穿。袜子最好买没有松紧带的袜子，以免阻碍下肢的血流。在旅途中，如有机会就把鞋袜脱掉，光着足抬高摆放，使足部血流通畅。

（七）密切观察病情，及时发现并处理并发症

密切观察患者有无酮症酸中毒的表现，如恶心、呕吐、疲乏、多尿、皮肤干燥或潮红，黏膜干燥、口渴、心动过速、嗜睡等。定时监测呼吸、血压、心率，准确记录出入量。如怀疑酮症酸中毒，立即通知医师，协助医师做好各项检查，定时留血、尿标本，送检血糖、尿糖、尿酮体、血电解质及 CO_2 结合力。嘱患者绝对卧床休息，注意保暖，使体内消耗能量达到最低水平，以减少脂肪、蛋白质分解。昏迷患者按照昏迷护理常规进行，定时翻身、拍背，预防压疮及继发感染，并保持口腔、皮肤、会阴的清洁卫生。及时准确执行医嘱，保证液体、胰岛素输入。

（八）接受手术的糖尿病患者护理

1. 术前及术中护理　糖尿病患者手术前的护理目标是，在进手术室之前，尽量控制好血糖。1 型糖尿病患者在择期手术前数天甚至数周即需住院调节血糖，以减少手术的危险性。有时会遇到 1 型糖尿病患者在血糖控制不好的情况下必须进行急诊手术，那么该努力将血糖、电解质、血气和血压等情况控制好，术中与术后需严密监测患者的生命体征，做好实验室检查。2 型糖尿病患者，在血糖控制好的情况下，其手术的危险性仅比没有糖尿病的手术患者稍大一些。手术尽量安排在清晨，使患者的饮食及胰岛素疗法中断时间尽量减少。

术前护士需协助医师做好各种实验室及其他辅助检查，包括空腹血糖及餐后血糖、尿糖及尿酮体检查，CO_2 结合力，血中尿素氮，心电图及胸部 X 线等。

在手术日晨，患者需禁食一切食物、水、胰岛素、口服降糖药，长效降糖药物需在术前两天停药。手术前 1h 要测血糖，并告知医师，以确保患者在术中不会发生低血糖。如果患者血糖值低，应在麻醉诱导前给患者静脉滴注葡萄糖。手术开始之后，所有的措施需根据糖尿病的严重程度及手术范围大小而定，轻微糖尿病且接受小手术的患者，在回恢复室之前，通常不需胰岛素或静脉注射葡萄糖。假如患者接受的是大手术，或患者中度甚至严重的糖尿病时，术中应给予患者葡萄糖静脉输入，同时给予正常剂量一半的胰岛素并严密监测血糖。

2. 手术后护理　术后的护理目标是稳定患者的生命体征，重建糖尿病控制，预防伤口感染，促进伤口愈合。护士应遵医嘱静脉输入 5% 葡萄糖及胰岛素直到患者能经口进食。患者能进食后，除每天正常的三餐外，还要依据血糖控制的情况，餐间加点心。每天查三次血糖值，留尿查尿糖及尿酮体。一旦血糖控制，应给予术前所规定的胰岛素种类及剂量。尽量避免导尿，防止膀胱感染。换药时严格无菌操作，以防伤口感染。

七、预期结果与评价

（1）患者情绪状态稳定，焦虑程度减轻。

（2）患者症状缓解，体重增加，血糖正常或趋于正常。

（3）患者遵循医嘱坚持用药，合理饮食、运动。

（4）患者进行自我照顾，进行病情监测，足部护理，胰岛素注射，正确测量血糖、尿糖、酮体。

（5）护士及时发现并发症，并通知医师及时处理。

（6）患者顺利接受手术，术后无感染的发生。

（王　波）

第四节　皮质醇增多症

皮质醇增多症又称库欣综合征（Cushing），是由多种原因引起肾上腺皮质分泌过量糖皮质激素所致疾病的总称。其中垂体促肾上腺皮质激素（ACTH）分泌亢进所引起者称为库欣病。库欣综合征可发生于任何年龄，但以 20～40 岁最多见，女性多于男性。主要临床表现为满月脸、多血质、向心性肥胖、皮肤紫纹、痤疮、血压升高、糖尿病倾向、骨质疏松、抵抗力下降等。

一、病因与发病机制

1. 垂体分泌 ACTH 过多　ACTH 过多可导致双侧肾上腺增生，分泌大量的皮质醇，Cushing 病最常见，约占 70%，如垂体瘤或下丘脑－垂体功能紊乱等。

2. 异位 ACTH 综合征　是由于垂体以外的癌瘤产生 ACTH 刺激肾上腺皮质增生，分泌过量的皮质类固醇，最常见的是肺癌（约占 50%），其次为胸腺癌、胰腺癌等。

3. 不依赖 ACTH 的 Cushing 综合征　不依赖 ACTH 的双侧小结节性增生或小结节性发育不良，此类患者多为儿童或青年。

4. 肾上腺皮质病变　如原发性肾腺皮质肿瘤等。

5. 医源性皮质醇增多　由长期或大量使用 ACTH 或糖皮质激素所致。

二、临床表现

本病的临床表现主要由于皮质醇分泌过多，引起代谢障碍、多器官功能障碍和对感染抵抗力降低。

1. 脂肪代谢障碍　皮质醇增多能促进脂肪的动员和合成，引起脂肪代谢紊乱和脂肪重新分布而形成本病特征性向心性肥胖，表现为面如满月，胸、腹、颈、背部脂肪甚厚，四肢相对瘦小，与面部、躯干形成明显对比。

2. 蛋白质代谢障碍　大量皮质醇促进蛋白分解，抑制蛋白合成。表现为皮肤菲薄、毛细血管脆性增加、皮肤紫纹，甚至肌萎缩。

3. 糖代谢障碍　大量皮质醇抑制葡萄糖进入组织细胞，影响外周组织对葡萄糖的利用，同时促进肝糖原异生，使血糖升高，有部分患者继发类固醇性糖尿病。

4. 电解质紊乱　大量皮质醇有潴钠排钾作用，低血钾可加重乏力，并引起肾脏浓缩功能障碍，部分患者因潴钠而有水肿。

5. 心血管病变　高血压常见，长期高血压可并发心脏损害、肾脏损害和脑血管意外。

6. 性功能异常　女性患者大多出现月经减少、不规则或停经，轻度多毛，痤疮，明显男性化者少见，但如出现要警惕为肾上腺癌；男性患者性欲减退，阴茎缩小，睾丸变软，与大量皮质醇抑制垂体促腺激素有关。

7. 造血系统　皮质醇刺激骨髓，使红细胞计数和血红蛋白含量增高，加以患者皮质变薄，故面容呈多血质、面红等表现。

8. 感染　长期大量皮质醇，可以抑制免疫功能，使机体抵抗力下降，易发生感染。多见于肺部感染、化脓性细菌感染，且不易局限化，可发展为蜂窝组织炎、菌血症、败血症。

9. 其他　如骨质疏松、皮肤色素沉着等。

10. 心理表现　常有不同程度的精神、情绪变化，表现为失眠、易怒、焦虑、注意力不集中等。因体形、外貌的改变，往往产生悲观情绪。

三、实验室及其他检查

1. 血液检查　红细胞计数和血红蛋白含量偏高，白细胞总数及中性粒细胞增多，淋巴细胞和嗜酸粒细胞绝对值可减少。血糖高、血钠高、血钾低。

2. 皮质醇测定　血浆皮质醇浓度升高且昼夜规律消失。24h 尿 17－羟皮质类固醇、尿游离皮质醇含量升高。

3. 地塞米松抑制试验　①小剂量地塞米松抑制试验：17－羟皮质类固醇不能被抑制到对照值的 50% 以下。②大剂量地塞米松试验：能被抑制到对照值的 50% 以下者，病变大多为垂体性，不能被抑制者，可能为原发性肾上腺皮质肿瘤或异位 ACTH 综合征。

4. ACTH 试验　垂体性 Cushing 病和异位 ACTH 综合征者有反应，高于正常；原发性肾上腺皮质肿瘤则大多数无反应。

5. 影像学检查　包括肾上腺超声检查、蝶鞍区断层摄片、CT、MRI 等，可显示病变部位，属于定位检查。

四、诊断要点

典型病例可根据临床表现及实验室检查等做出诊断，但应注意与单纯性肥胖症、2 型糖尿病肥胖者进行鉴别。

五、治疗要点

治疗以病因治疗为主，病情严重者应先对症治疗以避免并发症。

1. 对症治疗　如低钾时给予补钾，糖代谢紊乱时用降糖药治疗。

2. 肾上腺皮质病变　以手术治疗为主。

3. 库欣病治疗　主要有手术切除、垂体放射、药物治疗 3 种方法。经蝶窦切除垂体微腺瘤为近年治疗本病的首选方法。临床上几乎没有特效药物能有效治疗本病。

4. 异位 ACTH 综合征　以治疗原发性癌肿为主，根据具体病情做手术、放疗及化疗。

六、护理诊断/问题

1. 自我形象紊乱　与库欣综合征引起身体外形改变有关。

2. 体液过多　与糖皮质激素过多引起水钠潴留有关。

3. 有感染的危险　与皮质醇增多导致机体免疫力下降有关。

4. 有受伤的危险　与代谢异常引起钙吸收障碍导致骨质疏松有关。

5. 无效性性生活型态　与体内激素水平变化有关。

6. 有皮肤完整性受损的危险　与皮肤干燥、菲薄、水肿有关。

7. 潜在并发症　心力衰竭、脑卒中、类固醇性糖尿病。

七、护理措施

1. 一般护理　如下所述：

（1）环境与休息：给予安静、舒适的环境，促进患者休息。取平卧位，抬高双下肢，以利于静脉回流，避免水肿加重。

（2）饮食护理：给予高蛋白、高钾、高钙、低钠、低热量、低糖类饮食，以纠正因代谢障碍所致机体负氮平衡和补充钾、钙，鼓励患者食用柑桔、香蕉等含钾高的水果。有糖尿病症状时应限制进食量，按糖尿病饮食给予。避免刺激性食物，戒烟、戒酒。

2. 病情观察　注意患者水肿情况，记录 24h 液体出入量，观察有无低钾血症的表现，如出现恶心、呕吐、腹胀、乏力、心律失常等表现，应及时测血钾和心电图，并与医师联系和配合处理。观察体温变化，定期检查血常规，注意有无感染征象。注意观察患者有无糖尿病表现，必要时及早做糖耐量试验或测空腹血糖，以明确诊断。观察患者有无关节痛或腰背痛等情况。

3. 感染的预防和护理　对患者的日常生活进行保健指导，保持皮肤、口腔、会阴等清洁卫生；注意保暖，预防上呼吸道感染；保持病室通风，温湿度适宜，并定期进行紫外线照射消毒，保持被褥清洁、干燥。

4. 用药护理　注意观察药物的疗效和不良反应。在治疗过程中若发现有 Addison 病症状等不良反应发生应及时通知医生进行处理。

5. 心理护理　患者因身体外形的改变，产生焦虑和悲观情绪，应予耐心解释和疏导，对出现精神症状者，应多予关心照顾，尽量减少情绪波动。

八、健康指导

（1）向患者及家属介绍本病有关知识，以利自我适应，教会患者自我护理，避免感染，防止摔伤、骨折、保持心情愉快。

（2）指导患者和家属有计划地安排力所能及的生活活动，让患者独立完成，增强自信心和自尊感。

（3）指导患者遵医嘱用药，并详细介绍用法和注意事项，用药过程中要观察药物疗效及不良反应，应定期复查有关化验指标。

（王　波）

参考文献

[1] 孟共林，李兵，金立军. 内科护理学 [M]. 北京：北京大学医学出版社，2016.

[2] 唐英姿，左右清. 外科护理 [M]. 上海：上海第二军医大学出版社，2016.

[3] 郑显兰. 儿科危重症护理学 [M]. 北京：人民卫生出版社，2015.

[4] 游桂英，方进博. 心血管内科护理手册 [M]. 北京：科学出版社，2015.

[5] 候桂华，霍勇. 心血管介入治疗护理实用技术 [M]. 2 版. 北京：北京大学医学出版社，2017.

[6] 丁淑贞. 心内科护理学 [M]. 北京：中国协和医科大学出版社，2015.

[7] 姚景鹏，吴瑛，陈垦. 内科护理学 [M]. 北京：北京大学医学出版社，2015.

[8] 强万敏，姜永亲. 肿瘤护理学 [M]. 天津：天津科技翻译出版公司，2016.

[9] 龚仁蓉，张尔永，白阳静. 胸心血管外科护理手册 [M]. 北京：科学出版社，2016.

[10] 褚秀美，祝凯，魏丽丽. 胸外科临床护理手册 [M]. 北京：人民卫生出版社，2015.

[11] 宁宁，朱红，陈佳丽. 骨科护理手册 [M]. 北京：科学出版社，2015.

[12] 潘瑞红. 专科护理技术操作规范 [M]. 武汉：华中科技大学出版社，2016.

[13] 许蕊凤. 实用骨科护理技术 [M]. 北京：人民军医出版社，2015.

[14] 曾继红，何为民. 眼科护理手册 [M]. 北京：科学出版社，2015.

[15] 刘梦清，余尚昆. 外科护理学 [M]. 北京：科学出版社，2016.

[16] 李娟. 临床内科护理学 [M]. 西安：西安交通大学出版社，2014.

[17] 王琼莲，龙海碧. 妇产科护理学. 镇江：江苏大学出版社，2015：24-53.

[18] 张静芬，周琦. 儿科护理学. 北京：科学出版社，2016.

[19] 杜春萍. 康复医学科护理手册. 北京：科学出版社，2015.

[20] 谭工. 康复护理学. 北京：中国医药科技出版社，2015.

[21] 高兴莲，郭莉. 手术室专科护理学. 北京：科学出版社，2014.